骨质疏松
防治手册

主编 叶伟胜 朱 梅
主审 马信龙 马宝通

科学出版社
北 京

内 容 简 介

本书由骨科、内分泌科、肾病科专家，以及药学、营养学、运动医学和康复医学专家等共同编写。全书共27章，内容包括：骨质疏松的生物学；骨质疏松的个体化药物治疗；骨质疏松骨折的内固定原则；康复、营养与预防；继发性骨质疏松；骨质疏松药物的疗效、安全性和经济学；骨质疏松（骨折）治疗指南及骨质疏松与肌肉减少症等。以扫描二维码方式阅读的附录部分，收录了最新国内外骨质疏松和预防骨折的相关指南。

本书适合骨科、骨质疏松科、老年病科及康复科的医生、护士及社会健康工作者参考阅读。

图书在版编目（CIP）数据

骨质疏松防治手册/叶伟胜，朱梅主编. 一北京：科学出版社，2019.1
ISBN 978-7-03-057832-7

Ⅰ.骨⋯ Ⅱ.①叶⋯ ②朱⋯ Ⅲ.骨质疏松－防治－手册 Ⅳ.R681

中国版本图书馆CIP数据核字（2018）第128365号

责任编辑：王海燕／责任校对：赵桂芬
责任印制：赵 博／封面设计：吴朝洪

科学出版社 出版
北京东黄城根北街16号
邮政编码：100717
http://www.sciencep.com

天津市新科印刷有限公司 印刷
科学出版社发行 各地新华书店经销

*

2018年6月第 一 版 开本：880×1230 1/32
2019年1月第二次印刷 印张：12 7/8
字数：409 000

定价：75.00元
（如有印装质量问题，我社负责调换）

《骨质疏松防治手册》编者名单

主　编　叶伟胜　朱　梅
主　审　马信龙　马宝通
副主编　陆　津　房德敏
编　者　（以姓氏笔画为序）

王　凯	王永娟	王连成	王坤玲	王保平
叶伟胜	田　振	史可梅	冯　鑫	朱　梅
刘秀婵	刘彦士	孙寿丹	孙晓雷	李　洁
李全波	李衍昊	杨仲平	吴　晶	张　洁
张　翾	张成宝	张金红	张春虹	陆　津
郑妙艳	房德敏	赵　斌	贾红蔚	高　姿
高　颖	郭　林	郭超伟	黄力平	戚务芳
龚宝琪	常宝成	焦国慧	潘雪梅	戴　滨

前　言

近年来，老年骨质疏松、继发性骨折，以及带来并发症的发生率呈明显增加趋势，严重危害着老年人的健康。由此，我们邀请了骨科、内分泌科、肾病科专家，以及药学、营养学、运动医学和康复医学专家等共同编写了这本《骨质疏松防治手册》。

全书共 27 章，分别介绍了骨质疏松的生物学；骨质疏松的个体化药物治疗；骨质疏松骨折的内固定原则；康复、营养与预防；继发性骨质疏松；骨质疏松药物的疗效、安全性和经济学；骨质疏松（骨折）治疗指南及骨质疏松与肌肉减少症等。另外，附录（以扫描二维码的方式阅读）收录国内及国外近年来（截至 2017 年）的骨质疏松相关指南，共 10 篇，为读者提供了参考。

本书特别邀请了体育运动专家编写了"骨质疏松的运动处方"一章，运动不仅可以改变骨量，提高骨峰值，降低骨吸收，降低骨折风险，增加肌肉力量，增加神经肌肉的反射速度预防摔倒，甚至影响肠道菌群促进钙吸收和骨质愈合等作用，对于骨质疏松来说，运动无疑是一剂经济良方。

继发性骨质疏松是本书的重要章节（第 10 ～ 21 章）。涉及炎性关节炎与骨质疏松，消化系统疾病与骨质疏松，内分泌疾病代谢性疾病与骨质疏松，慢性肝病与骨质疏松，维生素 D、甲状腺、降钙素、甲状旁腺素与骨质疏松，糖皮质激素性骨质疏松，慢性肾脏病与骨质疏松，骨质疏松症与疼痛，肾病引起的骨质疏松，尤其是糖尿病与骨质疏松，无疑都是不可忽视的棘手的临床问题。

运用循证医学的方法（第 22 ～ 25 章），对目前常用的抗骨质疏松药物的疗效和经济性等问题进行系统评价，这种评价方法的结论是可靠

i

的。结果表明，阿仑膦酸钠能有效改善绝经后妇女的骨量，并能减少椎体骨折和髋部骨折的发生，选择阿仑膦酸钠预防骨质疏松性骨折前，应充分利用骨折风险评估工具 FRAX 对患者进行风险评估，对于易发生椎体骨折和髋部骨折的高风险人群，使用阿仑膦酸钠进行预防性治疗，可兼顾有效性和经济性。对于骨质疏松人群而言，阿法骨化醇联合钙剂与单纯钙剂相比，能有效改善患者的骨量，对于骨质疏松性骨折的预防具有经济学效益。目前存在的问题是（第25章），患者依从性差，大大影响了疗效，这更加需要我们专业工作者进行广泛的宣传。附录10中《攻克骨折难题》一篇是介绍国外通过社会支持，建立骨质疏松小组，来推广和落实患者的依从性。

在各位专家的支持下，此书终于成稿，体裁的安排和编写尚存在不足之处，望读者不吝赐教为盼。

中国医师协会骨科医师分会骨科康复工作委员会委员
中国康复医学会创伤康复专业委员会委员
天津康复医学会创伤康复专业委员会主任委员　　叶伟胜
国际脊髓学会中国脊髓损伤学会委员
天津骨科学会创伤学组秘书

目　　录

第 1 章　老年骨生物学 ………………………………………… 1
　第一节　骨的基本解剖 ………………………………………… 1
　第二节　基本多细胞单位 ……………………………………… 3
　第三节　骨是矿物盐的储存库 ………………………………… 8
　第四节　骨骼维持和重塑 ……………………………………… 9
　第五节　骨重塑的调节 ………………………………………… 11
　第六节　老年骨丢失的病理生理学 …………………………… 17
　第七节　细胞衰老 ……………………………………………… 26

第 2 章　老年病理骨折 ………………………………………… 29
　第一节　概述 …………………………………………………… 30
　第二节　骨转移瘤 ……………………………………………… 30
　第三节　多发性骨髓瘤 ………………………………………… 43

第 3 章　老年跌倒研究与预防 ………………………………… 47
　第一节　跌倒危险因素及筛查 ………………………………… 48
　第二节　跌倒评估 ……………………………………………… 50
　第三节　跌倒预防 ……………………………………………… 51

第 4 章　骨质疏松的个体化药物治疗 ………………………… 60
　第一节　概述 …………………………………………………… 60
　第二节　骨质疏松个体治疗的选择 …………………………… 61
　第三节　双膦酸盐 ……………………………………………… 63
　第四节　激素疗法 ……………………………………………… 65
　第五节　选择性雌激素受体调节药 …………………………… 66
　第六节　组织选择性雌激素复合物 …………………………… 68
　第七节　降钙素 ………………………………………………… 69

第八节 甲状旁腺激素 ·· 70

第九节 雷奈酸锶 ·· 71

第十节 狄诺塞麦 ·· 71

第十一节 骨质疏松管理：选择合适的疗法治疗合适的患者······ 73

第十二节 总结 ·· 76

第 5 章 老年骨折的内固定原则 ·································· 77

第一节 流行病学 ·· 77

第二节 骨质疏松骨折的特征与诊断 ·· 78

第三节 骨质疏松骨折的内固定原则 ·· 82

第四节 术后治疗 ·· 89

第 6 章 骨质疏松症的康复治疗 ·································· 92

第一节 运动治疗 ·· 92

第二节 脉冲磁场治疗 ·· 95

第三节 跌倒与常见骨折的康复 ··· 96

第四节 老年骨质疏松术后康复 ·· 101

第 7 章 营养与骨质疏松症 ································ 109

第 8 章 老年脆性骨折评估与预防 ···················· 129

第一节 引言 ·· 129

第二节 评估骨质疏松骨折患者的总体方法 ··································· 130

第三节 体格检查 ··· 134

第四节 治疗和预防 ·· 137

第 9 章 骨质疏松症的运动处方 ························ 147

第一节 运动对骨健康的影响 ·· 147

第二节 防治骨质疏松症运动处方 ··· 155

第 10 章 炎性关节炎与骨质疏松症 ···················· 164

第 11 章 胃肠道疾病与骨质疏松 ······················ 170

第一节 慢性胃炎与骨质疏松 ·· 171

第二节 胃大部切除术后与骨质疏松 ·· 174

第三节 炎性肠病与骨质疏松 ·· 176

第四节 慢性胰腺炎与骨质疏松 ·· 183

第五节 乳糜泻与骨质疏松 ··· 187

第 12 章　慢性肝病与骨质疏松 …………………………………… 192
第 13 章　维生素 D 和骨质疏松 …………………………………… 205
第 14 章　骨质疏松与甲状腺疾病 ………………………………… 218
　第一节　甲状腺激素对骨代谢的作用………………………… 218
　第二节　甲状腺功能亢进症与骨质疏松……………………… 220
　第三节　甲状腺功能减退症与骨质疏松……………………… 223
　第四节　亚临床甲状腺疾病与骨质疏松……………………… 225
　第五节　甲状腺激素替代治疗与骨质疏松…………………… 227
第 15 章　降钙素与骨质疏松 ……………………………………… 228
　第一节　降钙素的生理作用…………………………………… 230
　第二节　降钙素的药理学……………………………………… 233
　第三节　降钙素治疗骨质疏松………………………………… 234
　第四节　降钙素的临床耐药性………………………………… 238
　第五节　降钙素的不良反应…………………………………… 239
第 16 章　甲状旁腺激素与骨质疏松 ……………………………… 241
第 17 章　糖尿病与骨质疏松 ……………………………………… 256
　第一节　概述…………………………………………………… 256
　第二节　诊断标准……………………………………………… 259
　第三节　糖尿病导致骨质疏松症的因素和发病机制………… 260
　第四节　防治措施……………………………………………… 266
第 18 章　骨质疏松症与疼痛 ……………………………………… 274
第 19 章　慢性肾病与骨质疏松 …………………………………… 288
　第一节　慢性肾病简介………………………………………… 288
　第二节　慢性肾病矿物质和骨异常…………………………… 289
　第三节　慢性肾病合并骨质疏松或骨密度低下……………… 291
第 20 章　糖皮质激素性骨质疏松 ………………………………… 295
　第一节　概述…………………………………………………… 295
　第二节　作用机制……………………………………………… 296
　第三节　临床表现……………………………………………… 298
　第四节　诊断要点……………………………………………… 298
　第五节　预防及治疗…………………………………………… 299

第六节　小结……………………………………………………… 303
第 21 章　阿法骨化醇治疗原发性骨质疏松症的疗效与安全性
　　　　　评价………………………………………………………… 305
　第一节　研究内容与方法…………………………………………… 307
　第二节　阿法骨化醇治疗原发性骨质疏松症患者的疗效评价 … 310
　第三节　阿法骨化醇治疗原发性骨质疏松症患者的安全性评价 … 317
第 22 章　阿法骨化醇防治骨质疏松症的药物经济学研究 …… 322
　第一节　研究方法…………………………………………………… 325
　第二节　结果与结论………………………………………………… 336
　第三节　讨论………………………………………………………… 343
第 23 章　阿仑膦酸钠预防骨质疏松骨折的综合评价研究 …… 346
　第一节　药品基本信息……………………………………………… 347
　第二节　阿仑膦酸钠预防骨质疏松骨折的疗效评价……………… 348
　第三节　阿仑膦酸钠的临床安全性评价…………………………… 356
第 24 章　阿仑膦酸钠预防骨质疏松骨折的经济学评价 ……… 362
　第一节　分析数据来源……………………………………………… 362
　第二节　经济学模型的建立与评价………………………………… 364
　第三节　影响因素…………………………………………………… 370
　第四节　结论………………………………………………………… 372
第 25 章　骨质疏松症患者药物依从性及影响因素分析 ……… 374
　第一节　材料与方法………………………………………………… 374
　第二节　结果………………………………………………………… 376
　第三节　讨论………………………………………………………… 380
第 26 章　2017 年骨质疏松指南更新 ………………………………… 383
　第一节　骨质疏松的长期治疗……………………………………… 383
　第二节　骨质疏松治疗的药物选择………………………………… 385
　第三节　从中国《骨质疏松骨折指南》和《2017 原发性骨质
　　　　　疏松症诊疗指南》看骨质疏松治疗要点………………… 386
第 27 章　骨质疏松与肌肉减少症 ………………………………… 391
附录（扫描二维码阅读）………………………………………………… 402

第 1 章
老年骨生物学

人类的骨骼是一个提供多种功能的动力器官，包括支撑、保护、储存代谢产物、提供肌腱和韧带的附着点。骨骼中的密切偶联机制——重塑，使骨即使在骨的纵向生长停止后也能保持持续的骨转换。破骨细胞重吸收旧骨，成骨细胞紧随其后，形成新的骨结构单位。这是一个复杂的成骨和破骨细胞活动过程，它受很多内在的局部及全身因素，以及外在的机械压力的影响。峰值骨量通常见于 30 岁左右人群，此后，骨量相对稳定一段时间，然后又明显下降。随着身体的老化，骨重塑的机制出现障碍，导致骨形成和骨吸收不平衡，骨密度下降，骨完整性破坏，因此出现骨质疏松和骨折风险增加。

据估计，只有 31% ～ 36% 70 岁以上的老年人有正常的骨量。男性一生中骨折风险为 13% ～ 25%，而高加索地区女性达到 50%。

第一节 骨的基本解剖

一、骨基质

骨基质是由骨矿盐结晶及其附着的 I 型胶原纤维和非胶原蛋白组成的。骨的主要矿物成分（95% 矿物重量）是 $Ca_{10}(PO_4)_6(OH)_2$、羟基磷灰石、碳酸盐和其他小的杂质。 I 型胶原、吸收的血浆蛋白及由骨形成细胞合成的那些非胶原成分的蛋白约占骨总蛋白的 90%。骨基质糖蛋白和蛋白多糖用于稳定骨矿盐结晶。

二、骨密质

哺乳动物的骨骼是由两种骨组成的：骨密质和骨松质。骨密质在骨干内外表面，称为外环骨板和内环骨板。大体上，骨密质占成人骨骼的80%，在外层，另20%是内层的海绵网状骨小梁。不同的骨，骨密质和骨松质的成分是有差异的，主要取决于部位，反映了特异性结构和功能的差异。

骨密质主要见于长骨中轴、关节末端和椎骨。微结构上，它组成了不同孔隙结构。人类的骨密质分为编织骨和板层骨。编织骨由骨细胞和Ⅰ型胶原以相对无序的方式平铺而成，常见于骨折或创伤的表层。它可能迅速矿化导致脆性增加。编织骨可以在没有旧骨或软骨，或有骨折或创伤时重新形成。分化好的成人骨密质，重塑见于骨密质内或骨单位。

板层骨是胶原纤维在鞘内排列的成熟骨组织，存在于骨密质内及扁骨的平行层面。这层骨密质是由骨单位，即同轴骨围绕中心血管组成的不连续的结构。初级骨单位可能是在没有骨的地方，由软骨矿化形成的。次级骨单位是已存在的骨组织通过重塑过程被替代形成的，这个复杂的机制是先由破骨细胞清理中央通道（哈弗斯管），然后成骨细胞平铺在板层骨上形成新的骨密质。除了成骨细胞以外，哈弗斯管还包括血管和神经纤维。吸收陷窝是指在基质层之间含有骨细胞的空间。骨细胞来自于成骨细胞，在矿化过程中，被陷入骨基质中。这些细胞在骨基质的小管中扩充了细胞质，形成了交联细胞网络。这个网络的功能就是用于感受表面细胞的机械压力和转导信号，必要时启动骨重塑。

三、骨松质

骨松质填充着长骨的骨髓腔，也是椎体的主要组成部分，由骨小梁构成。骨小梁虽然有更多孔隙，但比骨密质有更大的表面积。它和软组织如骨髓、血管和结缔组织等也有更大的接触表面。骨小梁更易受代谢过程影响，而且那些易导致骨丢失的因素对骨小梁的影响比对骨密质的影响更大。随着人体老化,与骨密质一样,重塑的平衡更偏向于骨吸收而不是骨形成,导致随着时间的延长骨小梁变细。

第二节 基本多细胞单位

骨吸收后伴随骨形成,产生新骨,这个过程是由不连续的破骨细胞和成骨细胞簇即基本多细胞单位(basic multi cellular unit,BMU,又称作骨重塑单位)完成的。这些单位组成了骨吸收和骨形成的基本构件。BMU 存在于骨皮质的骨单位、骨小梁的 Howship 陷窝,并且在支撑的结缔组织中有相伴随的血供。需要认识到,最初形成的新骨并不像已经矿化的旧骨那样结实。BMU 的骨折、骨吸收率增加及骨形成率下降将会改变重塑平衡,导致骨密度和强度的下降,老年人易发骨折。与 BMU 相比,成骨细胞和破骨细胞的寿命短,这些细胞必须不断补充,BMU 才能完成旧骨吸收并以新骨代替。

老化的骨受内外因素的调控,易于骨折。在这个过程中,随着时间的推移,组织矿物密度降低,骨体积减小,骨小梁数量、厚度及连接完整性降低,骨密质厚度减少。在老化的过程中和老化本身都可以导致重塑过程失衡,成骨细胞形成新骨和破骨细胞的骨吸收不平衡。这导致每个基本多细胞单位的负平衡,即骨小梁和骨密质数量和厚度减少,孔隙增大,表现为骨的粗糙、微损伤和骨折。目前的药物治疗就是治疗老年性骨质疏松,预防骨折,减少骨吸收,增加骨形成。治疗可以通过减少骨丢失和防止骨皮质变薄来维持骨密度,但是并不能恢复受损的微结构,而微结构对于老年骨丢失也是同样重要的。

一、破骨细胞

破骨细胞和成骨细胞是干细胞产生、增殖和调节等复杂的共同作用结果导致不同的细胞分化形成的。破骨细胞是由起源于骨髓的有造血作用的巨噬细胞/单核细胞前体(CFU-GM 和 CFU-M)分化而成的巨大的多核细胞。破骨细胞常见于骨表面的 Howship 陷窝,在此吸收

3

旧骨，为新骨形成做准备。它们的寿命为 2～3 周，被程序化的细胞死亡（凋亡）启动调控。

骨损伤、老化或其他的骨吸收导致各种因子的释放，如胰岛素样生长因子（IGF）、转化生长因子 β（TGF-β）、骨形态发生蛋白（BMP），使包括骨髓基质细胞、成骨细胞前体和成骨细胞在内的支持细胞分泌巨噬 - 集落刺激因子（M-CSF）和 NF-κβ 受体激活蛋白配体（RANKL）启动破骨细胞分化和成熟。成骨细胞分泌一种循环的诱导受体——骨保护素（OPG），通过防止过度的骨吸收来调节 RANK/RANKL 诱发的破骨细胞的形成和活性。多种激素和细胞因子包括甲状旁腺素（PTH）、1，25- 二羟维生素 D_3、IL-1、IL-6、IL-11 和肿瘤坏死因子（TNF）都会影响破骨细胞分化。除了与造血功能前体和破骨细胞家族有相互作用以外，炎性细胞，尤其是 T 细胞，可能也参与破骨细胞分化。破骨细胞被激活后，其在骨吸收区域造成酸性环境使矿物盐降解，见图 1-1。

破骨细胞的产生依赖于由骨基质细胞和成骨细胞产生的 M-CSF 和 RANKL 的关联，它们的受体在单核 / 巨噬细胞上。这个过程被成骨细胞分泌的 OPG 抑制。破骨细胞的分化集中在骨表面，形成一层

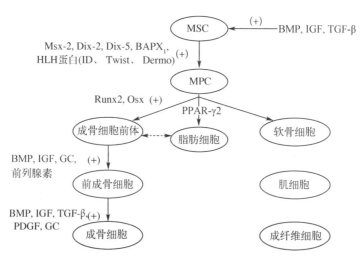

图 1-1　破骨细胞形成的调节和从骨吸收到骨形成的平衡

皱褶，酸化细胞外微环境，活化骨矿成分，为有机基质的降解提供环境。骨质溶解释放各种激素和生长因子，包括 IGF、TGF-β 和 BMP。在骨形成到骨吸收平衡的过程中，这些信号分子刺激成骨细胞的分化和增殖。

二、成骨细胞

成骨细胞的分化与间叶干细胞（MSC）和骨髓基质成纤维细胞有关，并且受到局部生长因子包括 BMP、IGF 和 TGF-β 的影响。多种转录调节剂包括异构蛋白（如 Msx-2、Dlx-2、Dlx-5、BAPX1）、类固醇受体及螺旋 - 环 - 螺旋（HLH）蛋白（如 Id、Twist 和 Dermo）参与造骨原始细胞表现型的分化（图 1-2）。

MSC 主导成骨细胞的分化并受到局部生长因子包括 BMP、IGF 和 TGF-β 的影响。多种转录调节剂包括异构蛋白（如 Msx-2、Dlx-2、Dlx-5、BAPX1）、类固醇受体及螺旋 - 环 - 螺旋（HLH）蛋白（如 Id、Twist 和 Dermo）参与造骨原始细胞表现型的分化。BMP 和 Wnt 通路信号诱导 Runx2，并参与协同多潜能的前体细胞向成骨细胞分化。Runx2 之后是其下游的 Osx 表达。糖皮质激素（GC）和前列腺素也参

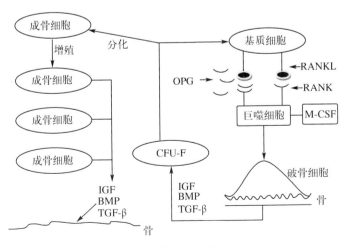

图 1-2　成骨细胞分化

与成骨细胞的分化。PPAR-γ2通过抑制Runx2和诱导脂肪细胞分化来终止成骨细胞形成。随着年龄增长，MSC分化会从成骨细胞更多地向脂肪细胞转化。虽然还有很多争议，成熟的成骨细胞和成脂肪细胞有可能会相互转化。MPC还可以向其他方向分化，如软骨细胞、单核细胞和成纤维细胞。

骨髓MSC是多潜能的，在骨、软骨和其他结缔组织形成的过程中，可以分化为成纤维细胞、骨细胞、软骨细胞、单核细胞和脂肪细胞。多潜能干细胞在体外已经被分离出来，可以被诱导为多种细胞系。这些细胞的亚群，对细胞生长因子产生应答，在骨折愈合期发挥整体作用。

成骨细胞介导的重塑受多种因子的调控，包括PTH、1，25-羟维生素D_3、PTH、糖皮质激素、性激素、生长激素（GH）、甲状腺激素、白细胞介素（IL）、TNF-α、前列腺素、IGF、TGF-β、BMP、成纤维细胞生长因子（FGF）、血小板衍化生长因子（PDGF）、血管内皮生长因子（VEGF）和干扰素-γ（IF-γ）。

BMP和Wnt信号通路是骨形成的关键启动剂，Wnt通路通过Runx2的表达发挥作用。间质原始细胞分化为成骨细胞系需要成骨细胞分化的主要转录因子——成骨细胞特异因子/侏儒相关转录因子2/核结合因子α1（Runx2/Cbfa1）的协同作用。Osx在Runx2下游表达，对成骨细胞分化后期也很重要。Osx是一个含锌指的转录因子，在所有软骨膜和骨膜的成骨细胞表达。缺乏*Osx*基因的小鼠仍可表达*Runx2/Cbfa1*基因，但由于没有软骨和骨膜间骨化就不能形成骨皮质和骨小梁。*Runx2*基因敲除的小鼠成骨细胞分化不完全，软骨骨骼不能矿化。基于这些发现，Nakashima等推论具有功能的成骨细胞的形成需要有*Runx2*和*Osx*共同参与。

人类*Runx2*基因突变，使骨形成和生长发生改变（软骨和膜内），导致锁骨颅骨发育不全。其特征是锁骨发育不全或不发育、囟门不完全闭合、牙齿畸形和身材矮小。Vanghan等发现在"侏儒"区域之前，*Runx2*等位基因，尤其是*PolyQ/polyA*重复片段的突变，与骨密度下降和骨折风险相关。*Runx2*也在成熟的成骨细胞表达，激活参与骨基质沉积的蛋白，包括 I 型胶原、骨钙蛋白和骨桥蛋白。

VEGF 是软骨骨化过程中血管形成的重要的调节剂，也可能直接作用于成骨细胞。Zelzer 等已证明 *Runx2* 缺陷的小鼠缺乏 VEGF 的表达。除了在已知的骨形成过程中参与血管形成以外，VEGF 对破骨细胞迁移有趋向作用，还能通过正调节成骨细胞活性来刺激骨形成。

年龄相关的骨丢失和骨髓脂肪组织积累的增加，两者之间的关系是相对的。基于观察到在卵巢切除术后、制动和糖皮质激素治疗等情况下导致骨丢失，人们提出了"骨髓脂肪增加，骨体积减小"这个概念。随着年龄的增长，MSC 分化的平衡由成骨细胞形成移向了脂肪细胞形成，久而久之，骨髓脂肪细胞的数量和大小呈线性增加。体外试验已证实成熟成骨细胞可以转分化为脂肪细胞，表明间质细胞家族的细胞具有"可塑性"。这种从骨生成到脂肪生成的潜在转化，是由在成骨细胞产生时的转分化或 MSC 优先分化成脂肪细胞来完成的，这可能是老化骨脆性增大的重要原因。

最近受到关注的是过氧化物酶体增殖体激活受体 $\gamma 2$（PPAR-$\gamma 2$），它是配体激活的转录因子中核受体家族的成员，在脂肪细胞分化早期表达。在小鼠模型中，刺激 PPAR-$\gamma 2$ 可以终止成骨细胞的形成，并诱导脂肪细胞的分化。PPAR-$\gamma 2$ 通过负向调节 Runx2 来抑制成骨细胞表现型。Lecka-Czernik 等发现，激活 PPAR-$\gamma 2$ 配体表达的配体负向调节 Wnt-10b 表达，然后又负向调节 Runx2 的表达。

Ogawa 等发现 PPAR-$\gamma 2$ 多形性与绝经后妇女骨密度变化相关，表明 PPAR-$\gamma 2$ 参与绝经后骨丢失。局部因子（如 IGF-I、TGF-β、BMP）和激素类因子（如维生素 D 和雌激素）也参与这个过程。噻唑烷二酮是胰岛素增敏剂，用于临床治疗 2 型糖尿病，可以通过 PPAR-$\gamma 2$ 途径发挥作用，并诱导脂肪细胞分化。Jennermann 等在大鼠中证实，给予噻唑烷二酮吡格列酮，成骨细胞前体和骨量均减少。

三、破骨细胞

破骨细胞是陷入自身产生的骨基质中的成骨细胞。这些细胞胞质化过程延长，相互交联，形成管状网络，便于细胞间的联系。破骨细胞是骨内最多的细胞。成熟的破骨细胞虽然曾经被认为是无活力的，但已经发现它参与机械压力的信号转导，因此其是骨的传感器。

最近的研究发现 SOST 基因的多形性与绝经后妇女骨密度随年龄发生改变是有关系的。SOST 基因的蛋白产物——硬化蛋白，是一种与 BMP 拮抗剂相关的分泌型糖蛋白，大多数与 BMP 拮抗剂距离较远。硬化蛋白由骨细胞释放，通过负调节 BMP 的活性来控制原始骨细胞 / 前成骨细胞的增殖和分化及成熟成骨细胞的活性。SOST 基因缺陷导致 BMP 拮抗剂产生减少，临床表现为骨过度生长失调（骨硬化）。因此，硬化蛋白可以作为代谢性骨病适宜的治疗方法。

第三节　骨是矿物盐的储存库

人类的骨骼是由无机离子（30%）及胶原和非胶原蛋白（70%）组成的。钙和磷是矿物盐的主要成分，还有一小部分是镁、钠和重碳酸盐。骨是身体中这些矿物质的储存库。这些矿物质不仅是骨健康和骨骼结构稳定的关键，对于其他组织器官的正常功能也很重要。在骨和内分泌 / 外分泌调节剂间有复杂的相互作用来维持对这些矿物质循环水平的平衡调节。

身体内约 97% 的钙和 70% 的磷储存在骨骼内。大部分钙和磷储存于骨的主要矿物成分——羟基磷灰石，$Ca_{10}(PO_4)_6(OH)_2$。钙的生理维持范围较窄，需要不断地存储和更新。钙通过胃肠道、尿液、汗和皮肤丢失。人体外源性钙通过胃肠道吸收，受维生素 D 影响。泌尿系统通过尿的排泄和重吸收来调节钙和磷的体内平衡。维生素 D_3（胆钙化醇）、PTH 和降钙素是调节骨内钙和磷平衡的主要激素。此外，甲状腺素、GH 和肾上腺糖皮质激素也参与体内钙磷平衡的调节。

骨矿物盐水平随着年龄增长而出现负平衡。胃肠道疾病导致吸收障碍，肾病变（肾衰竭和肾小管病变）导致矿物盐排出失调而出现净丢失。矿物盐负平衡的定义是，矿物盐丢失（粪和尿）超过重吸收，常见于 65 岁以上男性和绝经后妇女。导致负平衡的因素包括长期糖皮质激素过量、甲状腺功能亢进和维生素 D 缺乏。随着骨骼老化，骨骼摄取循环的矿物盐减少，骨中离子释放超过摄取。

第四节　骨骼维持和重塑

骨动力成分的例证是骨重塑，即骨生长完成后，旧骨被重吸收，新骨形成不断更新的过程。这个过程的不平衡导致随年龄增长骨量丢失。重塑分为 4 个独立的阶段：激活、重吸收、逆转和形成。

一、激活（阶段 1）

激活是指单核破骨细胞前体从循环中聚集到骨表面，并融合形成多核的前破骨细胞。受损的骨释放的信号，使处于硬化蛋白抑制状态的骨髓基质细胞释放，前成骨细胞形成。成骨细胞和骨髓基质细胞（可能还有 T 细胞）产生信号，聚集并刺激前破骨细胞分化，并启动 BMU。系统因素如 GH、PTH、维生素 D；局部因素如 IL-1、IL-6、RANKL；以及集落刺激因子，特异性 M-CSF 都参与成骨细胞和破骨细胞的相互作用。

和 M-CSF 一样，RANKL 是破骨细胞聚集和分化的主要因素。它由成骨细胞和骨髓基质细胞产生并在这些细胞表面表达，与前破骨细胞上的 RANK 受体相互作用。这种相互作用使破骨细胞分化、成熟、融合并具有骨重吸收的能力。OPG 是成骨细胞合成的 TNF 受体超家族的一个多肽成员。OPG 是一个游离的、可溶性的诱导受体，与 RANKL 结合，抑制破骨细胞的形成和骨吸收。随着年龄的增长，血浆 OPG 水平上升，这可能是对由于雌激素缺乏和年龄依赖性骨丢失导致的骨重吸收增加的代偿。维生素 D_3、PTH、前列腺素 E_2（PGE_2）、IL-1、IL-4、IL-6、IL-11、IL-17 和 TNF-α 都通过抑制 OPG 的产生和刺激 RANKL 的产生双重机制来刺激破骨细胞形成。相反，雌激素抑制 RANKL，并抑制 RANKL 激活的破骨细胞形成。

二、重吸收（阶段 2）

重吸收时，骨表面形成侵蚀腔。单核的前体细胞移行到骨表面，融合形成大的、有活力的、多核的破骨细胞。这些活跃的破骨细胞转移质子到重吸收区域，通过质子泵分泌氢离子降低 pH。破骨细胞周围是一层"皱褶"，这是由细胞膜折叠形成的指状突起，内含溶酶体可以消化矿物基质。皱褶周围是"清晰区"，仅含有肌动蛋白样的细丝，用以维持细胞与骨表面的紧密连接。基质和矿物盐在侵蚀腔内分别通过破骨细胞分泌的蛋白酶和局部的酸性环境被溶解。骨质硬化的大鼠可见皱褶层和清晰区消失。TRACP 酶、组织蛋白酶 K 和金属蛋白 MMP-9（也称为胶原酶或解胶酶）作用于胶原和非胶原基质成分的重吸收。重吸收完成后（约 2 周后），破骨细胞凋亡，第三阶段逆转期开始。

三、逆转（阶段 3）

一旦破骨细胞重吸收完成，逆转阶段就启动，可以持续 5 周。在这个阶段，单核细胞作用在新形成的骨表面，成骨细胞平铺在骨上。最初，空隙内聚集了游离的骨细胞、单核细胞和前成骨细胞。成骨细胞吸引到表面，合成由 I 型胶原组成的蛋白基质，又名类骨素，为已矿化的骨和即将进行的矿化提供支架。由骨细胞产生的硬化蛋白通过抑制 Wnt 信号通路来调节骨形成。由此可见，Wnt 通路通过刺激 Runx2 和 OPG 来刺激骨形成。

与此同时，"水泥线"保留于次级骨单位和外周骨皮质之间。以前认为这是与外围骨相连的矿化减少的区域，最近的研究开始质疑这种假设，但这条线的确切成分还不清楚。这层水泥线是一层韧性的表面，与外围的骨基质相连，可以转移能量，以减慢骨折的骨皮质生长。这个过程主要受骨桥蛋白的调节。曾经假设认为老化骨的水泥线改变了"止裂"和"能量分散"机制，使得减少和预防骨折的能量降低。

偶联是在骨形成之前出现的聚集活动，机制不清，通过偶联骨重吸收和骨形成保持平衡，从而使骨量得以维持。参与偶联的因子包括 TGF-β、IGF-1、IGF-2、BMP、PDGF 和 FGF（本章第五节"骨重塑的调节")。TGF-β 是破骨细胞分化的潜在抑制剂，表现为降低 RANKL 产生、限制骨重吸收。

四、形成（阶段 4）

骨形成分为两步，首先成骨细胞形成类骨质层，类骨质层再作为支架促进矿化。降解矿物质的酶受抑制，钙和磷在孔隙与小管中浓集。随着骨形成的持续，一部分早期的成骨细胞被包埋入新骨成为骨细胞。骨细胞之间的交联传递机械外力的变化信息，影响骨表面和重塑，但具体机制还不清楚。当孔隙几乎被类骨质填满时，矿化开始，会持续数月，增加新骨强度和密度。

当重塑过程完成后，成骨细胞有几种转归。一些走向凋亡，一些成为骨细胞，还有一部分成为骨衬里细胞。这些衬里细胞可以调节进出骨的离子流（主要是钙），可以调节局部骨形成和重塑，还可以在机械负荷下激活静止状态至活跃状态（体外研究数据）。

重塑在骨皮质和骨小梁中都可以发生，但随着骨骼老化，小孔周围和小孔内表面重塑平衡出现差异，导致皮质变薄，骨小梁骨板变细。骨小梁的骨丢失比骨皮质更明显。因此，表面积较大的骨骼，主要是椎骨和桡骨远端，更易出现骨折。骨转换不平衡和增加，导致骨小梁丢失和孔隙增加。老年人骨转换导致骨净丢失。其结果是骨质疏松。

第五节　骨重塑的调节

适当的骨重塑和平衡受局部和全身因素组成的一个复杂的调节系统调控。

一、维生素 D 和骨软化

维生素 D（胆钙化醇）是一种脂溶性激素，人类从饮食获得或在紫外线下皮肤从 7- 二羟胆固醇合成。维生素 D 的主要功能是促进钙磷吸收以促进骨矿化，防止血浆矿物盐水平降低。不论维生素 D 从何而来，都要通过肝和肾转化为活性代谢产物。肝 25- 羟化酶在维生素

D 分子的 25 位上加一个羟基，形成钙化二醇（25- 羟维生素 D）。钙化二醇被转运到循环中，附着在维生素 D 结合蛋白上。钙化二醇被肾小管细胞 1α- 羟化酶和 24α- 羟化酶进一步修饰成为 1，25- 二羟维生素 D（钙化三醇）- 维生素 D 最有活性的形式，以及 24，25- 二羟维生素 D 灭活的代谢产物。

PTH、低钙血症和低磷血症促进肾的羟化作用，1，25- 羟维生素 D 产生抑制。雌激素对维生素 D 的主要作用是血浆中携带维生素 D 的结合蛋白的合成。活性 1，25- 羟维生素 D 对小肠钙吸收的调节与细胞外液钙循环浓度相反，以维持体内平衡。

骨软化是骨重塑部位矿化不良，导致骨质疏松和骨折风险增加。缺乏维生素 D 时，钙磷不足，类骨质不能矿化，出现骨软化。组织学研究发现 15%～ 20% 髋部骨折的患者都有一定程度的骨软化。维生素 D 受体多形性、独立的骨密度，也可能改变钙平衡，影响跌倒频率。

（一）维生素 D 和老化

阳光照射不足及胃肠道摄取和吸收减少导致维生素 D 缺乏。许多老年人卧床、不出门、在养老院或不能到户外，造成阳光照射不足。另外，许多老年人也不能从饮食或补充剂中重新获得足够的外源维生素 D。以上因素导致了维生素 D 缺乏，继而使骨量减低、骨软化和骨质疏松风险增加。正常生理的老化改变及慢性并发症的增加，使活性维生素 D 减少。老年患者皮下脂肪较少，也使维生素 D 产生（转化）和储存减少。另外，慢性肾脏病（CKD）使产生活性维生素 D 的羟化过程受损。

（二）维生素 D 相关的肌病

维生素 D 缺乏不仅导致骨矿化降低，还有神经肌肉损伤，使得跌倒概率增加。继发甲状旁腺功能亢进也对骨骼肌功能产生不良的影响。骨骼肌表达维生素 D 受体，维生素 D 刺激肌细胞摄取产生 ATP 和肌酸激酶必需的无机磷。Pfeifer 等治疗了 122 例，年龄在 36～ 99 岁，非卧床的妇女，每天给予维生素 D 800IU，钙 1200mg，1 年后结果发现继发甲状旁腺功能亢进、身体不稳和跌倒次数减少。虽然还有相反的数据存在，但大量证据表明维生素 D 补充剂可以降低非卧床或养老院老年人跌倒风险 20%。

（三）维生素 D 和跌倒及骨折风险

一些研究表明，维生素 D 补充剂联合钙（不是单独的维生素 D）可以预防维生素 D 缺乏的社区居民和绝经后妇女发生骨质疏松骨折。Cummings 等研究显示低 1，25- 羟维生素 D 水平（57pmol/L）与髋部骨折风险增加相关（调整风险比率 =2.1）。一项荟萃分析也显示钙和维生素 D 补充剂与降低髋部骨折（26%）及非椎体骨折（23%）显著相关。一项研究显示非卧床妇女长期补充钙和维生素 D，可以减少跌倒概率 46%，长期坐位的妇女减少 65%，但对于男性，无论身体活动能力如何，都没有影响。

二、甲状旁腺激素和继发甲状旁腺功能亢进

PTH 是由甲状旁腺合成的多肽，受血浆钙和钙化三醇负调节。特异性钙敏感蛋白感受到血浆钙离子降低，使 PTH 释放。血浆钙离子上升本身，以及 PTH 的负反馈调节均可以防止过度的刺激。相反，细胞外钙水平的上升激活感受器受体，抑制 PTH 的分泌和肾脏钙的重吸收。PTH 通过刺激骨的重吸收，增加肾脏 25- 羟基维生素 D 转化为 1，25- 羟维生素 D 而增加维生素 D 活性，加强小肠钙磷的重吸收及肾脏钙离子的重吸收来维持血浆钙平衡。当循环中 25- 羟基维生素 D 降低至 30ng/ml 以下，并且（髋部）骨密度降低到阈值以下时，出现继发甲状旁腺功能亢进。

血浆 PTH 水平随年龄增长而增加，导致骨转换增加。这可能是由于胃肠道钙重吸收减少及循环中钙化三醇显著降低所致。PTH 随年龄增长而分泌增加使骨重塑单位数量增加，出现年龄相关的失平衡，导致骨丢失增加。

三、性激素

女性的雌激素和男性的睾酮对于维持正常的骨皮质和骨小梁是有很必要的。雌激素通过抑制破骨细胞形成和破骨细胞功能，发挥促成骨功能。性腺功能低下如绝经后骨质疏松，加速了骨吸收和骨质疏松。

雌激素还可以促进成骨细胞的分化、增殖功能。雌激素的缺乏使骨吸收阶段延长，骨形成阶段缩短。雌激素的缺失还增加了骨吸收循环的频率。

除了直接影响破骨细胞和成骨细胞功能以外，雌激素（或缺乏）可能通过调节在 T 细胞活化过程中各种局部细胞因子和生长因子（包括 IL-1、TNF-α 和 TNF-β）的产物来参与年龄相关的骨丢失。前文提及的 RANKL 是潜在的破骨细胞分化和功能的刺激剂，可能也是由 T 细胞产生的，已经证实在雌激素缺乏的妇女（绝经早期）体内 RANKL 水平增加。

骨质疏松和骨质疏松骨折的绝经后妇女雌激素缺乏，已经得到公认。不断地有证据显示雌激素在调节男性骨转换中也发挥着关键作用。有研究显示，与低睾酮水平相比，老年男性的骨质疏松与低雌激素水平更具有相关性。Khosla 等观察了年轻人和老年人骨密度的纵向改变，积累的资料显示雌激素同时参与年轻人峰值骨量的获得和老年人的骨丢失。他们还发现，衰老的人，如果体内有生物活性的雌激素 < 50%，其骨吸收和骨丢失风险最高。

四、甲状腺激素

甲状腺功能亢进伴随尿和粪中钙磷分泌增加，导致骨矿盐丢失。骨丢失表现在低骨密度及骨折风险增高。过多的甲状腺激素直接刺激破骨细胞骨吸收，但确切的机制还不清楚。Britto 等发现，只有在成骨细胞存在的情况下，受甲状腺激素刺激的破骨细胞活性才会增加。他们假设，甲状腺激素间接作用于成骨细胞，继而调节破骨细胞骨吸收。甲状腺功能低下患者用外源性甲状腺素治疗后，椎体骨密度降低的速度快于无甲状腺疾病者。

TSH（促甲状腺激素）本身具有调节重塑阶段骨形成和骨吸收的作用。这个过程通过位于成骨细胞和破骨细胞前体上的 TSH 受体来完成。TSH 通过减弱由 RANKL 和 TNF-α 启动的信号来抑制破骨细胞形成。TSH 通过调节 Wnt 和 VEGF 信号通路影响 Runx2 和 osterix 旁路来抑制成骨细胞分化。

五、生长激素/胰岛素样生长因子

生长激素、IGF-1、IGF-2 和 IGF 结合蛋白在成人骨骼生长和骨量维持方面发挥着重要作用。IGF 通过 OPG/RANK/RANKL 旁路影响骨骼重塑。GH 和 IGF-1 在体内刺激成骨细胞表达 OPG 和 RANKL，直接促进成骨细胞活性，同时增加成骨细胞的量以平衡骨吸收。GH/IGF-1 轴还刺激 IL-1、IL-6 和 TNF-α 的产生，以促进破骨细胞形成和重塑的负平衡。血浆 GH 和 IGF-1 水平随年龄增长而降低，与骨密度丢失相关。尽管如此，有研究显示，以剂量依赖的形式，短期 GH 治疗，老年、骨量减低和绝经后妇女骨吸收的指标增高。长期使用该激素治疗低骨密度，疗效仍是个问题。Friedlander 等显示用 IGF-1 治疗一年，血浆水平升至"正常"范围，但对于提高老年妇女骨密度没有作用。相反，Langois 等研究显示，高龄男性和女性（72～94 岁），高 IGF-1 水平和高骨密度是相关的。

六、白细胞介素

细胞因子在骨形成和骨吸收过程中发挥多重调节作用。IL-1 和 IL-6 参与 BMU 的起源和破骨细胞更新。IL-1 对破骨细胞活性和更新是潜在的刺激剂，还可以调节基质细胞产生 IL-6 和 M-CSF。卵巢切除术后，抑制 IL-1 和 IL-6 可以降低破骨细胞数量的增加。IL-6 受 TNF-α 的调节，TNF-α 是一个已知的破骨细胞更新和活性的潜在刺激剂。IL-11 与 IL-6 生物性状相似，可以通过正向调节 RANKL 作用于骨髓基质细胞和未成熟成骨细胞，诱导成骨细胞形成。

干扰素-γ 由激活的 T 细胞产生，可以阻断 RANKL 诱导的破骨细胞分化。CD8 T 细胞的复制衰老与产生 IF-γ 的能力受限相关，这有利于破骨细胞形成的抑制解除和骨吸收的增加。有研究显示，由衰老的 CD8 T 细胞产生的 TNF-α 和 IL-6 的增加，可以促进破骨细胞的成熟和分化，影响年龄相关的骨改变。例如，表达衰老相关的表面标记物的 CD8 T 细胞比例增加，与老年妇女骨质疏松骨折相关。

七、降钙素

降钙素是由甲状腺滤泡旁 C 细胞分泌的一种 32 个氨基酸组成的多肽类激素。当血中钙离子浓度上升到某种程度时，降钙素发挥作用，降低血浆钙浓度并抑制骨吸收。Zaidi 等发现破骨细胞在体外对此多肽有敏感性，参与骨骼保护机制。在细胞水平上，降钙素抑制细胞外钙离子传感这种抗骨吸收信号。

八、成纤维细胞生长因子和转化生长因子 – β

成纤维细胞生长因子（FGF）和转化生长因子 - β（TGF- β）在成骨原始细胞分化为成骨细胞系的过程中发挥主导作用。FGF 和 TGF- β 皆有证据显示在动物体内可以促进骨形成，在骨质疏松实验模型内可以减少骨吸收。FGF 与普遍存在于骨上的四种独特的细胞表面受体相互作用。FGF 通过增加 Runx2 表达，使基质矿化增加，从而增加成骨细胞数量和功能。这些结果均已经体内和体外试验证实，表明 FGF 参与骨内膜和骨小梁表面的骨形成。这组蛋白和受体的基因突变导致骨骼表现型异常，包括软骨发育不全。

曾经假设衰老的成骨细胞骨形成降低可能是由于其对 FGF 反应性降低所致。Pfeilshifter 等观察了来自于人类骨小梁的成骨细胞样细胞的培养，将其暴露于包括 FGF 在内的各种局部和系统的因子条件下。他们发现，DNA 合成的增加与供体年龄呈显著负相关，来自于年龄最大组的细胞大约需要 10 倍更高浓度的生长因子和激素才能产生相同的 DNA 合成的增加量。Mayahara 等静脉给予年轻和年老大鼠人类基础 FGF 两周，发现这种干预可以刺激成骨细胞增殖和新骨形成，表明 FGF 是治疗骨质疏松的潜在方法。

TGF- β 是骨的重要生长因子，成骨细胞也可以分泌。大量的 TGF- β 见于骨基质，作用于成骨细胞的增殖和更新，骨髓基质细胞、成骨细胞的趋药性及多种骨髓基质蛋白的诱导。TGF- β 调节成骨细胞分化，通过 Smad 蛋白信号旁路来影响下游 Runx2 表达。动物模型显示 TGF- β 有促成骨作用。衰老大鼠和卵巢切除后大鼠的骨髓 TGF- β

表达减少，形成骨细胞的潜能减小（由于骨髓成骨细胞的前体细胞体积和成骨潜能降低）。

第六节　老年骨丢失的病理生理学

一、年龄相关的骨丢失

众所周知，骨重塑受控于内源性激素，局部调节剂及由于体力活动带来的外在的机械负荷。随着骨骼老化，对这些因素反应降低，最终导致骨吸收的净增加，而骨形成不变或减少。这种重塑过程的不平衡导致骨的净丢失和骨骼脆性增加，即为骨质疏松的主要特征。

老年患者骨转换标志物浓度更高。EPIDOS 试验显示那些骨密度最低的老年女性，骨钙素、N 端肽、C 端肽和骨特异性碱性磷酸酶水平最高。与随年龄增长的骨转换标志物升高相反，骨形成标志物如前胶原肽，却没有成比例地升高。

大量数据表明骨骼中的骨量随着衰老而降低，更重要的是，不论骨密度高低，骨折风险随衰老而攀升。临床上，骨丢失（数量）的增加和骨骼微结构（质量）的改变使患者易于骨折。双能 X- 线吸光测定法（DXA）可以测定骨量，但不能测定与骨折风险、骨髓细胞组成的变化（如脂肪细胞增加），以及骨膜对骨小梁骨丢失的反应等相关的结构改变。高龄骨的骨小梁和骨皮质都减少。前文提到（见本章第三节），多能 MSC 在体外随着衰老更倾向于形成脂肪细胞而不是形成骨细胞，随之向成骨细胞系分化的细胞减少，这可能导致年龄相关的骨丢失。

有学者认为年龄相关的骨质疏松是独立存在的，与其他原因引起的高龄患者骨丢失应区别对待。在机制上，年龄相关的骨丢失主要是在持续骨吸收的过程中骨形成减少（继发于成骨细胞数量和活性减低）。这与绝经后骨质疏松相反，后者是由于雌激素缺乏导致原发性的破骨细胞活动增加，骨吸收加速。老年人群的多种因素，包括激素变化、伴随疾病（如 CKD）、制动、营养因素及药物相互作用等均可以影响骨代谢。这些机制见下文。总之，国际流行病包括了所有形式的年龄相关的骨质疏松。

二、绝经后骨质疏松

现已普遍认同女性绝经期卵巢激素分泌减少导致年龄相关的骨丢失。雌激素通过促进成骨细胞而不是其他间充质细胞的分化，增加功能性成骨细胞数量，增加参与成骨过程的多种分泌型蛋白，包括 IGF-1、Ⅰ型前胶原、TGF-β 和 BMP 等，直接作用于骨发挥促成骨作用。雌激素还通过增加破骨细胞凋亡，减少成骨细胞和骨细胞凋亡来防止骨吸收。它还可以降低那些刺激破骨细胞活性的细胞因子如 IL-1、IL-6、TNF-α 等的活性。

体外试验数据显示，培养破骨细胞时，内源性一氧化氮（NO）的存在调节骨吸收活性。内皮 NO 通过抑制破骨细胞活性防止骨质疏松。不论是内源性雌激素还是补充剂，都可以增加内皮 NO 产生，从而抑制破骨细胞活性，防止骨质疏松。

相反，雌激素缺乏使上述机制缺失，导致骨重塑的调节失衡。雌激素的缺乏使破骨细胞凋亡减少，成骨细胞凋亡增加，最终出现骨的净丢失。另外，已知雌激素缺乏诱导骨细胞凋亡，可能导致微结构损伤。雌激素缺乏对骨小梁影响最大。围绝经期妇女骨吸收增多是由于（由前破骨细胞介导的）重塑期活动频率增加，破骨细胞更新延长而导致骨吸收期延长。影响成骨细胞功能的、作用于局部的生长因子和细胞因子（包括 IL-1、IL-6 和 TNF-α）水平的变化也受雌激素减少的影响。

绝经期即使 PTH 水平波动，但循环中维生素 D 水平下降、肾小管钙吸收降低。这些因素导致总体的钙负平衡，其后果为骨吸收增加和进一步的骨丢失（表 1-1）。

三、躯体生长停滞

衰老是渐进地去脂肪体重降低、脂肪重量增加、活动耐受减少、力量和活动性减少及分解代谢增加。这些因素伴有独立性和生活质量逐渐下降。躯体生长停滞是随着年龄的增长，自身 GH 分泌渐进性下

表 1-1　年龄相关的骨丢失和绝经后骨质疏松时骨重塑异常

	年龄相关的骨丢失	绝经后骨质疏松	重塑阶段
重塑部位数量	↓	↑	激活期
多核破骨细胞形成	←→	←→	
破骨细胞活性	←→	↑	吸收期
吸收陷窝大小	←→	↑	
破骨细胞消失	←→	←→	
MSC 出现	←→	←→	逆转期
MSC 增殖和分化	↓	←→	
成骨细胞成熟	←→	←→	形成期
成骨细胞活性/类骨质形成	↓	←→	
基质矿化	←→	←→	
陷窝恢复	↓	↓	静止期

↑上升；↓下降；←→无变化

降，导致上述生理改变。GH 的分泌受下丘脑刺激，其对骨代谢平衡的作用主要受 IGF-1 调节。GH 和 IGH-1 均可刺激骨形成、增加骨转换。在体内，GH 和 IGF-1 可能通过 RANK/RANKL/OPG 旁路激活破骨细胞，而且是破骨细胞骨形成和破骨细胞骨吸收的关键因素。GH 和 IGF-1 对成骨细胞发育和功能的正向作用已经被证实。随着衰老，成骨细胞功能受损的部分原因是循环中和（或）局部 IGF-1 水平减低。GH 和 IGF-1 在不同水平影响成骨细胞和破骨细胞激活及功能，但确切机制仍然不清楚。

　　体内和体外有关老年人使用促生长素治疗疗效的数据差异很大。低骨密度的老年患者给予 GH 治疗，在去脂肪体重、肌肉骨骼功能和生活治疗方面仅有较小改变。

四、老年男性综合征和男性更年期的雄激素降低

男性更年期是 40 岁以上男性，由于睾酮水平降低导致骨折风险增加、性倒退、勃起功能障碍、下尿道症状、动脉硬化增加、认知能力下降、精力下降、肌肉衰减及身体灵活性下降等现象。中老年男性雄激素缺乏（androgen deficiency in the aging male，ADAM）综合征不仅包括血浆睾酮下降，还包括老年男性 GH 减少、褪黑素和脱氢表雄酮减少所致的上述临床症状。男性 40 岁以后，循环中血浆睾酮水平每年下降 0.5% ～ 1%。男性更年期反映了睾酮和其他雄激素下降的性腺功能减退的状态。人体晚年性腺功能减退的原因是多方面的，可能与下丘脑、垂体和（或）睾丸功能下降，以及血浆激素结合蛋白上升有关。

雄激素缺乏的男性骨质疏松风险增加。40 岁后，骨密度每年降低约 1%。雄激素对于男性骨小梁和骨皮质骨量的生长及维持发挥着主要作用。Tenover 和 Snyder 等研究发现，男性肌内注射睾酮患者的双能 X 线骨密度较安慰剂组显著增加。成骨细胞、破骨细胞和骨髓间充质细胞表达雄激素受体。研究表明，雄激素通过调节很多细胞因子和生长因子包括 IGF-1、IL-1、IL-6、TGF-β 和 OPG/RANKL 等的表达和活性来控制骨形成及骨吸收。最近 Nair 等发现接受睾酮治疗的男性股骨颈骨密度轻度升高，接受脱氢表雄酮（DHEA）的女性桡骨远端骨密度增加。但两种治疗均未提高生活质量。

五、肾性骨病

研究美国肾脏数据系统显示，将近半数新发慢性肾脏病（CKD）的患者年龄超过 65 岁，而且这组人群患 CKD 风险是其他人群的 3 倍。已知 3 期和 4 期 CKD 是骨折危险因素，这组患者中 17% 在此阶段。这些数值在养老机构中更突出。在一项对 9931 例长期住院护理的 65 岁以上人群的大型、回顾性、横截面分析中，Garg 等发现约 40% 的患者肾小球滤过率（GFR）< 60ml/（min·1.73m^2）。

慢性肾功能不全伴有骨骼并发症及骨和矿物盐代谢失常是肾性骨病的症候群。糖尿病消化和肾病国家研究所（NIDDK）报告，90% 血液透析患者被肾性骨病所困扰。这种疾病增加了骨痛、骨折、畸形、

肌病、软组织钙化和肌腱断裂的发病率，也使死亡率增加。

肾性骨病病理性异常的一些机制会导致骨丢失。骨转换可能轻度升高，表现为循环中 PTH 水平上升；或者在"衰竭骨"时，骨转换异常减低。根据组织学特征，肾性骨病可以广义地分为纤维性骨炎、软骨病和衰竭骨病，也可见各种症状合并出现。所有表现都导致骨矿化缺陷。

CKD 时甲状旁腺增生导致的继发性甲状旁腺功能亢进是肾性骨病骨转换增高的主要机制。实际上，所有 V 期 CDK[GFR < 15ml/(min·1.73m^2)] 患者都将出现继发性甲状旁腺功能亢进。磷潴留，衰竭的肾脏分泌骨化三醇减少，胃肠道重吸收钙减少，使得钙平衡紊乱。另外，在甲状旁腺增生状态下，维生素 D 受体和（或）钙敏感受体表达减少，也会导致钙平衡的改变。

PTH 和骨化三醇是参与破骨细胞前体在激活阶段细胞分化和成骨细胞在骨形成阶段增殖的重要因子。PTH 与 IGF-1、IL-1、IL-6、IL-11 和 TNF-α 一起作用于激活阶段。CKD 患者继发甲状旁腺功能亢进，表现为骨骼的纤维性骨炎，其特征为骨髓纤维化和骨吸收增加。破骨细胞数量和活性增加，非板层骨沉积。这个过程主要见于长骨的皮质部分，导致骨多孔性增加，强度下降，板层骨被较弱的编织骨代替。

CKD 软骨病的特征为骨转换率降低、矿化不良和类骨质增加。这是由于铝沉积或铝中毒，与晚期肾病（ESRD）使用含铝的磷结合物治疗有关，随着这种制剂使用减少，发病也在下降。

衰竭性骨病是除了血液透析和腹膜透析之外，在没有继发性甲状旁腺功能亢进患者中最常见的肾性骨病。这个过程也可能是由铝中毒引起，但非铝中毒的病例也确实存在。BMP-7（也称作成骨性蛋白-1）是一种可以诱导多能间充质细胞分化为成骨细胞的生长因子。有学者提出它的缺乏与衰竭性骨病有关，矿化减少，类骨质厚度从未增加。

另一个参与 CKD 相关骨病发病机制的重要因素是代谢性酸中毒。骨溶解产生的氢离子被骨碳酸盐缓冲。酸中毒可以改变 PTH 和维生素 D 对成骨细胞的细胞作用，影响 RANKL/OPG 旁路，IL-6 和 IL-11。

已经表明，晚期肾病的患者由于骨密度减低而有骨折风险。Alem

等发现与普通人群相比，晚期肾病患者总体髋部骨折风险增加。相对于对照组，总体髋部骨折的相对风险，男性透析患者为 4.44（95% CI，4.16～4.75），女性透析患者为 4.40（95% CI，4.17～4.64）。

六、骨骼不负重/制动

负重有利于骨量的维持和增加。众所周知，骨骼缺少重力或机械负荷会导致急性骨丢失和骨质疏松。Nishimura 等将 20 位健康年轻成人卧床 20d，然后 DXA 测量骨密度显示腰椎和掌骨骨密度分别下降 4.6% 和 3.6%，这表明制动会导致即刻的、严重的骨丢失。老年人由于各种原因导致身体活动减少，受这种慢性制动影响更大。制动与以下因素相关，包括长期卧床、骨科创伤、脊柱创伤（SCI）、卒中、全身疾病、疼痛、害怕跌倒、家中缺少足够支持保护或疏忽。制动导致破骨细胞介导的骨吸收增加，骨形成减少。骨缺少应激使成骨细胞填充和增殖减少，卧床启动了破骨细胞填充增加，并持续到卧床结束。

对骨骼不负重状态下的迅速骨丢失的研究已经深入到宇航员在太空中面临的零重力的失重环境。对于太空旅程中的骨萎缩的研究显示，尿钙水平立即上升，钙负平衡峰值约为 200mg/d。Mir 太空站的研究显示太空旅行者在太空中每月平均丢失骨量的 1%～2%。骨量丢失最严重的部位是宇航员的腰椎和腿。

制动或骨骼失用使尿钙增加，钙丢失的负平衡在数天内出现，在约 5 周时达到高峰。卧床者，平均尿钙丢失的峰值是约 150mg/d，约为全身总钙量的 0.5%。脊柱创伤的患者，尿中会出现即刻的钙丢失，钙负平衡约为 100mg/d。虽然钙平衡会在 6～18 个月恢复到正常，但会有上至 1/3 的骨皮质和 1/2 的骨小梁丢失。脊柱创伤患者骨丢失加重，是由于缺少肌肉对骨的拉力，以及胃肠道钙重吸收受损，两者在创伤后急性出现。创伤患者 1 年内检查，与对照组相比，股骨颈骨密度降低 27%，股骨中段降低 25%，股骨远端降低 43%。损伤后 10 年，这些区域超过 50% 的骨可能出现矿物盐丢失。在 10 年节点时，上肢和躯干的净丢失为骨量的 10%～21%。

骨丢失的主要后果是易发骨折。2002 年，脊柱创伤系统模型给出了脊柱创伤后不同时间的骨折发生率，创伤 5 年后，骨折发生率为 14%，10 年后为 28%，15 年后为 39%。

七、烟草和酒精相关的骨丢失

美国国立酗酒和酒精中毒研究所（NIAAA）定义 65 岁以上个体酒精摄取过量为每天超过一杯。2001 年"美国国家药物滥用家庭调查"发现，33% 65 岁和以上的成人在前 1 个月曾饮酒。一项对社区居住老人的大型交叉调查显示，25% 65 岁以上、曾饮酒的老年人每日饮酒（男性 31%，女性 19%）。约 10% 老年人为"豪饮"，即在前一年中，至少有 12 次，每次饮酒 5 杯或更多。

在酗酒者中频繁地发现骨量低下、骨形成率降低及骨折发生率增加的事实说明饮酒是骨质疏松的危险因素。乙醇的不良反应表现为直接作用于骨和间接影响维生素 D 及钙的动态平衡。酒精可以减少健康人和动物的骨形成，减少培养的成骨细胞的增殖。酒精还可以增加分离的破骨细胞骨吸收指数，降低成骨细胞样细胞的向成骨分化指数（如碱性磷酸酶活性）。

酗酒者的骨折发生率是与年龄匹配的随机对照者的 4 倍。酗酒可以通过分别影响小肠的吸收和肝内代谢，降低有效的和有活性的维生素 D 含量。Turner 等在大鼠模型中显示，酒精主要通过降低骨形成指数影响骨量，并且发现 PTH 诱导的骨形成作用被酒精阻断。酗酒者常见营养不良，导致钙、镁、磷代谢紊乱。已知的酒精对神经系统的作用（不平衡、共济失调、判断力改变等）在老年人中可能会更明显（因为酒精分布随年龄增长而增加），使得他们易跌倒。饮酒的老人跌倒和骨折，以及上述酒精对骨的病理作用，组成了一个非常不利的因素。

烟草暴露（有烟、无烟、被动吸烟）也与骨量减低和骨质疏松骨折风险增加相关。主动吸烟与绝经后妇女骨密度降低和骨折风险增加相关。Blum 等显示家庭烟草暴露者在全髋（$P=0.021$）和股骨颈（$P=0.018$）的平均调整后的骨密度较未暴露者显著降低。从更年期开始吸烟的女性，到老年时髋部骨折风险增加约 50%。烟草对骨丢失的病例作用可能是由于尼古丁影响胶原合成，循环中雌激素水平的改变和钙吸收减少。

八、药物性骨质疏松

多种药物可以导致骨代谢的改变，诱发骨质疏松。这些药物包括糖皮质激素、抗痉挛药、抗代谢药（如前列腺和乳腺癌的化疗药物）、环孢素、过量的维生素 A 摄取（来自营养补充剂）、肝素、华法林、噻嗪类利尿药、β 受体阻断药、外源性甲状腺激素、质子泵抑制药、醋酸甲羟孕酮、他汀类及 SSRI 抗抑郁药。这些药物常用于老年人。

对糖皮质激素诱发的骨质疏松（glucocorticoid-indnced osteprosis，GIO）的研究最深入，药物不良反应正在弱化，是老年人骨折的主要原因。GIO 是由于重塑单位的失衡，骨形成减少，骨吸收增加。对这一类继发性骨质疏松，已经提出了多种机制（表 1-2）。

表 1-2　糖皮质激素诱发的骨质疏松的病理生理

降低骨形成
　成骨细胞前体
　　↓增殖
　　↓ BMP，Runx2
　成骨细胞
　　↑凋亡
　　↓蛋白合成
　　↓ IGF-1，TGF-β
　骨细胞
　　↓多样性
　　↑凋亡
　肾上腺 / 性腺
　　↓雄激素 / ↓雌激素
增加骨重吸收
　↓ OPG，↑ RANKL
　胃肠道
　　↓ Ca^+ 吸收
　肾脏
　　↓ Ca^+/ 磷重吸收
　　↓ 1，25 (OH) $_2D_3$ 产生
　甲状旁腺
　　↓ PTH

糖皮质激素改变了 MSC 向成骨细胞系的分化和已分化的成骨细胞的增殖。体外试验证实，糖皮质激素通过修饰 BMP 和 Runx2 的表达及作用来调节成骨细胞分化。糖皮质激素还促进成骨细胞和破骨细胞凋亡的增加。GIO 还通过成骨细胞的直接抑制作用、Ⅰ型胶原表达的降低和Ⅰ型胶原 mRNA 的破坏来调节成骨细胞分化。

糖皮质激素抑制成骨细胞产生 IGF-1，抑制 IGF 受体表达，降低 TGF-β 对成骨细胞的刺激作用。正如本节中所述，IGF-1 和 TGF-β 通过刺激成骨细胞的增殖和分化来影响骨形成。

糖皮质激素增加骨吸收的作用见于早期塑形阶段，药物使 RANKL 表达增加，OPG 表达减少，抑制破骨细胞凋亡来延长其活性。糖皮质激素减少小肠对钙的吸收，增加尿磷和尿钙，减少 1，25- 羟维生素 D 的产生从而导致继发性甲状旁腺功能亢进。大剂量糖皮质激素常常抑制促性腺激素的分泌，使得雄激素和雌激素水平降低。

由于多种因素的共同作用，即使骨密度水平还未达到骨衰竭程度，自发性骨折的发生率也较高。上述的多重机制充分说明糖皮质激素使骨重塑紊乱，导致骨微结构破坏，骨折发生率增加。糖皮质激素使用的另外一个已知的不良反应是肌肉质量和力量的损失及肌病。肌肉疼痛和无力导致患者活动减少，力量下降使患者易跌倒。骨坏死和血管坏死是糖皮质激素的另一个不良反应，常见于股骨和肱骨。其病因学理论包括脂肪栓塞、氧化损伤和骨细胞凋亡。

上至 50% 长期使用糖皮质激素的患者会发展成为骨质疏松，继而很快发生骨折。Reid 等对开始使用大剂量糖皮质激素治疗（平均泼尼松剂量为 21mg/d）的患者进行纵向前瞻性研究发现，在第一年平均丢失腰椎骨密度的 27%。Van Staa 等在英国的一项大型回顾性序列研究发现，在口服糖皮质激素期间，临床椎体骨折的相对风险是 2.6，髋部骨折的相对风险是 1.6，非椎体骨折的总体相对风险是 1.3。口服糖皮质激素的患者总体骨折的发生率是 28%，其中绝经后妇女比例最高。Van Staa 等显示骨折风险与治疗剂量和疗程有关，但与骨密度无关。小剂量口服糖皮质激素（泼尼松 5 ～ 9mg）及大剂量吸入类固醇也会导致临床明显的骨质疏松。

第七节　细胞衰老

细胞衰老是指渐进性丧失正常细胞的分化能力。这个概念最初是由 Hayflick 和 Moorhead 在 1961 年提出的，当时他们发现正常的人类成纤维细胞只能分化有限的次数。这个有限细胞分化的概念被称作"Hayflick 极限"或复制衰老。复制衰老仅指能够在体内分化的细胞，不包括有丝分裂后的细胞。随着年龄的增长，组织功能部分减弱，是因为细胞丧失了复制和自我修复的能力。

不同形式的 DNA 损伤可以导致细胞分化失调（新生物形成）或衰老凋亡而细胞复制停止。衰老细胞的生长停止在细胞周期的G_1/S期。不包括G_0期或静止期。衰老细胞的表现型为不可逆的生长停止、不能凋亡和细胞功能改变。

随年龄增长的骨密度下降可能是成骨细胞丢失所致，包括直接的（增殖减少和凋亡）和间接的（继发于复制衰老伴随的改变，导致丧失正常成骨细胞表型）。培养的成骨细胞表现为增殖时程受限及表型改变，可见 Runx2、碱性磷酸酶、Ⅰ 型胶原和骨钙素表达减少。随着衰老，人类 MSC 在增殖和骨生成潜能等方面呈现下降趋势。鼠科动物 MSC，随着供体年龄增长，在骨生成方面也表现出相似的下降。Kassem 等显示，来自于骨质疏松患者的成骨细胞系在体外培养时增殖能力显著下降。如果说在细胞衰老时出现的成骨细胞功能障碍是由于骨形成和骨吸收不平衡，那么成骨细胞前体的补充及成骨细胞分化就是维持这两个相反过程的关键因素。

研究表明破骨细胞和成骨细胞可能走向凋亡。骨形成速度很大程度上依赖于成骨细胞数量，其来自于前体细胞和有效生命周期的成熟细胞。Jilka 等发现，在成骨细胞成正常或减低的小鼠体内，PTH 可以增加成骨细胞数量、骨形成的速度和骨量。这是由于激素对成骨细胞的抗凋亡作用。实际上，成骨细胞凋亡的现象已经被认识到，也见于糖皮质激素诱导的成骨细胞死亡。

随着衰老，表达减少的成骨细胞表面标志物（如碱性磷酸酶、骨钙素、Ⅰ型胶原等），对各种激素和生长因子 [包括 1, 25-（OH）$_2$ D$_3$、IGF-1、PTH 和 PGE$_2$] 产生应答。

衰老相关的 β- 半乳糖苷酶（SA β-gal）可能是成骨细胞衰老的表面标志物。体外和体内成纤维细胞老化时，这个标志物水平上升。Stenderup 等发现传代较晚的 MSC 表达的 SA β-gal 水平高于早期传代的细胞。但是，并不是由 SA β-gal 本身决定细胞衰老。

总之，与老化相关骨丢失的可能细胞机制包括，成骨干细胞潜能随老化而下降，成骨细胞增殖减少，成骨细胞表现型表达受抑制，细胞凋亡，或成骨细胞对细胞外信号反应降低。但目前尚不清楚，衰老相关的骨丢失更多的是由于 MSC 不能分化成成骨细胞及衰老的成骨细胞功能损伤所致。

老化骨端粒缩短，端粒酶功能紊乱

端粒缩短可能是细胞用于"感受"其复制史的装置。端粒是覆盖染色体末端的重复 DNA 序列（脊椎动物为 TTAGGG），保护基因的稳定性。随着老化，由于末端袢结构不再覆盖（很可能是降解），端粒长度缩短，功能紊乱的端粒数量增加。端粒酶是细胞内，将短的重复序列添加到染色体末端防止其缩短的酶。Bodnar 等显示端粒缩短是体外限制正常人体细胞复制能力的关键因素。很多证据证明端粒功能紊乱与老化有关。例如，端粒短的人比端粒长的人具有较高的死亡率。端粒和端粒酶状态影响小鼠干细胞行为。

有假设端粒缩短导致骨老化。有证据表明成骨细胞和 MSC 都通过端粒缩短而走向复制老化。端粒酶在体外可以延长骨形成前体细胞的生存时间，并且加速 MSC 骨形成的分化。相反，使端粒酶在人类 MSC 异位表达，再将其移植到小鼠体内后，体外增殖能力和骨形成能力增强。这些观察提供了有力的证据说明 MSC 端粒和端粒酶功能是骨形成的重要因素，可能参与年龄相关的骨丢失。

（陆　津）

主要参考文献

[1] Srouji S, Livne E.Bone marrow stem cells and biological scaffold for bone repair in aging and disease.Mech Ageing Dev, 2005, 126 : 281-287.

[2] McKee M D, Addison W N, Kaartinen M T.Hierarchies of extracellular matrix and mineral organization in bone of the craniofacial complex and skeleton.Cells Tissues Organs, 2005, 181 : 176-188.

[3] Dempster D.Anatomy and functions of the adult skeleton//Favus M, ed al.Primer on the metabolic bone diseases and disorders of the mineral metabolism, 6th ed.Washington, DC : The American Society for Bone and Mineral Research, 2006 : 9.

[4] Raisz L G.Pathogenesis of osteoporosis : concepts, conflicts, and prospects.J Clin Invest, 2005, 115 : 3318-3325.

[5] Gaur T, Lengner C J, Hovhannisyan H, et al.Canonical WNT signaling promotes osteogenesis by directly stimulating Runx2 gene expression.J Biol Chem 2005, 280 : 33132-33140.

[6] Kawaguchi H, Akune T, Yamaguchi M, et al.Distinct effects of PPARgamma insufficiency on bone marrow cells, osteoblasts, and osteoclastic cells.J Bone Miner Metab, 2005, 23 : 275-279.

[7] Favus M, Bushinksy D, Lenmann J J.Chapter 13.Regulation of calcium, magnesium and phosphate metabolism//Favus M, ed al.Primer on the metabolic bone diseases and disorders of mineral metabolism, 6th ed.Washington, DC : ASBMR, 2006 : 76.

[8] Ott S M.Sclerostin and Wnt signaling-the pathway to bone strength.J Clin Endocrinol Metab, 2005, 90 : 6741-6743.

[9] Glass DA 2nd, Bialek P, Ahn J D, et al.Canonical Wnt signaling in differentiated osteoblasts controls osteoclast differentiation.Dev Cell, 2005 ; 8 : 751-764.

[10] Skedros J G, Holmes J L, Vajda E G, et al.Cement lines of secondary osteons in human bone are not mineral-deficient : new data in a historical perspective. Anat Rec A Discov Mol Cell Evol Biol, 2005, 286 : 781-803.

[11] Diab T, Condon K W, Burr D B, et al.Age-related change in the damage morphology of human cortical bone and its role in bone fragility.Bone, 2006, 38 : 427-431.

第 2 章
老年病理骨折

　　病理骨折是指骨折部位本身发生肿瘤性病变，出现局部骨皮质溶解、破坏、变脆，导致骨应力性下降，常在正常活动时或受到轻微外力作用下发生的骨折。原发性骨肿瘤和继发的骨转移瘤都可以引起病理骨折。骨骼是各种恶性肿瘤转移最易侵犯的器官。病理骨折多已经是骨转移的较晚期表现。病理骨折的诊断通常并不困难，常规 X 线检查往往即可明确诊断，若结合 CT 和 MRI 检查诊断病理骨折，则更为可靠。但有时诊断病理骨折的病因却较为复杂，必须结合病史、体检、检验、影像学及病理学检查并行综合分析。病理骨折可以由任何一种骨肿瘤引起，但绝大多数老年人病理骨折是继发于转移瘤。多发性骨髓瘤在老年人中也很常见，并且有很高的病理骨折发生率。实验室检查及影像学检查的应用使多发性骨髓瘤和转移瘤更易于诊断和治疗，但其临床治疗效果很大程度上取决于肿瘤细胞类型。对于接近或已经出现病理骨折的病灶采取手术治疗的目的是减轻患者疼痛，在功能上提供一个稳定而持久的支撑结构，以便患者在术后尽早恢复活动并能维持至患者余生。转移瘤病理骨折的固定需要用坚强持久的结构加固或代替病变骨。对于外科治疗来说，骨结构的重建和预防术后并发症的出现是最重要的。老年患者发生病理骨折，除需对原发肿瘤的诊断治疗外，应提倡对骨折部位进行积极的外科干预性治疗。虽然有时手术治疗仅是姑息性的，但可以减轻患者疼痛，部分恢复患肢生理功能，改善患者的生活质量，同时也便于对患者进行积极的护理。如今我们应充分利用外科治疗、化疗、放疗、介入治疗及生物治疗等多学科的手段改善病理骨折治疗的总体疗效。

第一节　概　述

许多骨骼疾病的病理过程包括骨质疏松、骨应力性下降，而"病理骨折"这个名词真正的概念是指发生在肿瘤部位的骨折。而原发的老年性骨质疏松症和代谢内分泌疾病等引起的继发性骨质疏松症导致的骨折应称为应力性骨折或衰竭性骨折。本章仅涉及由原发性骨肿瘤或骨转移瘤导致的病理骨折。病理骨折可以由任何一种骨肿瘤引起，但绝大多数老年人病理骨折是继发于骨转移瘤。多发性骨髓瘤在老年人中也很常见，并且有很高的病理骨折发生率。此外，如恶性纤维组织细胞瘤、软骨肉瘤、滑膜肉瘤等原发性恶性肿瘤在老年病人中也不罕见，同样也会导致病理骨折，严重影响患者的生活质量和生命健康。

第二节　骨转移瘤

转移性骨肿瘤发病率高，仅次于肺转移和肝转移，骨骼是位于恶性肿瘤第三位的好发转移部位。转移到骨的最常见原发肿瘤依次为乳腺癌、肺癌、肾癌、前列腺癌和甲状腺癌，它们也被称为亲骨性肿瘤，美国每年新发现患原发肿瘤的患者约 700 000 例。肾癌、甲状腺癌、结肠癌、神经母细胞瘤等骨转移多为溶骨性的（图 2-1），而前列腺癌、乳腺癌、宫颈癌及部分肺癌、胃癌的骨转移常为成骨性的（图 2-2）。溶骨性转移性骨肿瘤往往后期伴有病理性骨折，严重影响患者的生活质量，增加患者的痛苦。转移性骨肿瘤的预后主要取决于原发肿瘤的侵袭性，肺癌骨转移患者的存活期最短。对于骨转移瘤引起的病理骨折，要根据患者的年龄、病史、受伤机制和影像学表现进行综合性分析。对于由于轻微外力引发骨折的老年患者，首诊医生应警惕患者有无病理性骨折的可能性，切勿将病理性骨折当作一般性骨折处理，从而延误患者的治疗时机并可能导致不可避免的医疗纠纷。中老年患者发生的骨折，如果患者有恶性肿瘤既往史，应首先排除骨转移瘤的可能性。而对于怀疑转移瘤病理性骨折但原发灶不明的老年患者，应进一步检查明确原发灶。与原发骨肿瘤不同，骨转移瘤的早期诊断和治

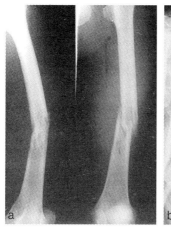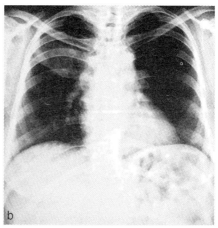

图 2-1　肺癌骨转移伴病理性骨折

　　患者，男，49 岁，骑自行车时不慎扭伤右腿 1h。a.X 线片显示右股骨干中段溶骨破坏伴病理性骨折，骨折断端成角畸形；b.同一患者胸部 X 线片显示右肺上野片状致密影，右上肺门部增大、密度不均，经支气管镜检查证实右肺中心型腺癌

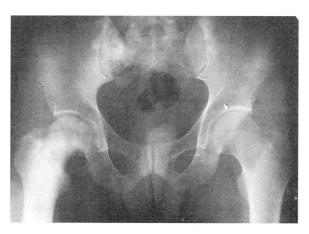

图 2-2　前列腺癌骨转移

　　患者，男，46 岁，右髋疼痛 10 个月。X 线片显示双侧骶髂关节及右侧股骨近端斑片状高密度影，穿刺病理证实为腺癌骨转移。B 超显示前列腺肥大，病理证实前列腺癌

疗并不能达到治愈，但是通过早期治疗可以明显降低骨转移和病理性骨折的发病率。对于转移性骨肿瘤患者的评价和治疗最好由多学科共同协作进行，包括肿瘤科医生、放射科医生、病理科医生、骨科医生、内科医生及社会工作者。

一、转移部位和转移途径

骨转移瘤通常是多发灶。而肾癌和甲状腺癌常出现孤立性转移灶。目前最常见的骨转移部位为中轴骨，其次为肱骨近端和股骨近端，发生在肘、膝以下部位的转移瘤少见。脊柱转移瘤的发病率是所有原发性骨肿瘤发病率之和的 40 倍。尸检发现超过 1/3 死于癌症的患者中出现椎体转移灶。转移灶出现在脊柱前部的概率是后部的 20 倍。转移途径大体分为三种：①直接转移，恶性肿瘤直接向邻近骨骼侵蚀、蔓延，如黑素瘤直接侵蚀骨骼（图 2-3）、肺上沟瘤直接侵蚀肋骨等；②血行转移，瘤栓可以经过血液循环转移到各个脏器，其又可分为经腔静脉型、经门静脉型、经肺静脉型及经椎静脉型；③选择性转移，瘤栓通过微小血管，选择与原发肿瘤相近的环境停留而发生转移，大多数骨转移瘤为血行转移。

二、临床表现

转移性骨肿瘤患者可以有各种临床表现。病灶既可以引起极度疼痛和功能障碍，晚期出现消瘦、贫血、低热等恶病质表现，也可无任何临床表现。许多骨转移患者大多先出现转移部位的肌骨系统疼痛，常逐渐加重、夜间疼痛加剧，随后影像学检查发现骨转移灶。骨转移瘤较少出现软组织肿块，软组织肿块的出现应高度怀疑原发性肉瘤。轻微外力损伤导致的骨折应怀疑存在病理性骨折的可能性，特别是已确诊恶性肿瘤的患者。许多有症状的骨转移患者常述疼痛多变而夜间加重，对于抗炎药物和镇痛药无作用。有些患者存在神经系统症状，特别是在脊柱转移瘤伴有神经根和脊髓压迫时出现（图 2-4）。骨盆转移瘤患者也常有类似于坐骨神经痛的腿痛症状。因此，对于存在腿痛的骨转移患者应加照骨盆像，这点很重要。因为腰椎的 X 线和 MRI

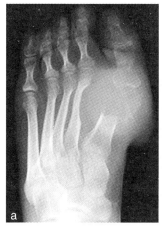
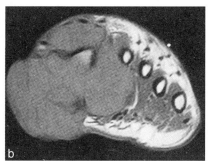
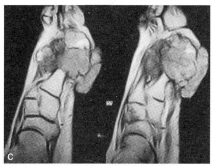

图2-3　黑色素瘤骨侵蚀伴病理性骨折

　　患者，女，32岁，左足底内侧黑素瘤切除术后10年，复发并逐渐增大破溃2个月。入院后行左前足截肢术。a.X线片显示左侧第一跖骨头溶骨破坏伴病理性骨折，局部形成较大软组织肿块，相邻第二跖骨骨干"弧形"压迫性骨侵蚀；b、c.MRI显示病变在T_1WI、T_2WI上均为等信号，第一跖骨近端骨质破坏，软组织肿块呈分叶状并突破足底皮肤

　　检查可能漏掉骨盆转移灶（图2-5）。所有肿瘤患者都应行彻底的临床检查，不仅包括有症状的部位，也应包括无症状的部位。对于存在骨转移的患者应定期随访，对疼痛部位和病理性骨折部位照相。穿刺活检对骨转移瘤诊断准确率可达90%；有些肿瘤可通过组织学特点确定原发灶并指导治疗；CT导引下穿刺活检可提高诊断率。

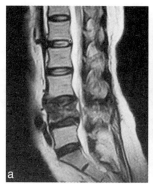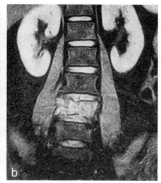

图 2-4　乳腺癌骨转移伴病理性骨折

　　患者,女,40 岁,腰痛进行性加重伴右下肢放射痛,左乳腺癌切除术后 3 年。a. 矢状位 T$_2$WI 显示腰 4 椎体病理性骨折并向椎管内突出压迫硬膜囊 ; b. 冠状位 STIR 像上腰 4 椎体呈高信号,邻近椎间盘未见侵及

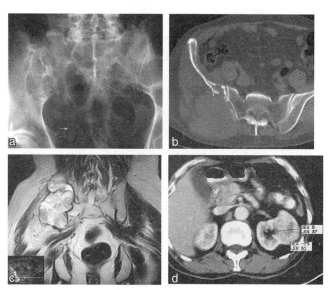

图 2-5　肾癌骨转移

　　患者,男,52 岁,下腰部疼痛伴右下肢放射痛半年余,腰椎 X 线检查未见明显异常。a.X 线片显示右髂骨囊状骨质破坏,病灶边缘较清晰 ; b.CT 显示右髂骨膨胀性破坏,后侧骨皮质破坏消失,并向后方形成巨大软组织肿块 ; c.MRI 显示病灶在 T$_2$WI 上呈高信号,混杂不规则等低信号 ; d. 肾 CT 显示左肾外侧可见不规则软组织肿块,增强 CT 扫描病灶不均匀强化,病理证实左肾透明细胞癌

三、实验室检查

　　成骨性转移可出现碱性磷酸酶升高，溶骨性转移可以有血清钙、磷升高，部分患者有白蛋白 / 球蛋白比例倒置。如果骨转移瘤患者尚未明确诊断原发瘤则需要实验室检查。当怀疑恶性肿瘤时，全血细胞计数（CBC）检查是必要的。红细胞沉降率（ESR）和 C 反应蛋白（CRP）水平反映了炎性过程的存在，但并不能鉴别炎性病灶和恶性肿瘤。癌胚抗原（CEA）是腺癌肿瘤的标志物，可来自多种原发部位，如结肠、直肠、胰腺、胃和乳腺。前列腺特异性抗原（PSA）水平有助于诊断前列腺癌。甲状腺激素测定有助于排除甲状腺原发灶的可能性。乳酸脱氢酶 2（LDH-2）和乳酸脱氢酶 3（LDH-3）有助于诊断淋巴瘤。当评价肝癌时应注意甲胎蛋白（AFP）水平在丙型肝炎和重度酗酒者中常升高。生化检查是用来评价肾功能的，而且可以通过监测钙磷水平及时发现并避免患者发展成恶性高钙血症。N 端肽尿液检测作为骨胶原分解的标志物，它与肿瘤负荷一致，因此可以作为评价治疗疗效的标准。

四、影像学

　　影像学检查对于病理性骨折的诊断及原发灶的明确有重要作用。对骨转移灶（包括邻近的关节）拍摄高质量的正、侧位 X 线片是评价骨转移灶的最基本要求。应观察病灶是溶骨性、成骨性还是混合性。乳腺癌骨转移灶可以是溶骨性，也可以是混合性，前列腺癌骨转移灶大多呈成骨性，虽然偶尔也可呈溶骨性病灶。骨盆 X 线应包括骨盆正位和闭孔斜位及髂骨斜位。在 X 线片显示溶骨性破坏灶之前，病变部位应已经存在明显的骨质破坏，所以恶性肿瘤患者伴有骨痛时即使 X 线片正常也应行进一步检查。

　　当需要观察骨的细微结构、骨皮质破坏情况及与邻近结构的解剖关系时可以选择 CT 检查，但 CT 对于骨髓转移并不敏感。而 MRI 对于早期的骨髓转移非常敏感，而且可以先于 X 线、CT 发现骨转移灶，故 MRI 对于评价转移灶很敏感。当 X 线片或 CT 显示阴性时，MRI 检查即可显示转移瘤存在。MRI 表现为多发或局灶性病变，并累及骨皮质和骨髓。溶骨性破坏为是以 T_1 低信号、T_2 高信号为主的混杂信号。

成骨性转移瘤在 T_1WI、T_2WI、STIR（脂肪抑制）上均显示为低信号。MRI 除显示骨髓内灶性或弥漫性骨质破坏外，对显示骨皮质侵蚀也很敏感，在 T_1WI、T_2WI 上骨皮质的低信号被等信号或高信号取代。脊柱的转移性病变显示为多椎体、椎弓的异常信号，T_1WI 为低信号，T_2WI 表现为中心性圆形或卵圆形等信号，中间为低信号带，最外层为高信号水肿带环绕；有的病灶在 T_2WI 上圆形或卵圆形等信号中央的点状高信号是残余的骨髓组织即所谓的"纽扣征"，STIR 则表现为一致性高信号。

现今全身放射性核素骨扫描也应用于寻找肿瘤的骨转移灶。它是一种显示骨转移灶非常敏感的技术，能先于 X 线片发现病灶，然而其缺点是特异性不高。骨扫描可显示成骨活跃的区域，放射性核素聚集在这些部位如骨折、感染、退行性变、骨转移灶、良性肿瘤如血管瘤和纤维异常增殖症。骨扫描假阴性通常由于破坏活动超过了成骨活动，例如，多发性骨髓瘤和那些病灶局限在骨髓腔而未累及骨皮质的肿瘤。

五、治疗选择

（一）药物／放射治疗

癌症患者通常处于高凝状态。对于不能活动或高凝状态的患者应预防深静脉血栓（DVT），应用抗凝药物和（或）连续性压迫装置（SCD）。双膦酸盐可以抑制破骨活动和骨吸收，常用来治疗骨转移灶引起的骨质破坏。癌症患者的常用双膦酸盐类药物是帕米膦酸二钠，配合系统性化疗使用可减少或延迟因乳腺癌和多发性骨髓瘤骨转移导致的病理性骨折。激素治疗多采用皮质激素，适用于脊柱转移瘤的脊髓压迫，通过减轻神经水肿改善神经功能、预防截瘫及缓解疼痛。地塞米松因其较强的中枢神经系统穿透力而常作为首选药。对于有运动障碍的脊髓压迫症应行短期大剂量地塞米松冲击疗法，而无运动障碍的患者不宜应用激素。化疗和放疗用以终止或延缓肿瘤的进程。术后放疗、化疗常推迟至术后 7～14d 或以后进行，以利于切口顺利愈合。

转移瘤的化疗包括术前化疗和术后化疗。术前化疗应在明确转移瘤的原发灶及肿瘤分型后进行，这对观察化疗效果及预后具有重要意义。即使具有较强杀伤力的术前化疗方案，仍有 20%～30% 的患者化疗效果不佳。因此,及时、准确地评价化疗效果对制订手术切除原则、术后化疗和判断患者预后很重要。术后的化疗方案应依据术前化疗效果做出相应调整。为增加总有效率,最有效的药物和杀伤力最强的治疗方案都应在术前化疗时采用,不宜留于术后使用。此外对于术前化疗组织学反应不佳者在术后化疗中应加入新药为宜,而不是取代尚有一定疗效的药物。

放疗对于骨转移瘤治疗的主要作用是控制并缓解骨痛,预防病理性性骨折的发生,防止术后局部复发。在设计放射治疗方案时应以使用最简单的方法同时能尽量减少放疗合并症为原则。放射治疗前应对肿瘤病灶进行充分而准确的评估,明确转移瘤的诊断并估计肿瘤范围是很重要的。仅凭有限的资料而尚未明确骨转移灶和原发灶就实施放疗是有风险的。同时还应明确骨转移瘤是单发的还是多灶的,单发者应给予积极治疗。治疗过程中应通过影像学和(或)实验室检查及了解患者疼痛缓解程度,定期监测放疗疗效,并据此及时调整放疗计划。骨转移瘤放疗的最佳剂量和放射分割方式仍有争议。因骨转移瘤患者生存期有限,故应在给予有效治疗的同时尽量减少并发症的出现且尽可能缩短疗程。放疗的并发症包括骨坏死、放射性骨髓炎、病理性骨折、放射性肺炎、造血功能障碍、放射性脊髓病等。虽然这些并发症很少出现,但很难预测,也很难避免发生。放射性骨坏死或放射性骨髓炎主要是由于放射治疗引起的无菌性血管内膜炎或继发的小动脉栓塞造成,而并不完全取决于放射剂量和治疗方法。

骨髓瘤、淋巴瘤和乳腺癌对放疗最敏感。肺癌和甲状腺癌对放疗中度敏感,而胃肠肿瘤、黑素瘤和肾脏肿瘤对放疗基本不敏感。四肢转移灶放疗剂量通常为每 15 天 8 ～ 40Gy。单次大剂量放疗常用于转移灶引发的疼痛,而小剂量分次放疗可以产生更高的累积剂量,常用于姑息性治疗或减小转移灶体积。早期应用放射治疗可以降低转移灶病理性骨折发生率,从而可以避免进一步手术治疗。

(二)手术治疗

适应证:病理骨折对于老年癌症患者是致命的,也是手术治疗的明确适应证,但应根据患者的身体条件和预期生存率决定是否可以接受手术治疗。对于尚未发生病理性骨折性的骨转移灶而言，是否接受手术治疗尚无明确规定。因为病理骨折对患者非常不利，对于已接近病理性骨折的转移灶行预防性手术治疗已经证明可以提高临床疗效。1989 年，Miles 发明了一套评分系统用于预测四肢骨转移发生病理性骨折的概率。

Miles 评分是基于疼痛的程度、病灶大小、溶骨与成骨、解剖部位而制订的（表 2-1）。Miles 建议对于总分 ≥ 9 分的患者应给予预防性内固定治疗。由于病灶周围骨质量的差异、不同肿瘤细胞转移方式的差异、转移灶对于放疗等治疗敏感性的差异、患者活动能力的不同，以上这些差异的存在皆影响病理性骨折的发生。这套评分系统是很有价值的，预测病理性骨折的最可靠因素是机械性疼痛的出现。机械性疼痛是一项生理学指标，其意味着病灶骨不能承受作用在它上面的正常生理压力，因而处于病理骨折的危险状态。因此，当发生在四肢的转移灶出现机械性疼痛时都应考虑预防性内固定。

表 2-1　Miles 评分

项目	类型	得分
疼痛	轻度	1
	中度	2
	机械性疼痛	3
病灶范围 / 受累骨直径	＜ 1/3	1
	1/3 ～ 2/3	2
	＞ 2/3	3
病灶类型	成骨型	1
	混合型	2
	溶骨型	3
解剖部位	上肢	1
	下肢	2
	股骨转子间	3

Tomita 系统和 Tokuhaski 系统为脊柱转移瘤的预后评估系统，其将手术方式的选择同患者的预后相联系，从而指导医生选择最佳的治疗方案。Tomita 系统以原发肿瘤的恶性程度、骨转移灶状况及脏器转移状况三项指标为基础，对脊柱转移瘤的预后进行评估。而 Tokuhaski 等在 2005 年修订了该预后评估系统，以患者一般状况、原发肿瘤部位、脊柱外转移灶数目、脊椎转移灶数目、内脏转移灶数目及有无瘫痪六项指标为基础，总分为 15 分。其建议 9 分以上者行彻底的肿瘤切除，5 分以下者仅行姑息性治疗。

对于既往有明确恶性肿瘤病史的患者出现可疑骨转移灶时，外科医生行手术治疗前必须鉴别该病灶是转移瘤还是新出现的原发骨肿瘤。通常当肿瘤首次被发现有骨转移灶时，应做病理学活检或在手术中行冷冻切片检查。当转移瘤诊断明确后立即行内固定治疗是正确的决定。如果考虑存在原发骨肉瘤的可能性则姑息性手术治疗应推迟。因为当髓内钉穿过原发骨肉瘤病灶时会将肿瘤细胞播散至髓腔远端，从而导致必须截肢治疗。

1. 治疗选择 当骨转移灶接近或已出现病理性骨折时，手术治疗的目的是减轻患者疼痛并在功能上提供一个稳定而持久的支撑结构以便患者在术后尽早恢复活动，并能维持至患者余生。由于严重骨破坏造成的骨缺失、老年患者的骨质疏松、肿瘤部位骨修复能力的下降，这些因素给手术治疗带来很多困难。所以病理骨折的手术治疗技术应不同于年轻患者创伤骨折的手术治疗，创伤性骨折仅放置临时性固定装置直至骨折愈合为止。而转移瘤病理骨折的固定原则是用坚强持久的器械加固或替代病变骨。

四肢病理性骨折的患者应选择合理的外科治疗方法，以达到解除患肢症状、恢复肢体或关节功能、有效清除病灶、延长患者生命、改善生存质量的目的。对于四肢病理性骨折而言，如何选择一种合理、可靠、操作方便又能早期恢复功能的内固定器械是治疗成功的关键。长骨骨干的病理性骨折最常采用带锁髓内钉行内固定。带锁髓内钉通过骨髓腔固定，既能保持一定的强度，又能保持骨折愈合所需的生理应力。由于髓腔内固定所受的弯曲应力小，锁钉可以防止骨折端旋转和重叠移位，故是目前骨干骨折较理想的内固定方法。靠近关节部位的病理性骨折可选用适合该部位的异型钢板，而关节置换可提供更持久的支撑结构而且可以缩短手术时间、减少术中出血。当四肢转移瘤患者诊断不明确时，必须行病理组织穿刺活检，明确肿瘤性质和细胞类型并找寻原发灶。如患者身体条件允许可进行必要的术前化疗。随着放化疗、影像学检查技术、病理诊断水平、外科分期、手术技巧及术后康复疗法的不断提高，病段切除＋人工假体置换术为主的保肢治疗已代替截肢术，成为现今肢体恶性肿瘤的外科治疗发展方向（图 2-6）。Lackman 等提出四肢接近或已出现病理性骨折时内固定或骨重建的治疗方案见表 2-2。

表 2-2　四肢骨接近或已出现病理性骨折时行内固定或骨重建的治疗方案

部位	治疗方案
锁骨和肩胛骨	无须手术治疗（放射治疗即可）
肱骨近端	钢板和骨水泥或髓内钉 ± 骨水泥或病段切除 + 假体置换术
肱骨干	髓内钉 ± 骨水泥
肱骨远端	钢板和骨水泥或病段切除 + 假体置换术
桡骨近端	无须手术治疗（放射治疗即可）
桡骨和尺骨干	如果放疗失败则采用钢板 / 髓内钉 ± 骨水泥
桡骨远端	钢板和骨水泥
股骨头颈部	人工假体置换术（全髋或人工股骨头置换术）
股骨转子间	加压髋螺钉 ± 骨水泥或髓内钉 ± 骨水泥或病段切除 + 假体置换术
股骨转子下	髓内钉 ± 骨水泥
股骨干	髓内钉 ± 骨水泥
股骨远端	钢板和骨水泥或逆行髓内钉 ± 骨水泥或病段切除 + 假体置换术
胫骨近端	钢板和骨水泥或病段切除 + 假体置换术
胫骨干	髓内钉 ± 骨水泥
胫骨远端	钢板和骨水泥

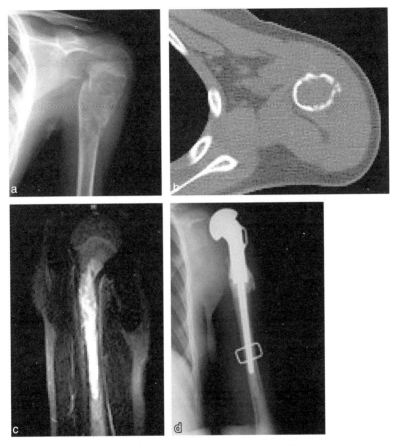

图 2-6 肱骨近端骨肉瘤病段切除 + 假体置换

患儿，女，12 岁，左肱骨近端外伤后肿痛 1 个月。a. 左肱骨近端膨胀性溶骨破坏伴病理性骨折；b.CT 显示肱骨骨皮质呈"虫噬样"骨质破坏伴病理性骨折；c. 矢状位 STIR 显示左肱骨中上段骨髓异常高信号；d. 穿刺病理证实骨肉瘤，行左肱骨上段切除、人工假体置换

　　脊柱病理性骨折治疗的目的是为了保持或恢复脊柱稳定性，切除肿瘤，缓解疼痛及肿瘤对脊髓和神经根的压迫进而阻止神经功能恶化。Tomita 等提出脊柱转移瘤手术指征：非手术治疗难以解决的疼痛；肿瘤进行性生长，对放疗、化疗不敏感；经放疗后患者的脊髓耐受性达

到极限，病理性骨折或进行性畸形和神经功能损伤；严重的神经压迫症状。手术路径包括前方入路、后方入路和前后联合入路。脊柱前路减压及稳定性重建已在临床广泛应用，因其可以充分暴露椎体及椎管前方肿物，手术减压效果良好、肿瘤切除范围可达最大程度，但缺点为创伤大、出血多。后路减压和稳定性重建适于存活期短、身体状况差或病变局限在椎管后方者。因后路椎板减压不能充分暴露病灶，大范围椎体附件切除又将加重椎体失稳，故后路减压的效果并不显著。前后联合入路操作复杂，术中出血量大，需要术者有丰富的经验，因此在治疗选择时应谨慎采用。而具体采用何种术式，应根据术前对患者的预后评估做出合理选择。

对于脊柱转移瘤造成的病理性骨折，如果患者一般身体状况差而无手术条件时也可以采用微创治疗。微创介入治疗既可以增加椎体应力强度、保持椎体稳定性，同时可以尽量减少手术对肿瘤患者的损伤。经皮椎体成形术（percutaneous vertebroplasty，PVP）和椎体后凸成形术（percutaneous kyphoplasty，PKP）是治疗椎体病理性骨折的常见介入治疗方法。经皮穿刺椎体成形术是通过将生物材料（如聚甲基丙烯酸甲酯）注入病变椎体以达到增加椎体的抗压强度及硬度的目的，从而加固椎体及防止椎体进一步压缩、减轻椎体疼痛（图 2-7）。同时骨水泥单体的毒性及聚合时的散热对肿瘤可能有一定的杀灭作用，并对椎体内的神经末梢有一定的破坏，从而减轻疼痛。PVP 并发症包括向骨水泥向椎管内渗漏造成的神经根卡压及椎管狭窄症状；骨水泥注入时形成的热烫伤；骨水泥进入椎体旁静脉引起肺栓塞。

2. 术后注意事项　术后理疗主要取决于使用的内固定类型、术中医生观察到骨的质量、螺钉位置及整个骨结构的稳定性。治疗目的是让患者能够活动和生活自理，以改善患者的生活质量并减少心肺并发症的发生。

理疗时应尽量减少患者疼痛。对于不能活动的癌症患者，预防DVT 是很重要的。双膦酸盐药物、放疗和化疗应依据适应证使用，但须牢记放化疗会影响创口愈合，导致愈合延迟。

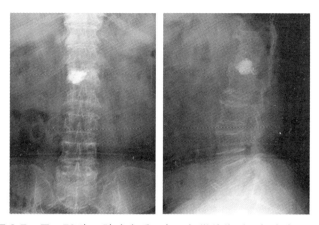

图2-7　男，73岁，肺癌术后5年，轻微外伤后腰部疼痛1周

　　腰椎X线检查显示腰1椎体病理性骨折，穿刺活检证实肺癌骨转移。经皮CT导引下行腰1椎体PVP

第三节　多发性骨髓瘤

　　骨髓瘤（myeloma）发生于骨髓组织，其起源争论较多，过去认为起源于骨髓组织的浆细胞，而称为浆细胞瘤。近年来多数学者认为骨髓瘤起源于骨髓的原始网状组织，其细胞虽与浆细胞相似，但又有所不同，故 Jeffe 建议称之为"骨髓瘤细胞"。目前多数学者同意此种观点。骨髓瘤按病灶数目分为单发型和多发型两种。但单发型是否存在尚存争议。一般认为单发型可能是多发型的前期，真正的单发型骨髓瘤非常罕见。骨髓瘤病因不明，可能与遗传、电离辐射、炎症或慢性刺激有关。多发性骨髓瘤是 B 细胞淋巴增殖性疾病，其特点为可累及多个骨部位。在西方国家，多发性骨髓瘤约占所有癌症死亡率的1%。它常见于男性，尤其是非洲后裔。高峰发病年龄在50～60岁，多发性骨髓瘤可累及全身各个部位，但椎体、肋骨、骨盆、颅骨等中轴骨为最常见部位。

一、临床表现

　　本病起病隐匿，病情呈进行性发展，无症状期可长达数年。多发性骨髓瘤的临床表现多来源于肿瘤细胞浸润器官产生的影响及过量免疫球蛋白（IG）的生成。由于骨吸收导致的高钙血症可以引发电解质紊乱、乏力、嗜睡、便秘、多尿等症状。正常免疫球蛋白生成不足导致患者反复感染。50%的多发性骨髓瘤患者发生肾功能障碍，肾功能障碍常为不良预后的表现。这些患者逐渐发展为慢性肾衰竭或出现少尿症状的急性肾衰竭。骨浸润会引起疼痛、病理性骨折、脊髓压迫和高钙血症。骨痛常为患者的首发症状，这也是患者就诊的主要原因。疼痛部位多位于下腰部，也可见于胸骨、肋骨及四肢，活动后症状加重，休息后缓解，容易发生病理性骨折，有研究显示大部分病理性骨折发生在椎体和肋骨。

二、实验室检查

40%～60%的多发性骨髓瘤患者尿中会出现本周（Bence-Jones）蛋白。骨髓瘤的诊断是通过血清蛋白电泳（SPEP）或尿蛋白电泳（UPEP）分析发现单克隆蛋白而确诊。单克隆蛋白在单发性骨髓瘤中通常缺失，不易查到。骨髓穿刺可发现浆细胞增多。当早期骨髓瘤症状不典型时可误诊为慢性肾炎、再生障碍性贫血、类风湿关节炎或转移瘤，骨髓组织学检查可以明确诊断。生化检查可以评价肾功能并监测钙磷水平避免发生高钙血症。Mayro和国际骨髓瘤工作组提出了有症状多发性骨髓瘤的规范诊断标准。

三、影像学

10%～20%多发性骨髓瘤患者的 X 线片可以表现为正常，30%患者的 X 线片仅表现为骨质疏松，约50%以上患者可出现多发性溶骨破坏。多发性骨髓瘤的骨质疏松与老年性骨质疏松无明显差异，其骨质疏松不具有特异性。但遇到老年患者有深在不定位的骨痛时应考虑有骨髓瘤的可能性，应行骨髓穿刺或 MRI 检查。颅骨 X 线片显示多发穿凿样骨质破坏是多发性骨髓瘤的典型 X 线表现（图 2-8）。骨骼检查常出现其他溶骨性破坏灶。这些病灶常表现为边缘锐利的髓内溶骨性病灶，但很少有骨膜反应存在。骨髓瘤侵犯脊柱的频率最高，脊

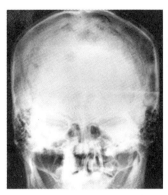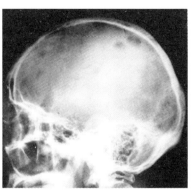

图 2-8　多发性骨髓瘤

患者，男，45 岁，全身疼痛数月。X 线片显示颅顶骨多发、大小不一穿凿样溶骨性破坏，边缘清楚，无硬化缘，病变累及内外板障

椎破坏多累及胸椎、腰椎，而颈椎、骶椎则相对少见。X 线片表现为多个椎体溶骨破坏，可连续或跳跃发生，椎体破坏但椎间隙保持正常。由于缺少成骨反应，所以骨扫描常呈阴性。MRI 对于骨髓的变化非常敏感，在显示骨髓瘤时有独特意义。老年患者脊椎的骨髓组织因含有大量脂肪组织，故 T_1WI、T_2WI 上骨髓呈中高信号或高信号，STIR（脂肪抑制）上呈低信号，椎间盘信号无异常。多发性骨髓瘤病例表现为多发、跳跃性病变，T_1WI 为斑点状低信号，STIR 则为高信号，T_2WI 信号变化不明显，当椎体出现病理性骨折时表现为椎体楔形变，T_1WI、T_2WI 和 STIR 显示为压缩骨折的信号变化。

四、治疗选择

（一）内科治疗

化疗和放疗是治疗的主要手段。放疗通常可以减轻骨痛症状并可减少手术治疗的概率。双膦酸盐药物已经证明可以减轻骨痛、减少病理性骨折发生率并提高生存率。

（二）手术治疗的选择

手术主要应用于脊柱受累后的减压治疗和固定下肢病理性骨折部位。上肢病理性骨折对放疗效果较敏感，外科医生主要治疗那些复发病灶或对放疗疗效不佳的患者。治疗的目的与转移瘤的治疗目的相同：在功能上提供一个稳定而持久的支撑结构以便患者在术后尽早恢复活动并能维持至患者余生。同样手术也使用内固定和骨水泥填充骨缺损或行关节/骨假体置换。

多发性骨髓瘤患者术后注意事项类似于骨转移瘤患者，其目的是使患者能够早期活动并能生活自理，以便提高患者的生活质量，同时减少由于老年人瘫痪导致的心肺并发症。同样也必须重视疼痛控制和DVT的预防。此外，双膦酸盐药物术后可以继续使用。

（郭　林）

主要参考文献

[1] Harrington K D.Metastatic disease of the spine.J Bone Joint Surg Am，1986，Sep；68（7）：1110-1115.

[2] Wong D A，Fornasier V L，MacNab I.Spinal metastases：the obvious，the occult，and the impostors.Spine，1990，15（1）：1-4.

[3] Brihaye J，Ectors P，Lemort M，et al. The management of spinal epidural metastases.Adv Tech Stand Neurosurg，1988，16：121-176.

[4] Hortobagyi G N.Commentary：role of bone-modifying agents in metastatic breast cancer.J Oncol Pract，2011，7（2）：121-123.

[5] Berenson J R，Yellin O，Patel R，et al.A phase I study of samarium lexidronam/bortezomib combination therapy for the treatment of relapsed or refractory multiple myeloma.Clin Cancer Res，2009，15（3）：1069-1075.

[6] Body J J，Facon T，Coleman R E，et al. A study of the biological receptor activator of nuclear factor-kappaB ligand inhibitor，denosumab，in patients with multiple myeloma or bone metastases from breast cancer.Clin Cancer Res，2006，15；12（4）：1221-1228.

[7] Ward W G，Holsenbeck S，Dorey F J，et al. Metastatic disease of the femur：surgical treatment.Clin Orthop Relat Res，2003，（415 Suppl）：S230-244.

[8] Mirels H.Metastatic disease in long bones：A proposed scoring system for diagnosing impending pathologic fractures.Clin Orthop Relat Res，2003，（415 Suppl）：S4-13.

[9] Tomita K，Kawahara N，Kobayashi T，et al.Surgical strategy for spinal metastases. Spine（Phila Pa 1976），2001，26（3）：298-306.

第 3 章

老年跌倒研究与预防

　　每年约 30% 的 65 岁以上老年人会发生跌倒。在 2003 年，我国约有超过 13 000 名 65 岁以上的老年人死于与跌倒有关的疾病。有 24% 老年人在髋关节骨折后 12 个月内死亡。了解如何在跌倒发生前后评估跌倒风险，可以帮助医生采取措施阻止进一步损伤。因此，与跌倒有关危险因素的筛选，跌倒后综合评估，是做出老年人今后能否长期独立生活的判断的重要前提。本章描述了对于有跌倒病史或有跌倒高风险的老年人如何进行干预、风险评估、临床评价和检查。

　　社区生活的老年人跌倒经常发生，甚至发生率高达 1/3，跌倒是指人体非故意的位置改变，跌落在地面或撞击在物体上，发生跌倒被认为是老年综合征最具有诊断意义的症状之一，常伴随发生尿失禁、褥疮和功能减退。所有的这些老年综合征特征及症状（如高龄、轻度认知障碍、轻度功能受损、行动不便）共同构成跌倒的多因素风险，导致了老年人跌倒发病率增加。老年综合征的基本概念是多功能障碍或减退导致的上述这些临床常见的症状。跌倒就像其他老年综合征一样，功能障碍或减退是叠加的，功能障碍或减退越多，跌倒将要发生的风险就越大。下面我们就将与跌倒相关的跌倒风险因素、跌倒干预策略和跌倒后期评估及护理做系统论述。

　　社区居住的老年人每年跌倒的发生率为 35% ～ 40%。与之相反的是，各护理中心及医院的老年人跌倒发生率是社区的 3 倍，各护理中心及医院的每个床位平均每年发生 1.5 次跌倒。跌倒经常导致机体损伤，20% ～ 30% 的老年人跌倒后受到中到重度损伤如髋关节骨折或颅脑损伤，这些病变将导致老年人行动不便和不能自理。跌倒损伤是 65 ~ 74 岁老年人死亡的第六位原因。仅有 25% 的髋关节骨折的老年人在医院里维持 1 年，而另外的 25% 髋关节骨折的老年人在骨折后的 1 年内离世。在美国，跌倒医疗救治费用昂贵，跌倒损伤造成的费用占 65 岁以上老年人所有医疗费的 6%。住院患者中，30% ~ 48% 的跌倒会造成直接伤害，5% ~ 10% 为重度伤害。

在 2002 年，65 岁以上的老年人约 13 000 人因跌倒伤害导致死亡，而 2003 年约 180 万老年人因跌倒导致非致死性伤害在急救中心接受治疗，其中 42.1 万人接受住院治疗。跌倒发生后引起跌倒恐惧症导致老年人活动锐减，造成其他功能的衰退。

第一节　跌倒危险因素及筛查

明确跌倒危险因素对于早期干预极其重要。跌倒风险因素可分为内部因素和外部因素，见表 3-1。基于大样本的相对独立的数据资料，美国老年医学会、英国老年医学会和美国骨科学会防跌倒学组联合完成了老年人跌倒最常见风险单变量数据分析。在 16 项研究中，发现跌倒的最常见危险因素为肌力减退、跌倒史、步态功能障碍、平衡障碍、使用助行器、视力障碍、关节炎、日常生活能力受损（ADL）、抑郁、认知障碍、年龄超过 80 岁。在这些危险因素中，其中一些是引起其他危险因素的信号（如助行器的使用、年龄超过 80 岁、日常生活能力受损、跌倒史），而其他的这些危险因素直接与跌倒有正相关的关系（如肌力弱、步态、平衡、视力障碍）。

圣路易退役军人管理局老年医学临床及教育研究中心 (The Saint Louis Veterans Administration Geriatric Research Education and Clinical Center) 开发出筛查跌倒主要原因的快速记忆法，"SAFE AND SOUND"。"SAFE" 是力量（strength）、酒精（alcohol）、导致低血压的药物（food-associated hypotension）、环境因素（environmental factors）的缩写，"AND" 代表动脉粥样硬化（晕厥）（atherosclerotic disease）、行动受

表 3-1　老年人跌倒危险因素

自身因素	环境因素
机体功能和认知受损	鞋子不合适或助行器有问题
直立性低血压	未固定的地毯或不平的地面
骨骼肌或神经运动功能紊乱	不良照明
慢性病	需要的地方未安装扶手
感觉异常	选取食物、打电话等操作障碍
视觉	衣服不合体
听觉	
前庭功能	
神经性	
联合用药（≥3 种口服药物）	
抑郁	

限（no freedom）和药物（drugs）。"SOUND"代表视力问题（sight problems）、静态平衡（orthostatic）、平衡不稳（unsteady balance）、夜尿症（nocturia）和谵妄（delirium）。

　　是否存在跌倒史可以高度预测未来的跌倒，因而 2001 年由美国老年学会、英国老年学会和美国骨科医师学会关于预防老年人跌倒的联合指南建议，作为老年人常规保健的一部分，卫生保健人员应询问患者或陪护者在最近的一年内是否发生过跌倒。老人在过去的一年里跌倒的次数越多，导致髋关节骨折的风险越大。以前的跌倒未造成伤害并不意味着未来跌倒不会造成伤害。髋关节骨折后 12 个月内死亡率为 24%，对所有老年人必须筛查跌倒危险因素并仔细进行跌倒后再次评估。

第二节 跌倒评估

（一）首次跌倒

第一次跌倒后需要对跌倒者进行下肢力量、平衡、步态功能的评估。目前可以用多种方法进行评估，其中最常用的"站起行走GUG"测试，是让患者不借助上肢运动从椅子上站起，然后行走 10ft（1ft=0.3048m），再返回并坐回到椅子上。正常情况不超过 10s。那些表现出任何的不稳或时间超过 20s 的受试者则需要进行进一步的评估。可行的防跌倒策略应该是个性化的。

（二）反复发生跌倒

如果发生多次跌倒，必须进行更全面的评估，重点集中在导致重复跌倒的常见因素上。一项全面的评估应包括记录基本病史及跌倒史、药物史、视力评估、步态及平衡的检测、下肢关节的检查，还有综合的神经系统和心血管系统的检查。了解跌倒时周围环境的详细资料及跌倒出现的所有相关情况至关重要。如果患者有认知障碍，病史需要可信的事件目击者的证实。完整的评估包括口服药物的全面了解，饮酒史及使用管制药品史，急性和慢性病的评定，以及静态血压的测定，鞋的检查，功能和认知状态的评估。基础的实验检查经常用于筛选导致肌力减退和步态不稳的可逆性病因，其中包括全血细胞计数、生化检查、促甲状腺激素、维生素 B_{12}、尿分析，以及病史和查体结果提示的其他实验室检查。如果患者有晕厥史，心电图、颈动脉多普勒、超声心动图或动态心电图可能会有阳性发现。表 3-2 概述了如何对跌倒后老人所涉及的危险因素进行综合评估的方法。

表 3-2　跌倒后多学科综合评估

项目	评估方法
步态、平衡或活动度问题	起身便走
	物理治疗评估
	认知功能和步态的评估
	相关疾病评估（帕金森病）
	下肢关节炎的评价
直立性低血压或晕厥	检测静态血压
	了解服药情况
	晕厥的病因学检查
认知障碍或心理问题	使用标准化认知状态量表筛查
	抑郁症筛查（老年抑郁简易量表）
	跌倒恐惧筛查
尿失禁	询问排尿困难或频率
联合用药	检查所有服用药物
感觉障碍	专科医生视力评估
	听觉评估
	神经评估
急性病	疾病变化的评估
	谵妄的评估
环境障碍	家庭设施安全评估

第三节　跌倒预防

　　医护人员及患者共同努力进行跌倒预防。措施可以分为一级预防、二级预防、三级预防。如果跌倒是个临床医疗事件，预防为一级预防。二级预防是指如何减少因跌倒而造成的伤害。

一、一级预防

一级预防目的是防止跌倒和跌倒导致的骨折及其他伤害。预防干预措施是基层医务人员对老年人进行宣传教育,建议尽早进行衰老的评估。

(一) 训练

长期以来,训练被认为是一级预防的重要手段,步行训练、平衡训练和肌肉力量训练均被证实可以减少跌倒及跌倒导致的骨折。表3-3提供了患者在家中借助稳定的椅子可以做的简单训练方法。任何一位医护人员在短时间内都可以向患者或陪护者简明扼要地介绍这些训练方法。太极拳练习也被广泛的研究证实有助于防跌倒,其主要原因是可以改善平衡。一项6个月研究每周3次太极训练与单一的牵拉训练比较,结果表明太极组多重跌倒风险较单一的牵拉训练组降低55%,而且功能性平衡、体能也有明显改善,跌倒恐惧减少。

表 3-3　简单平衡及力量训练

训练内容	训练方法
平衡训练	跖屈——站在椅子后面,扶椅用足尖站立 8 ~ 15 次
	屈膝——站在椅子后面,借助椅子保持稳定,屈伸膝关节
	屈髋——站在椅子后面,抬腿屈髋
	扶着椅子保持稳定,身体前倾,腿向后抬高
	扶着椅子保持稳定,身体前倾,腿向侧方抬高(外展大腿)
上肢力量训练	坐在没有扶手的椅子上,双足放置地面上,双上肢置于身体两侧,然后抬高双上肢至肩水平,保持 1s,放松回到身体两侧,重复 8 ~ 15 次。最后增加重量,开始重量为 1lb(约 0.45kg),然后逐渐增加重量
	肱二头肌屈曲——双上肢交替屈曲 8 ~ 15 次,开始重量较轻
下肢力量训练	跖屈——站在椅子后面扶椅用足尖站立 8 ~ 15 次
	伸膝增强股四头肌力量训练:坐在两侧有扶手稳定的椅子上,双足置于地面,然后抬脚向前直到伸直或达到髋 / 膝水平,保持 1 ~ 2s,重复 8 ~ 15 次,休息然后再重复

对有跌倒病史的老年人进行跌倒风险的评估及干预是二级预防的基本内容。如果患者曾有跌倒史，每年简单地询问患者情况被证明是有效的筛选方法。为了制订相应的干预方案，进行更多的基于跌倒历史的危险因素评估及物理检查是必需的。

（二）维生素 D 的重要性

维生素 D 缺乏症的筛查是非常重要的，有两个方面原因，其一因为维生素 D 缺乏与老年人向前跌倒高度相关；其二补充维生素 D 已显示出可以有效预防跌倒。维生素 D 补充治疗通过改善体能、反应时间、平衡从而减少跌倒风险和骨折发生。最近的一项研究数据结果显示补充维生素 D 可以降低健康老年人跌倒风险的 22%。15 名妇女为预防骨折使用活性维生素 D 治疗一年，效果明显。以前将维生素 D 预防骨折的效果归因于骨密度的改善，但是现在认为维生素 D 与改善神经肌肉或神经保护功能有关。最初推荐量老年人群每天至少为 1000IU，对于维生素 D 缺乏症患者的替代治疗剂量要高许多，具体量需要实验室检查进行初始评估然后检测补充量。最近的研究建议，1，25- 三羟维生素 D_3 对于体能的理想水平为 90 ～ 100nmol/L，远高于实验室报告的正常范围。

（三）肌肉萎缩症和营养治疗

筛查有肌肉萎缩症风险或已患有肌肉萎缩症的老年人是干预的另一个目标。肌肉萎缩症是与虚弱相关的一种病理状态。肌肉萎缩症可以定义为继发于特殊营养缺乏、主要营养成分缺乏（蛋白和热量）或营养成分缺乏（经常通过训练调节）导致肌肉质量低下。对与营养相关的并发症（如跌倒和骨折）的风险评级，简易的临床评估方法是有实际应用意义的。小型营养评估评价法在急性和长期护理机构的应用还是非常广泛和有效的。最近推出临床营养评估评价法的简化版本，其主要采用以下六个方面的问题进行评估，食欲缺乏、消化系统疾病、咀嚼和吞咽困难导致食物摄入减少；体重减轻；活动度；神经心理疾病；急性病；体重指数。简化版营养评估评价法在临床辨别营养不良的准确度为 96%。推荐使用简化版营养评估评价法作为两步过程中的第一步，那些简化版简易营养评估评价法得分超过 12 分者需要进行完整版简易营养评估评价法评估。使用简化版简易营养评估评价法有 14%

的假阳性率，但只有 3.4% 的假阴性率。为了强调认知功能与营养风险关系的重要性，临床指南与简易营养评估评价法都推荐采用简易精神状态检查表进行认知评估，使用 ADL 进行自理能力评估，使用简化版老年抑郁量表进行抑郁症筛查。

外科不同专业组的研发集中在强制人工进食（肠内或肠外营养）上。概念上突破是将蛋白质能量营养不良认为是另一种营养成分缺乏，这就是维生素使用定义标准的由来，即维生素是一种物质，它的缺乏与某些临床症状密切相关，补充缺乏的维生素就可消除这些临床症状。临床存在有营养不良诊断和与营养不良相关的状态之分，当补充合适的蛋白和能量后症状消失，很多计算公式逐渐被研究出来以描述评估与临床并发症相关的参数。然而这些参数没有比主观全面营养评价法更好。这种方法可以用来评价与营养不良相关的并发症发生风险性，但不能识别营养不良的分级。对于合并症的发生风险而言，营养成分的消化吸收过程比其储存过程更重要。上述理论得到证实：给予厌食症患者 10 ～ 14d 的营养治疗后，在体重指数增加之前，其心脏、骨骼肌、免疫细胞功能已恢复正常。

减肥或减肥模式被认为在上述理论中是至关重要的。如果患者体重下降明显，而后短期内又增加了一些体重，他的风险要小于持续减肥者。饮食摄入量的变化是营养消耗波动的基本原因。做评估时，要注明饮食变化的时间和目前饮食类型。饮食类型：①次优化固体饮食；②全流食；③低热量流食；④禁食。明显的胃肠道症状（如恶心、呕吐、腹泻、厌食）会影响每天的营养摄入量。营养消耗过程经常会导致虚弱和易疲劳。营养缺乏也可以引起机体的改变，如表面裂纹、感染、皮下脂肪的丢失、肌肉萎缩。如果出现足踝及骶部水肿，则需对减肥进行调整。这是因为水肿可能掩盖患者总重量的丢失。液体潴留必须超过 3 ～ 4L，才能发现水肿。

根据体重变化的类型，主观全面评定法（SGA）采用三个等级进行分类。评估依赖于现体重和 6 个月前的体重。2 周前的体重经常用来判断近来体重变化的方向。根据变化的模式，患者可分为以下几类：①营养不良并发症低度风险（体重丢失不超过 5%，或超过 5%，但近来体重增加且食欲增加）；②营养不良并发症中度风险（体重丢失在 5%～10%，近来不稳定且不伴有体重增加，进食差，伴有轻微的皮下组织丢失）；③营养不良并发症重度风险（进行性体重丢失超过10%，伴有严重皮下组织丢失和肌肉萎缩）。

各种方法的核心是体重丢失的数量和类型。外科计算公式是根据各种血清蛋白值测定和体重丢失的测定值；SGA 采用的是体重丢失及增加白蛋白后体重轻微变化。SGA 中的主观因素融入了微型营养评定（MNA）中的其他因素如功能水平、活动度、认知状况和食欲。获取以前和现在的体重信息非常重要。只有具备完整的历史资料才能正确评估 SGA 分级，但是许多患者很难提供可靠的历史资料。而那些最近就医或住院的体重记录是可信的，也是应该得到的。因为所有的患者在住院时或就医时都要称重。

二、二级预防

二级预防的目的是预防跌倒导致的伤害或防止再次跌倒发生。一些设备可以应用于二级预防，当具有跌倒风险患者坐起或站起时，它可以通知其他人；当患者跌倒时，这些设备可以识别跌倒者的身份（减少倒地时间）；还可以缓冲跌倒者，以减少伤害。

（一）医疗设备

医务人员通过直接安装在患者身上的设备得知患者即将跌倒。护理中心经常将床位或椅子报警装置连接到患者身上，当患者坐起或站起时会向护理人员报警。通常情况下，矮床旁周围摆放一些垫子，也可用来帮助降低受伤概率。其他的跌倒检测装置包括患者可悬挂在脖子上并能自控的报警器；自动跌倒报警装置（手表）；视频监控报警器；基于地板震动的跌倒报警装置。对于独立居住的老年人也可以提供相应的技术以监控跌倒甚至跌倒风险。一些诊断技术系统由个人可穿戴的装置构成，可监测脉搏、血糖、心率、呼吸频率和其他信息，实现家庭远程照护和监控一体化。

（二）髋保护器

髋保护器是典型防跌倒装置。髋保护器相对便宜（每对约 100 美元），然而患者的依从性经常是个问题。最近有关髋保护器进行男女性参与的随机对照研究结果显示，髋保护器在长期护理机构可能是有效的（容易强制使用）。然而，社区人群使用效果却并不明显。社区研究显示，没佩戴髋保护器的骨折患者多为上肢骨折。总之，使用髋保护器有很大的不确定性，在长期护理机构使用效果明显，而在社区如果他们不愿穿戴髋保护器则效果不明显。除了依从性问题，它的禁忌证包括皮肤刺激症状、局部磨损和局部不适。

（三）跌倒后干预

跌倒后干预根据于实际状况而采取不同措施。针对单因素干预(平衡训练）和多因素干预进行了多项研究。表 3-4 概括了被推荐单因素

表 3-4　预防跌倒单因素干预措施

训练
太极
行走
平衡和力量训练
环境
家庭安全评估
药物审查
对患者或照料者带来所有的药物进行审查
停止使用所有非必需的药物
助行器
审查是否需要和确保合理使用
骨和肌肉健康策略
钙（1500mg/d）
维生素 D（≥1000U/d）
骨质疏松和潜在骨质疏松的诊断和治疗（双膦酸盐类药物）
鞋
评价鞋底是否防滑
评估是否需要将鞋加高或矫正
去除限制
拆卸床栏
拆卸非必需的管道（如尿管或静脉输液管）
髋保护器
对佩戴的老年人有帮助

干预策略。知晓用药史作为单因素干预策略可以应用于各级医疗机构潜在的跌倒者。与老年人跌倒风险相关的药物见表3-5。

（四）社区老人跌倒预防

向社区老人推荐的防跌倒措施包括使用辅助设备、知晓调整药物史、力量和平衡训练、直立性低血压的治疗、清理障碍物、心血管疾病的治疗。更换药物需要进行评估：新药物、药物不良反应要考虑成为潜在的跌倒风险因素。特别要关注那些与跌倒相关的药物，它们包括抗精神病药物、镇静催眠药、神经松弛药、抗抑郁症药物。总之，

表3-5　与老年人跌倒风险相关的药物

药物类型	例 子
镇静／催眠药物	苯二氮䓬类（如地西泮、阿普唑仑）
	巴比妥酸盐（如苯巴比妥）
	阿片类药物（如吗啡、可待因）
	抗组胺药（如苯海拉明）
抗胆碱药	阿托品，东莨菪碱
	苯扎托品
	格隆溴铵
神经松弛药／抗精神病药	氟哌啶醇，利培酮
抗忧郁药	三环抗忧郁药（如去甲替林）
	选择性血清素再摄取抑制药（如帕罗西丁、氟西汀、舍曲林）
抗心律失常药物	地高辛
利尿药	袢利尿药（如呋塞米）
	噻嗪类（如氢氯噻嗪）
抗高血压药物	β受体阻滞药（如美托洛尔）

由于衰老导致的病理、生理改变，老年人常常会面临药物不良反应的高风险。例如，老年人反应时间减慢，导致平衡功能受损，使用地西泮后反应时间延长，平衡功能减弱。

社区居住的有跌倒历史的老年人干预措施应该与已确定的跌倒风险因素相对应。如果合并其他的衰老症状，则跌倒的原因一定是多方面的，不存在单因素跌倒风险。因此，单因素干预策略不可能适用于所有跌倒者。

（五）护理中心老年人跌倒预防

在长期看护中心，综合评估、健康教育、步态训练、合理使用辅助器械及药物审查和调整都很重要。在其他的机构里，根据他们评估情况和目前临床状况评价的结果，为每位患者制订个性化的治疗计划。

（六）住院老年人跌倒预防

在医院里，针对目标风险因素进行多因素方法分析是最好的。评估应强调药物审查，静态血压监测，筛选和寻找引起谵妄的潜在原因，平衡和步态评估，大小便失禁的护理和物理治疗的肌力评估。

对住院老年患者限制使用抗精神药物是非常重要的。一项研究显示，很少使用精神药物的患者院内跌倒率较低（每百个患者每天跌倒次数为 0.28，服药者为 0.64，$P=0.001$）。

Bostow 等早在 20 世纪 80 年代早期曾经针对髋关节骨折后中重度营养不良的妇女补充营养，结果显示可以降低死亡率，加快康复进程。这也可能是髋关节骨折后降低再次跌倒风险的非常有效的干预措施。

三级预防聚焦于跌倒导致伤害的康复。

（王连成　王　凯）

主要参考文献

[1] Centers for Disease Contrls and prevention（CDC）.Fatalities and injuries from falls among older adults - United States，1993—2003 and 2001-2005.MMWR Morb Mortal Wkly Rep，2006，55：1221-1224.

[2] Hausdorff J M，Rios D A，Edelberg H K.Gait variability and fall risk in community-living older adults：a 1-year prospective study.Arch Phys Med Rehabil，2001，82：1050-1056.

[3] Huddleston J M, Whitford K J.Medical care of elderly patients with hip fractures.Mayo Clin Proc, 2001, 76 : 295-298.

[4] American Geriatrics Society, British Geriatrics Society, and American Academy of Orthopaedic Surgeons Panel on Falls Prevention.Guidelines for the prevention of falls in older persons.J Am Geriatr Soc, 2001, 49 : 664-672.

[5] Kiel D P.The evaluation of falls in the emergency department.Clin Geriatr Med, 1993, 9 : 591-599.

[6] Inouye S K, Studenski S, Tinetti M E, et al.Geriatric syndromes : clinical, research, and policy implications of a core geriatric concept.J Am Geriatr Soc, 2007, 55 : 780-791.

[7] Cumming R G, Delsey J L, Nevitt M C.Methodologic issues in the study of frequent and recurrent health problems.Falls in the elderly.Ann Epidemiol, 1990, 1 : 49-56.

[8] Tinetti M E.Clinical practice.Preventing falls in elderly persons.N Engl J Med, 2003, 348 : 42-49.

[9] Sterling D A, O' Connor J A, Bonadies J.Geriatric falls : injury severity is high and disproportionate to mechanism.J Trauma, 2001, 50 : 116-119.

[10] Dellinger A M, Stevens J A.The injury problem among older adults : mortality, morbidity and costs.J Safety Res, 2006, 37 : 519-522.

[11] Magaziner J, Hawkes W, Hebel J R, et al.Recovery from hip fracture in eight ares of function.J Gerontol A Biol Sci Med Sci, 2000, 55 : M498-507.

[12] Amador L F, Loera J A.Preventing postoperative falls in the older adult.J Am Coll Surg, 2007, 204 : 447-453.

[13] Hitcho E B, Krauss M J, Birge S, et al.Characteristics and circumstances of falls in a hospital setting : a prospective analysis.J Gen Intern Med, 2004, 19 : 732-739.

[14] Ash K L, MacLeod P, Clark L.A case-control study of falls in the hospital setting.J Gerontol Nurs, 1998, 24 : 7-15.

[15] Krauss M J, Evanoff B, Hitcho E, et al.A case-control study of patient, medication, and care-related risk factors for inpatient falls.J Gen Intern Med, 2005, 20 : 116-122.

[16] Uden G, Nilsson B.Hip fracture frequent in hospital.Acta Orthop Scand, 1986, 57 : 428-430.

第4章

骨质疏松的个体化药物治疗

现有的各种骨质疏松治疗指南仅仅建议了在何时治疗骨质疏松，但没有特别推荐在不同的情况下应用何种药物。骨质疏松的治疗应该在综合考虑每种药物的疗效、安全性、花费、方便性（如给药方案和用法），以及其他非骨质疏松相关收益的基础上进行个体化治疗。口服或静脉给药的双膦酸盐尽管有潜在的短期和长期安全性的顾虑，但因其在多重骨骼部位的疗效，应作为一线用药，尤其适用于老年患者。选择性雌激素受体调节剂应用于椎体骨折风险较高的较年轻的绝经后妇女或者作为一线药物治疗不耐受者的二线选择。小剂量的雌激素治疗适用于骨折风险较低的有更年期症状的妇女。降钙素因其良好的安全性，可适用于不能遵从口服双膦酸盐复杂服药方式的老年女性。促骨形成药如特立帕肽应用于高危险因素患者。雷奈酸锶（在北美以外的地区通过审批）具有促骨形成和抗骨吸收的双重作用，可适用于对双膦酸盐不耐受或不能服药的女性。狄诺塞麦是一种单克隆抗体，适用于高骨折风险或其他抗骨质疏松治疗无效的妇女，并且可以用于肾功能不全的患者。还要将一些新药物（如 Bazedoxifene，组织选择性的雌激素复合物）加入个体化治疗方案以优化骨质疏松患者的临床治疗疗效。

第一节 概　述

骨质疏松是全球越来越关注的健康问题，每年造成约 900 万人骨折。仅在欧洲，在 2000 年约有 3.8 万骨质疏松骨折患者，直接花费 31.7 亿欧元，预计到 2050 年会达到 76.8 亿欧元。尽管全球范围内骨质疏松的负担增加，但绝大多数具有骨折高危因素的患者并没有被诊断或治疗。不同地区不同人群的治疗率各不相同。

世界卫生组织（WHO）定义的骨密度（BMD）T 值 ≤ 2.5 个标准差（SD），既常用于诊断又是骨质疏松干预的阈值。但是，大部分骨质疏松骨折患者的骨密度值都在这个阈值以上，多见于低骨量范围（-2.5SD ＜ T 值 ＜ -1.0SD）。WHO 开发了骨折风险评估工具（FRAX®），计算 10 年主要部位骨质疏松骨折发生率。根据 FRAX® 算法，骨质疏松骨折的危险因素包括脆性骨折史、父母髋部骨折史、当前吸烟情况、口服糖皮质激素、类风湿关节炎、其他导致继发性骨质疏松的原因及每日饮酒超过 3 杯。

国际骨质疏松基金会（NOF）在 2008 年发布并于 2010 年更新的指南，以及北美绝经学会（NAMS）的 2010 年状况发布，都推荐绝经后女性和 50 岁及以上的男性，如果股骨颈、髋部或脊柱 T 值为 2.5SD 或更低，则需要治疗；低骨量患者（T 值为 -2.5 ～ -1.0SD）如果 FRAX® 计算出 10 年髋部骨折风险 ≥ 3% 或 10 年主要部位骨质疏松相关骨折 ≥ 20%，也应该治疗（表 4-1）。

表 4-1　NOF 和 NAMS 骨质疏松治疗标准

股骨颈、髋部或脊柱 T 值 ≤ -2.5SD，排除继发疾病

髋部或椎体（临床或形态）骨折史

低骨量（T 值为 -2.5 ～ -1.0SD）并且根据 FRAX® 计算 10 年髋部骨折风险 ≥ 3% 或 10 年主要部位骨质疏松骨折风险 ≥ 20%

第二节　骨质疏松个体治疗的选择

骨质疏松治疗指南仅指出哪些患者需要治疗，但没有特别推荐在不同的情况下应用何种药物。骨质疏松的治疗应该在综合考虑每种药物的疗效、安全性、费用、方便性（如给药方案和用法），以及其他非骨质疏松相关收益的基础上进行个体化治疗。表 4-2 通过选择不同

骨质疏松防治手册

表 4-2　目前骨质疏松治疗方法的疗效、安全性和便利性

治疗方法	疗效	安全性	便利性（剂量和使用方法）
双膦酸盐	降低椎体、非椎体[a]和髋部骨折风险[b]	短期；胃肠道耐受性（口服），肌痛和关节痛（口服或静脉给药；少见），肾毒性（静脉给药）	可每日、每周或每月口服，或静脉给药；每 3 个月或一年一次
		长期；不典型骨折（口服），下颌骨坏死（口服或静脉给药）	需服药后 30 ～ 60min 禁食；服药后患者需直立坐位至少30min（仅口服药物）
激素疗法	降低椎体、非椎体和髋部骨折风险	冠心病、血栓事件和卒中风险增加	根据情况，连续每日或疗程口服
雌激素受体调节药（雷洛昔芬）	降低椎体骨折风险	潮热和静脉栓塞增加	每日一次口服
降钙素	降低椎体骨折风险	不良反应很少	鼻喷和注射两种剂型
特立帕肽	降低椎体和非椎体骨折风险	在大鼠中发生骨肉瘤	每日皮下注射
雷奈酸锶	降低椎体和非椎体骨折风险	前 3 个月多见恶心、腹泻；潜在的血管和神经不良事件	每日口服（颗粒溶于水，睡前服用）
狄诺赛麦	降低椎体、非椎体和髋部骨折风险	常见痤疮、皮炎、皮疹，3 年时出现严重的蜂窝织炎	每 6 个月皮下注射

　　a. 多篇随机临床试验证实阿仑膦酸、利塞膦酸和唑来膦酸可以降低新发非椎体骨折风险；而口服伊班膦酸随机临床试验未能显著降低非椎体骨折风险，但在含 4 个随机研究的荟萃分析中证实，接受大剂量伊班膦酸口服或静脉给药（临床试验中的标准剂量），可以降低非椎体骨折风险

　　b. 仅限阿仑膦酸、利塞膦酸和唑来膦酸可以降低新发髋部骨折风险。尚未见到伊班膦酸显著降低髋部骨折风险

62

的骨质疏松治疗方法来确保满足每个患者的个体需要，可以提高依从性，进而提高患者受益（如降低骨折发生率），推荐每日补充钙剂和维生素 D 作为基础治疗，钙可以防止骨丢失，维生素 D 增加钙吸收。有些女性，单纯改变生活方式，如增加钙和维生素 D 的摄入、锻炼、防止跌倒等，即足以降低骨质疏松风险。虽然来自饮食中的钙是最佳的，大多数绝经后女性需要补充钙和维生素 D 来满足推荐的日常剂量，钙 1200mg/d，维生素 D 600 ～ 800U/d。

第三节　双膦酸盐

一、疗效

不同剂型双膦酸盐的疗效已经被许多随机临床试验和（或）荟萃分析所证实。绝经后女性骨质疏松的随机临床试验证实所有的双膦酸盐均可显著降低椎体骨折风险（与安慰剂相比，每日一次的阿仑膦酸椎体骨折风险下降为 45%，每日一次的利塞膦酸椎体骨折风险降低为 39%，口服伊班膦酸椎体骨折风险为 48% ～ 49%，静脉应用唑来膦酸椎体骨折风险为 70%）。同样随机临床试验证实双膦酸盐也可以降低非椎体骨折风险（与安慰剂相比，每日一次的阿仑膦酸风险下降为 23%，每日一次的利塞膦酸降低 20%，静脉唑来膦酸为 25%）和髋部骨折风险（与安慰剂相比，每日一次的阿仑膦酸风险下降为 53%，每日一次的利塞膦酸降低 26%，静脉唑来膦酸为 41%，伊班膦酸无发表的数据）。在一项随机临床试验中，与安慰剂对照，口服伊班膦酸未能显著降低非椎体骨折风险，但在一个对 4 个随机研究（其中 2 个是安慰剂对照）的荟萃分析中证明，接受大剂量伊班膦酸（每月 150mg 口服，或每 3 个月静脉给药 3mg；临床试验中的标准剂量）的患者，非椎体骨折风险比安慰剂组下降 30%。

双膦酸盐疗效的对比应慎重，因为试验的设计、主要终点、基线风险水平，以及对非椎体骨折的定义各不相同；只有"头对头"的、以骨折为终点的试验才能提高直接比较的数据，但是，"头对头"试验要求样本量大、试验周期长、费用高，因此还需要其他不同的疗效比较方法。因此，观察性数据库分析非常有用（如伊班膦酸疗效评估数据库骨折研究），也已经证实在抗骨折的疗效方面，阿仑膦酸、利塞膦酸和伊班膦酸基本相同。

二、安全性

双膦酸盐涉及短期、长期安全性和耐受性问题。短期安全性主要是胃肠道耐受性；食管溃疡在双膦酸盐的临床试验中有报道，但在新的静脉剂型中不出现。急性期反应（发热、肌痛、关节痛、头痛、流感样症状）见于口服和静脉应用的双膦酸盐；例如，静脉使用的唑来膦酸在第一次、第二次和第三次输注后，相应的急性期反应发生率为32%、7% 和 3%。静脉应用唑来膦酸的急性期反应报道为轻至中度，通常 3d 内缓解，但也可能持续 7 ～ 14d。静脉应用双膦酸盐，尤其是唑来膦酸，也有报道急性肾衰竭在肾损伤的患者中应慎用。有关双膦酸盐使用长期的安全性顾虑是不典型骨折，如低强度转子下压力性骨折或股骨完全骨折。最近估计不典型骨折的发生率是在接受口服双膦酸盐治疗 8 年后，每 100 000 例患者中有 78 例不典型骨折。最近，美国骨矿盐研究学会的一个工作小组建议建立一个国际性患者登记项目以更好地研究这些骨折，并且改变双膦酸盐的标记来反映这些风险。虽然另一个安全性顾虑下颌骨坏死也有报道，但其在接受低剂量口服和静脉应用双膦酸盐的骨质疏松患者中并不常见 [从 1/1000 到 < 1/（100 000 患者·年）]，而更多见于进展期恶性肿瘤接受频繁、高积累剂量的静脉应用双膦酸盐的患者（每 100 例患者中出现 1 ～ 10 例，因疗程而异）。

三、便利性

双膦酸盐可以每日、每周或每月口服，或每 3 个月或一年静脉输注。口服双膦酸盐服药过程复杂，因此患者治疗依从性不佳。阿仑膦酸和利塞膦酸要求患者服药后 30min 禁食，伊班膦酸要求患者服药后60min 禁食。因食管刺激常见，双膦酸盐必须由大量水送下，服药后患者必须直立坐位至少 30min。

四、其他

最近的两个观察性研究显示口服双膦酸盐可能与降低乳腺癌风险相关，但还需要前瞻性、随机试验来证实。迄今为止，只有双膦酸盐显示可以降低乳腺癌风险，例如，其与雷洛昔芬 60mg 或 120mg 每天联合使用，治疗 4 年，浸润性乳腺癌的风险下降 72%。但是，这种作用有可能最终与抗骨吸收药物有关。

第四节 激素疗法

一、疗效

激素疗法（雌激素单药治疗或联合雌激素 / 孕激素治疗）可以预防绝经后女性骨质疏松，但是其主要适应证是治疗中重度更年期症状（如血管舒缩症状、阴道萎缩）。大量证据显示雌激素可以降低椎体、髋部和非椎体骨折风险。在妇女健康临床研究（WHI）（N=16 608），用结合性雌激素和醋酸甲羟孕酮（CE/MPA）治疗绝经后妇女，髋部骨折风险降低 33%[风险比率（HR）=0.67]；95% 可信区间（CI）0.47 ～ 0.96。在同一个研究的另一部分，单用结合性雌激素治疗绝经后子宫切除术后妇女，也可降低髋部（HR=0.65；95% CI，0.45 ～ 0.94）、椎体（HR=0.64；95% CI，0.44 ～ 0.93）和腕部（HR=0.58；95% CI，0.47 ～ 0.72）骨折风险。荟萃分析均报告雌激素可以降低非椎体骨折风险。

二、安全性

WHI 安全性结果显示，子宫完整的患者，其冠心病、肺栓塞、卒中风险增加与使用 CE/MPA 相关，单用结合性雌激素并不增加冠心病或乳腺癌事件，但卒中和血栓事件增加。NAMS 指南推荐激素疗法用药治疗更年期症状和预防骨质疏松，应用最低有效剂量以减少不良事件的风险。英国指南仅推荐激素疗法用于具有高骨折风险和更年期症状的、较年轻的绝经后妇女骨质疏松的预防。

三、便利性

激素疗法多为口服，可以根据患者个人情况，连续不间断给药，或者根据周期性方案给药（如用药 25d，停药 5d）。

第五节　选择性雌激素受体调节药

一、疗效

雷洛昔芬，选择性雌激素受体调节药（SERM；也指雌激素激动药/阻滞药），被批准用于绝经后骨质疏松的预防和治疗。在美国，雷洛昔芬也用于绝经后骨质疏松妇女或具有浸润性乳腺癌高风险的妇女，来降低浸润性乳腺癌风险。一项研究绝经后骨质疏松的三期随机对照临床试验（N=7705）显示，雷洛昔芬降低新发椎体骨折风险 [60mg/d：相对危险（RR）=0.7，95% CI，0.5 ～ 0.8；120mg/d：RR=0.5，95% CI，0.4 ～ 0.7]，但对非椎体和髋部骨折风险没有保护作用。

Bazedoxifene 是一种新型的选择性雌激素受体调节药，刚刚在欧盟被批准治疗具有高骨折风险的绝经后骨质疏松（表 4-3）。一项为期 3 年的三期绝经后骨质疏松女性的研究中（N=7492），相对于安慰剂，Bazedoxifene 20mg/d 和 40mg/d 分别显著降低新发椎体骨折风险 42% 和 37%（$P < 0.05$）。非椎体骨折发生率在 Bazedoxifene 组、雷洛昔芬组和安慰剂组中无显著差异；但是，在一个具有骨折高风险的女性亚组（N=1772）的事后分析中看到，与安慰剂和雷洛昔芬 60mg 相比，Bazedoxifene 20mg/d 显著降低非椎体骨折风险（$P < 0.05$）。评估 Bazedoxifene（N=4216）治疗绝经后骨质疏松长期有效性和安全性的 3 年研究的 2 年延伸试验结果与核心试验一致。经过 5 年 Bazedoxifene 治疗的妇女，与安慰剂组相比，新发椎体骨折风险显著降低，在具有高骨折风险的亚组妇女，非椎体骨折风险有下降趋势。

表 4-3　新型骨质疏松治疗药的疗效、安全性和便利性

治疗方法	疗效	安全性	便利性（剂量和使用方法）
Bazedoxifene	降低椎体骨折风险，对于有高骨折风险的亚组妇女，降低非椎体骨折风险	潮热、腿部痉挛、静脉栓塞事件发生率较高	口服，每日一次
		无子宫内膜和乳腺刺激作用	
Lasofoxifene	降低椎体和非椎体骨折风险	潮热、静脉栓塞事件发生率较高	口服，每日一次
		也作用于子宫内膜	
组织选择性雌激素复合物（tissue selective estrogen complex，TSEC）	对于伴有高骨质疏松风险的绝经后妇女，提高骨密度，降低骨转换率	对乳腺或子宫内膜无刺激	口服，每日一次
		不良反应发生率（包括心血管和静脉血栓事件）与安慰剂组相似	

　　Lasofoxifene 也是刚刚被欧盟批准治疗具有高骨折风险的绝经后骨质疏松（表 4-3）。一项对绝经后女性骨质疏松的三期研究表明，用 Lasofoxifene 0.25mg/d 或 0.5mg/d，治疗 5 年，与安慰剂组相比，Lasofoxifene 显著降低椎体骨折风险分别为 31% 和 42%（$P < 0.001$）。同样，与安慰剂组相比，Lasofoxifene 0.25mg/d 和 0.5mg/d，治疗 5 年，降低非椎体骨折风险分别为 10% 和 24%，（0.25mg/d 组 $P=0.19$，0.5mg/d 组 $P=0.002$）。另外，与安慰剂组相比，高剂量 Lasofoxifene 与 5 年雌激素（ER）阳性的乳腺癌风险降低 81% 相关（$P < 0.001$）。

二、安全性

　　SERM 的"类效应"常见于潮热频率增加和静脉血栓。虽然尚未有临床显著性，但有显示 Lasofoxifene 可以增加子宫内膜厚度、内膜

息肉和阴道出血，而 Bazedoxifene 和 Raloxifene 都没有子宫内膜的不良反应。一项骨质疏松的预防和治疗的三期临床试验中，Bazedoxifene 组的子宫内膜增生和子宫内膜癌的发生率低，对雷洛昔芬的研究也有类似结果。

三、便利性

SERM 口服给药，每日一次，用于预防（仅雷洛昔芬）和治疗绝经后骨质疏松。

四、其他

如前所述，雷洛昔芬在很多研究中证实可以降低雌激素阳性的乳腺癌风险，因此被批准用于高风险的绝经后妇女预防浸润性乳腺癌。Lasofoxifene 也可以降低雌激素阳性乳腺癌风险，并改善阴道萎缩。最近一项绝经后妇女骨质疏松的研究显示雷洛昔芬对骨和关节痛有潜在镇痛作用。

第六节　组织选择性雌激素复合物

一、疗效

目前正在研发的组织选择性雌激素复合物（TSEC）是将 Bazedoxifene 和结合性雌激素配伍（BZA/CE），用于治疗更年期症状和预防绝经后骨质疏松。BZA/CE 被认为既可以保持雌激素疗法的获益，又不需要使用孕激素来避免女性子宫的不良反应。在一项为期 2 年的绝经后妇女的三期研究中（N=3397），BZA/CE 显著提升骨密度（平均每年提升 0.51% ～ 1.60%；安慰剂组则为 -1.41% ～ -1.08%）降低骨转换率。

二、安全性

TSEC 作用于骨，但对乳腺和子宫无刺激，并且 BZA/CE 的诸如心肌梗死、冠脉失稳、静脉血栓、浅表血栓、静脉炎、乳房痛等不良反应发生率与安慰剂组相似。

三、便利性

TSEC 口服给药，每日一次。

四、其他

TSEC 显示可以降低更年期症状中女性潮热的发生及其程度。另外，BZA/CE 可以使中重度外阴／阴道萎缩症状得到改善，对于乳房参数影响为中性。

第七节　降　钙　素

一、疗效

降钙素被批准用于治疗绝经 5 年以上伴有低骨量的绝经后骨质疏松妇女。预防再发骨质疏松骨折（PROOF）研究（N=1255）显示，与安慰剂组相比，降钙素鼻喷剂 200U/d，绝经后骨质疏松妇女新发椎体骨折风险降低为 33%（RR=0.67；95% CI，0.47 ～ 0.97；P=0.03）；在大多数剂量水平，对髋部和非椎体骨折风险无显著影响。建议雌激素不耐受或禁忌的患者降钙素作为备选，降钙素也是那些拒绝或不耐受双膦酸盐的患者的选择。

二、安全性

鼻喷剂型和注射剂型降钙素的毒性都极小，降钙素最常见的不良反应包括注射剂型的恶心及鼻喷剂型的鼻腔局部不适。

三、便利性

如前所述，降钙素有鼻喷剂和注射剂两种剂型。鼻喷剂每日一次，每日交换鼻孔给药。注射剂可以皮下注射或肌内注射。降钙素的口服和经皮给药系统正在研发中。

四、其他

降钙素对于椎体骨折疼痛的患者具有镇痛作用，另外降钙素通过镇痛、减少骨转换和软骨退变有利于骨关节炎的患者。

第八节　甲状旁腺激素

一、疗效

促骨形成药，特立帕肽（Teriparatide）[PTH（1-34）]，显示可以降低新发椎体骨折风险（N=1637；与安慰剂组相比降低 65%）和非椎体骨折风险（与安慰剂组相比降低 35%），它被批准用于治疗高骨折风险的骨质疏松患者，但疗程限于 2 年。特立帕肽治疗结束时，序贯口服或静脉应用双膦酸盐可以加强特立帕肽的疗效。目前都避免特立帕肽与口服双膦酸盐同时使用，因为口服双膦酸盐降低特立帕肽对骨转换的正向作用，但最近的一项研究显示，不频繁给药的，一年一次的静脉唑来膦酸可以与特立帕肽联合使用，提高腰椎和髋部骨密度，应用特立帕肽之前，了解患者病史很重要。

二、安全性

特立帕肽短期不良反应发生率低，也不严重，包括恶心、头痛、眩晕、腿部痉挛。在大鼠试验中，因剂量和疗程不同，可诱发骨肉瘤，但是，一个独立的肿瘤专家顾问委员会指出，大鼠致癌性数据不太可能影响临床治疗，因为患者使用特立帕肽的时间相对较短（如小于 2 年）。

三、便利性

特立帕肽每日皮下注射。

四、其他

特立帕肽显示有镇痛作用：在一项小型回顾性研究中，骨质疏松患者疼痛症状减轻，镇痛药物需要量减少。

第九节　雷奈酸锶

一、疗效

雷奈酸锶具有降低骨吸收和促进骨形成的双重作用。在北美以外的地区被批准用于预防和治疗骨质疏松。在一项于欧洲和澳大利亚进行的三期研究中，至少有一处椎体骨折的绝经后骨质疏松女性（$N=1649$），接受了雷奈酸锶治疗每日 2g，治疗 3 年，与安慰剂组相比，接受雷奈酸锶治疗的妇女新发椎体骨折风险降低 41%（RR=0.59；95% CI，0.48～0.73），腰椎骨密度提升 14.4%（$P < 0.001$），股骨颈骨密度提升 8.3%（$P < 0.001$）。在延伸至 4 年的试验中，与安慰剂组相比，椎体骨折风险降低 33%（RR=0.67；$P < 0.001$）。在外周骨质疏松治疗（TROPOS）研究中（$N=5091$），与安慰剂组相比，所有接受雷奈酸锶(2g)治疗的妇女 3 年非椎体骨折发生率降低 16%（$P=0.04$）。在高骨折风险的亚组妇女（年龄 $\geq$ 74 岁，骨密度 T 值 $\leq$ -3.0SD；$N=1977$）中，非椎体骨折风险下降 36%（$P=0.046$）。

二、安全性

在临床试验中，与安慰剂组相比，雷奈酸锶治疗的前 3 个月，腹泻和恶心的报道较多，但这些不良反应没有导致试验停止。其他临床研究还显示雷奈酸锶可能与血凝块、抽搐、失忆和意识丧失相关，但机制不清。

三、便利性

雷奈酸锶为 2g/ 袋的颗粒，睡前溶于水服用。

第十节　狄诺塞麦

一、疗效

狄诺塞麦是一种人的全长的单克隆抗体，在欧盟和美国获批准治疗骨质疏松（表 4-3）。近期又获批了另一个适应证，预防实体肿瘤骨转移患者的骨骼相关事件。最近的一项研究骨质疏松女性的、为期 3 年、随机双盲的三期临床试验显示，与安慰剂组相比，狄诺塞麦 60mg（每 6 个月给药一次）显著降低椎体骨折风险 68%，非椎体骨折风险 20%，髋部骨折风险 40%。在 3 年的试验中，狄诺塞麦还显著降低骨转换指标（$P < 0.001$）、C 端肽和全血 N 端 I 型胶原前肽。在 4～6 年的开放性延伸试验中，骨转换指标持续降低，狄诺塞麦还与前臂骨密度提升相关，显示了其对骨皮质的独特作用。但是，与其他抗骨吸收药物相比，狄诺塞麦不能更好地降低非椎体和髋部骨折风险。

二、安全性

在三期临床试验中，恶性肿瘤、心血管事件、低钙血症或骨折延迟愈合等总体发生率升高，但与狄诺塞麦治疗不相关。狄诺塞麦组与安慰剂组相比，全部不良反应事件或严重感染事件无显著差异；但是与安慰剂组相比，皮肤相关的不良反应较多。蜂窝织炎的严重事件（狄诺塞麦组 0.3%，安慰剂组 < 0.1%；P=0.002）和其他的皮肤反应，如皮炎、皮疹和痤疮（狄诺塞麦组 10.8%，安慰剂组为 8.2%；$P < 0.000\,1$）见于狄诺塞麦治疗 3 年的患者，但在治疗 5 年时不再有显著性差异。在狄诺塞麦治疗前，有低钙血症的患者必须纠正，因为狄诺塞麦治疗会加重低钙血症，尤其是有严重肾损伤的患者。因为应用狄诺塞麦潜在地抑制骨重塑，所以在安全性方面的顾虑包括下颌骨坏死、不典型骨折和骨折延迟愈合。狄诺塞麦为期 3 年的三期临床试验又延伸 2 年，治疗组未见下颌骨坏死；安慰剂组治疗 3 年后转为狄诺塞麦治疗 2 年组出现 2 例。

狄诺塞麦在癌症患者中的使用，最大剂量可以给到每月连续 3 次，每次 60mg 注射。即使如此高剂量，在乳腺癌和前列腺癌患者中，皮肤感染的发生率与安慰剂组相似，狄诺赛麦为 1.4%，安慰剂组为 1.7%。

三、便利性

狄诺塞麦通过皮下注射，每 6 个月一次。药物不需要肾清除，肾功能损伤患者可以使用且无须调整剂量，但需要注意钙剂的补充，因为这些患者低钙血症加重的风险增高。令人担心的是，狄诺塞麦可能显著抑制骨重塑，但长期作用尚不明确。

四、其他

一些研究显示出追赶效应，即狄诺塞麦治疗停止后的一段时间内骨丢失加速。最近的一项绝经后妇女的研究显示，狄诺塞麦治疗 24 个月，腰椎骨密度比基线提升 6.5%，骨转换指标在治疗期间显著降低。停药后，骨密度值在 24 个月内回到基线，骨转换指标在停药 3 个月内上升到基线以上，到 24 个月时又回到基线。

第十一节　骨质疏松管理：选择合适的疗法治疗合适的患者

不同患者人群，可以选择不同的骨质疏松治疗方法（表 4-4）。很多学者认为双膦酸盐是治疗骨质疏松的一线用药。但是在决定应用双膦酸盐治疗前，医生和患者都需要考虑其短期安全性（如胃肠道不耐受）及长期安全性的顾虑（如不典型骨折和下颌骨坏死）。对于口服双膦酸盐有胃肠道反应的患者，应改变治疗方法（如静脉应用双膦酸盐或 SERM），而不是换为另一个口服双膦酸盐，因为有证据表明，患者很可能对另一个双膦酸盐产生相似的不良反应。因为双膦酸盐有潜在的长期安全性顾虑，医生可能不愿意给较年轻的患者（如 50 多岁的患者）应用这类药物，因为她们会持续治疗数年。接受双膦酸盐长期治疗（5 年或以上）的患者，高骨转换和骨折被持续抑制，在此基础上，提出了"药物假期"的概念。

医生和患者还需要考虑服药的复杂性，如口服双膦酸盐。口服双膦酸盐的禁忌证是有任何食管异常导致食管排空延迟的患者；不能站立或直立坐位至少 30min 的患者。低钙血症是所有双膦酸盐的禁忌证。最近对双膦酸盐通用配方也有担心，它虽然使成本降低，但出现了相关的疗效和胃肠道耐受的问题。

表 4-4　骨质疏松个体化治疗临床实例

患者情况	治疗建议
愿意 / 能够坚持复杂疗程服药的老年患者	双膦酸盐（口服）
髋部骨折高风险患者	双膦酸盐（口服或静脉应用）或狄诺塞麦
有胃肠道疾病或口服双膦酸盐出现胃肠道反应者	双膦酸盐（静脉应用），SERM 或降钙素
担心长期使用双膦酸盐安全性的较年轻患者	SERM
不能耐受口服双膦酸盐，也不愿静脉注射双膦酸盐者	SERM 或狄诺塞麦
椎体骨折风险较髋部骨折风险更高的较年轻患者	SERM
担心下颌骨坏死者	降钙素，SERM 或锶盐
有更年期症状者	雌激素
不愿意 / 能够坚持复杂疗程服药的老年患者	降钙素，锶盐，双膦酸盐（静脉应用）或狄诺塞麦
高骨折风险者	特立帕肽或狄诺塞麦
愿意一年两次注射而不愿每日口服药物者	狄诺塞麦
有肾损伤者	狄诺塞麦
老年护理院患者	狄诺塞麦或双膦酸盐（静脉应用；无肾损伤者）

　　因为双膦酸盐治疗有潜在的长期安全性问题，其他选择如激素疗法或 SERM 可能更适合那些将要持续治疗数年的较年轻患者。骨质疏松患者伴有更年期症状，或相比其他治疗方法获益大于风险时，可以

考虑激素疗法。例如，激素疗法适用于刚绝经、有更年期症状、< 60 岁的妇女，在这一患者人群中应作为一线治疗选择。椎体骨折风险高于髋部骨折风险的较年轻的女性，雷洛昔芬应作为一线治疗，或作为绝经后骨质疏松一线用药不耐受患者的二线选择。潮热发生率增加常见于迄今为止所有的 SERM 研究，包括那些正在研发的药物；因此，SERM 不推荐用于有血管运动症状的患者。

降钙素仅推荐用于那些不能或不愿使用其他骨质疏松药物的患者，因为它缺少对于非椎体和髋部骨折的疗效数据。因其良好的安全性，降钙素常用于那些不能按照口服双膦酸盐复杂服药方式服药的老年人，以及急性椎体压缩性骨折骨痛的患者。

特立帕肽 [PTH（1-34）] 用于治疗高骨折风险的患者，包括那些有椎体骨折史且骨量非常低（T 值< -3.0SD），又担心长期治疗安全性的患者。根据英国国家骨质疏松指南组，特立帕肽的禁忌证为高钙血症、非骨质疏松性代谢性骨病、严重肾损伤、骨骼放疗史、影响骨骼的恶性疾病（慎用于中度肾损害的患者）。还值得一提的是，较其他骨质疏松药物，特立帕肽非常昂贵。因其长期安全性问题，欧洲药品管理局限制其使用期限为 2 年；特立帕肽治疗结束时，建议序贯口服或静脉应用双膦酸盐治疗以维持已获得的骨密度。

雷奈酸锶作为二线用药用于不能耐受或不能使用双膦酸盐的患者。在很大的年龄范围内，能有效降低妇女椎体和非椎体骨折风险，包括那些 80 岁以上，其他治疗选择很少的患者。因其增加血凝块形成，故有静脉血栓风险的患者慎用。

狄诺塞麦用于治疗高骨折风险的绝经后骨质疏松，或其他治疗无效或不耐受的患者。其给药方便，每 6 个月皮下注射，这是药物治疗依从性的优势。与其他抗骨吸收药物不同，狄诺赛麦可以用于肾功能不全患者。低钙血症患者禁止应用该药。因其与严重感染相关，故使用免疫抑制药的妇女应认真考虑其治疗获益和风险。

通常不推荐两种或以上的抗骨吸收药物联合使用，因为没有证据表明可以使骨折风险降至更低。有些医生可能会应用雷洛昔芬来降低浸润性乳腺癌风险，和另一个药物联合使用来降低骨折风险。曾经提出抗骨吸收药物和特立帕肽联合使用，但这些临床研究都没有产生一致的结果。

随着新型药物的出现，医生应该考虑其与现有药物相比的疗效、安全性和便利性，来决定怎样更好地治疗每一位骨质疏松患者。

第十二节 总 结

骨质疏松治疗的选择应该对每一位患者进行个体化设计，考虑药物疗效、安全性、花费、便利性和其他非骨质疏松相关的获益来满足患者需求。另外，了解患者病史也是决定治疗方案的重要因素。目前，已经有数个骨质疏松治疗选择适合各类患者人群，包括口服和静脉应用双膦酸盐、SERM、降钙素、特立帕肽、雷奈酸锶和狄诺塞麦。同样重要的是，需要将新型的药物加入到个体化治疗方案中，优化骨质疏松患者的临床治疗效果。

（陆 津）

主要参考文献

[1] Johnell O, Kanis J A.An estimate of the worldwide prevalence and disability associated with osteoporotic fractures.OsteoporosInt, 2006, 17：1726-1733.

[2] International Osteoporosis Foundation (2010) Facts and statistics about osteoporosis and its impact.Available at http：//www.iofbonehealth.org/facts-and-statistics.html.Accessed 2 November 2010.

[3] McCloskey E (2010) FRAX：identifying people at high risk of fracture. International Osteoporosis Foundation.Available at http：//www.iofbonehealth. org/download/osteofound/filemanager/publications/pdf/FRAX-report-09.pdf. Accessed 12 January 2011.

[4] Kanis J A, Oden A, Johansson H, et al.FRAX® and its applications to clinical practice.Bone, 2009, 44：734-743.

[5] Kanis J A, Burlet N, Cooper C, et al. European guidance for the diagnosis and management of osteoporosis in postmenopausal women.OsteoporosInt, 2008, 19：399-428.

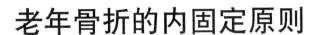

第 5 章
老年骨折的内固定原则

第一节　流行病学

随着人口的老龄化，骨质疏松骨折发病形势越来越严峻。2008 年《骨质疏松症防治中国白皮书》中指出，按调查估计全国 2006 年 50 岁以上的人群中，约有 6944 万人患有骨质疏松症，其中男性 1534 万，女性 5410 万。还有约 2.1 亿人为低骨量人群，也面临骨质疏松症的风险，其中男性 10 043 万，女性 11 347 万。预计到 2020 年，我国骨质疏松症和低骨量人群将增至 2.8 亿人；到 2050 年，这一数值将继续升至 5.3 亿人。

此外，我国每年新发椎体骨质疏松骨折 181 万人 / 年，女性更为严重，预计至 2020 年，椎体骨折患患者数将高达 3675 万人，2050 年将上升至 4850 万（这是根据 2050 年老年人口数和 15% 的女性患病率估算所得）。同时，我国每年新发髋部骨质疏松骨折患者 23 万人 / 年。70% ～ 80% 中老年骨折是由骨质疏松症引起的。

值得重视的是，髋骨骨折后的临床结局也不容乐观。2004 年 Karachalios 等的研究中指出，髋骨骨折后 1 年内再骨折发生率为 20%，致死率为 30%。可见，对于骨质疏松骨折的治疗刻不容缓。

在美国 50% 的患者需要长期看护，而最终仅有 30% 的患者能够恢复到他们骨折前的行走能力。在那些被看护的患者中，又有 70% 的患者生存期不到 1 年。

另一方面，骨质疏松治疗的负担也迅速上升。骨质疏松脆性骨折患者的治疗更造成显著的经费压力。治疗骨质疏松每年要占用 40 万张医院病床和 250 万医师的人力及物力。每年仅用于骨质疏松性骨折的卫生医疗开支就在 138 亿美元。在美国，每年仅股骨近端骨质疏松骨折的早期治疗与长期护理治疗的花费就超过 100 亿美元。预计在下一个 50 年里，美国仅花费在髋部骨折的治疗费用就超过了 2400 亿美元。这些统计资料不仅提示我们医务工作者在认识上重视骨质疏松骨折的诊断与治疗，而更重要的是，要在预防骨质疏松骨折发生上引起全社会足够的重视。

第二节　骨质疏松骨折的特征与诊断

一、骨质疏松骨折的特征

　　骨质疏松骨折指原发性骨质疏松症导致骨密度和骨质量下降，骨强度减低，受到轻微暴力即可发生的骨折，是骨质疏松症最严重的后果。脆性骨折是指自站立或较低高度跌倒后发生的骨折。骨质疏松骨折也可自然发生，如无症状性胸腰椎的楔形压缩性骨折。这种压缩性骨折患者中＞65％的病例没有明显的外伤，常见的骨质疏松骨折部位是脊柱、桡骨远端、髋部和肱骨近端。

　　骨质疏松骨折的特点及治疗难点：①骨质疏松骨折患者卧床制动后，将发生快速骨丢失，会加重骨质疏松症；②骨折部位骨量低，骨质量差，且多为粉碎性骨折，复位困难，不易达到满意效果；③内固定治疗稳定性差，内固定物及置入物易松动、脱出，植骨易被吸收；④骨折愈合过程缓慢，恢复时间长，易发生骨折延迟愈合甚至不愈合；⑤同一部位及其他部位发生再骨折的风险明显增大；⑥多见于老年人群，常并发其他器官或系统的疾病，全身状况差，治疗时易发生并发症，增加治疗的复杂性与风险性；⑦致残率、致死率较高，严重威胁老年人的身心健康、生活质量和寿命。因此，骨质疏松骨折的治疗有别于一般的创伤性骨折，既要重视骨折本身的治疗，也要积极治疗骨质疏松症。

二、骨质疏松骨折愈合迟缓

　　正常的骨折愈合是一个特定的过程，在这一过程中，骨的组织结构通过骨的再生过程可以完全被修复。一般来讲，骨折愈合过程要经过软骨内骨化成骨的六个阶段，即创伤充血、诱导、炎症反应、软组织骨痂（软骨性骨痂）、骨性骨痂（成骨细胞形成）和骨塑形。虽然在骨质疏松患者中，从骨折初期到软性骨痂形成阶段无明显改变，但后期愈合过程，骨性骨痂和骨塑形则有明显的异常。

新骨的形成和骨的矿化过程依赖充足的钙摄取，骨质疏松患者本身就存在血清可溶性钙的减少，其包括饮食中钙摄入缺陷和骨钙存储缺陷。这使新骨形成钙的矿化作用延迟，同时骨塑形期因机体其他功能更需要游离钙产生竞争而延长。并且在这种状态下，机体为维持体内的钙平衡，会进行钙调节的总动员（甲状旁腺激素和维生素 D 水平增加）也会有碍骨折愈合后期的修复过程。另外还有 40% 年老年患者存在着营养不良，影响着胶原的合成，造成骨质疏松骨折愈合迟缓。骨扫描研究表明，在老年骨折后第三年仍存在代谢增强反应，表明仍存在骨的重建，骨折尚未完全愈合。有研究表明，骨质疏松的大鼠会出现骨折延迟愈合。但目前仍不清楚是由于骨质疏松的原因还是由于雌激素缺乏影响了骨折的修复。

四肢长管状骨骨折后由于卧床，即使在患者有足够的钙摄入量的情况下，通常也会发生全身非骨折骨的骨丢失。典型的骨质疏松患者存在长期的钙缺乏，这种骨丢失会更严重一些。理论上认为，为促进患者的骨折愈合，给予生理剂量的维生素 D（400～800U/d）和钙元素（1500mg/d），维持正常的氮平衡，以及进行适当的活动锻炼是十分必要的。最近一系列的动物研究已经显示，甲状旁腺素间歇给药可加速软骨性骨痂期的骨折愈合。

三、诊断与鉴别诊断

骨质疏松骨折多见于老年人群，女性多见，多为轻微外伤或没有明显外伤史，甚至在日常活动中也可发生。

（一）临床表现

骨质疏松骨折患者可出现疼痛、压痛、肿胀和功能障碍等骨折常见临床表现外，也可没有疼痛或仅有轻微疼痛，或表现为疼痛进行性加重，功能障碍也可不明显。多数患者在伤后数日才来就诊，特别是独居的老人。由于就诊时间拖延，往往造成医生忽视，而出现漏诊、误诊。

骨质疏松骨折临床表现上，虽然存在骨折的特有表现，如畸形、骨摩擦感、反常活动等，但较创伤骨折患者明显变轻。

骨质疏松症骨折常发生在身体消瘦、身高变矮、脊柱侧弯或驼背畸形的老人。

（二）影像学检查

X线检查可确定骨折的部位、类型、移位方向和程度，对诊断和治疗具有重要价值。可通过X线片对骨密度降低、骨小梁稀疏、骨皮质变薄、骨髓腔扩大等骨质疏松情况进行评判。摄片范围应相对扩大，损伤邻近关节部位应包括上下关节，髋部骨折应包括双侧髋关节，脊柱部位损伤应注意包括胸腰段，避免漏诊。

合理应用CT检查，CT能够准确显示骨折的粉碎程度及腰椎骨折椎管内的压迫情况，CT三维成像技术能清晰显示关节内或关节周围骨折。

MRI对于发现隐匿性骨折及鉴别新鲜和陈旧性骨折具有重要意义。

（三）骨密度检查

骨质疏松骨折可行骨密度检查。目前应用的方法有双光子骨密度测量法（dual-photon absorptiometry）、定量计算机层体扫描测量法（quantitative computed tomography，qCT）、双能量的超声波测量仪（ultrasonography）和双能X线吸收法（dual-energy x-ray absorptiometry，DEXA）。DEXA方法是目前国际公认的骨密度检查方法。

DEXA能校正软组织干扰直接测量总的骨量（包括骨皮质与骨小梁），并能选定指定的区域如脊椎或髋部进行测量，以克/每平方厘米和统计分析方式表达出来。该方法受辐射低（5mrad）精确度高（在脊柱达1%，在髋部达3%～4%）并且灵敏度好（4%～6%）。但在腰椎压缩骨折、骨赘生物、骨的退行性变和血管的钙化均能升高局部数值。对这些假象需要测量脊柱的侧位像来纠正。

骨密度测量仪被测人数据自动与成人骨密度峰值数据 T 值（T score）及相同年龄组数据 Z 值（Z score）进行比较分析。骨密度峰值数据骨量丢失在 1 个标准差以内为正常；骨量丢失在峰值骨量的 1 ～ 2.4SD 为骨量减少；如丢失骨量达峰值骨量的 2.5SD 以上即可诊为骨质疏松症。如相同年龄组数据骨密度骨丢失在 1.5SD 以上，应当考虑排除存在有继发性骨质疏松症的可能。

（四）实验室检查与鉴别诊断

骨质疏松有三种临床表现：①脆性骨折（最常见部位为腕部、肋骨、髋部和脊柱）；②腰椎无症状性压缩骨折（这种压缩骨折患者中大于 65% 的病例没有明显的外伤史）；③全身骨量减少。骨量减少的诊断必须要区分有无骨髓内病变、内分泌疾病、骨软化症及骨质疏松症。此外无明显特异性症状、体征、诊断与鉴别诊断标准。但患骨质疏松症的女性中有 31% 的患者，可能有除绝经后的骨质疏松症之外的其他的代谢性疾病。

当确诊患者有骨量减少，并排除了骨骼系统本身局部的骨疾病后，便要进行鉴别诊断筛查。

1. 常规检查　血、尿常规、血清蛋白电泳和生化全项检测。要排除常见的骨髓疾病、白血病和骨髓瘤（骨质疏松症中 1% ～ 2% 的病例由这两种病引起）。此时骨髓检查可见异常，贫血、白细胞计数减少、血小板计数下降。生化检测提供了肝功能、肾功能的情况。原发性甲状旁腺功能亢进（出现高血钙），以及营养不良（贫血、低钙、低磷和低蛋白）。

2. 内分泌方面的鉴别诊断检验　询问是否有过早的绝经、医源性库欣综合征和 1 型糖尿病的病史及相关的诊断指标检查。甲状旁腺素和促甲状腺激素的测定可鉴别甲状旁腺功能亢进和甲状腺功能亢进。短期内的骨质疏松和急剧的体重下降可能是甲状腺激素的替代治疗所为，抑或是肥胖患者过量使用甲状腺素出现的医源性甲状腺功能亢进。在骨质疏松患者中，营养不良也是常见的病因之一。骨质疏松患者中有 8% 是由骨软化症引起。骨软化症患者中有 30% ～ 80% 有脆性骨折史，其中全髋置换手术史者又占 22%。近来发现口炎性腹泻是骨软化症的一个病因，约占 1/22。骨软化症可表现为血清测定 25- 羟维生素 D 水平下降，继发甲状旁腺素水平升高，碱性磷酸酶升高、低尿钙、低血磷和低于正常值的血钙。

3. 骨组织活检　鉴别骨质疏松与骨软化症的特异方法是取骨组织，做不脱钙骨切片，行骨组织形态计量学检测，方可做出最终的诊断。

（五）诊断标准

骨质疏松骨折的诊断应结合患者的年龄、性别、绝经史、脆性骨折史及临床表现等因素及影像学检查和骨密度检查等结果进行综合分析。

第三节　骨质疏松骨折的内固定原则

骨质疏松骨机械性能减退，脆性增加。当拧入普通螺钉时，会导致微小或肉眼可见的裂纹，使骨皮质对螺钉的把持力下降。已有研究证实，若皮质厚度减少，螺纹螺钉把持力将降低。若要增加内固定的稳定性，就要将更多的应力转移到骨上，以相对减少内植物上的应力，内固定的构造应该是应力分享式。因此在内固定选择时，应该避免选用过大、坚硬、调试性差的内固定，而应选择弹性固定。骨质疏松骨基本的内固定方式有嵌插固定、宽支撑钢板固定、加长髓内或髓外固定、骨填充物或可吸收材料和异体骨板加强固定、人工关节置换。

一、嵌插固定

嵌插是获得稳定的关键因素。在许多情况下，创伤本身即可产生嵌插。典型的例子是股骨颈外展嵌插性骨折，由骨折断端嵌插所形成的稳定性足以保证肢体功能的恢复。对骨质疏松骨的固定也采用嵌插方式是一种非常好的理念。例如，对经大转子骨折行内固定之前先给断端间加压使其形成嵌插，固定的力量也会增大。另一种办法是借助内固定对骨折断端加压，通过将更多的应力转移到骨上，以相对减少内植物的应力，这便可以大大提高内固定的稳定性。也可在术后逐步加压，其主要优点是自行调试性好。动力髋螺钉就是一个最好的例子，负重使骨折断端沿其行轴向移动，逐步产生加压，增加了内固定的稳定性。

加压空芯钉也有类似的效果。大的空芯钉一般用于长骨干骺端骨折，如股骨颈骨折、股骨髁骨折和胫骨平台骨折。小的空芯钉常用于稍短骨的干骺端，如桡骨和肱骨远端、胫骨近端和远端。

捆绑固定可用于形成张力带、直接固定骨折、加固钢板固定、增加髓内固定的旋转稳定性。因其与骨的接触面积小，可以避免对血供的破坏，同时由于捆绑法克服了螺钉固定骨质疏松骨的缺点，故还经常用于骨质疏松骨折或假体周围骨折的固定。

二、宽支撑钢板固定

宽支撑钢板固定适用于骨骺或干骺端的骨折。其目的是通过使用宽内固定装置来支撑比较脆弱的骨，支撑钢板具有宽大的表面贴附于干骺端，适用于固定胫骨近端骨折和桡骨远端骨折。

Simon 等设计的锁定角钢板就是一个例子。它的长钢板部分固定于长骨的骨干或干骺端区域，角状部分插入骨的末端（骨骺或干骺端区域）（图 5-1）。由于角钢板的夹角固定可以提高固定的稳定性。轴向和旋转稳定性优于滑动螺钉。

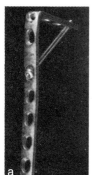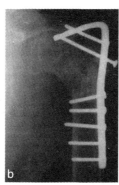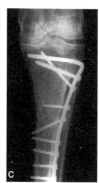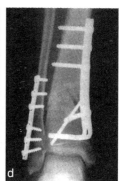

图 5-1　锁定角钢板（a）固定在肱骨近端（b）、胫骨近端（c）和胫骨远端（d）

三、加长髓内或髓外固定

通过调整杠杆臂可以影响作用在骨与内植物界面的力量。对骨质疏松骨行内固定时，应该选用长钢板并宽间隙地放置螺钉，增加钢板的弹性，它比短钢板结合相同数量螺钉所产生的稳定性强，同时也可以弥补螺钉把持力低的不足。股骨和肱骨长螺旋骨折是典型的例子。

经典带锁髓内钉固定是加长固定的形式，它的优点是使患肢早期负重。但遗憾的是，它所适用的一般是骨干横行或骨折线倾斜不大的骨折，而这种骨折类型很少见于老年人。髓内钉固定不适用于干骺端骨折，因为干骺端的特点是髓腔宽、皮质骨薄，这都不利于髓内固定。

新设计的髓内钉将带锁髓内钉进行了改进，设计成螺旋翼状，增加了髓内钉的稳定性，适于骨质疏松骨折的内固定。

加长固定的原理还适用于骨质疏松性椎体骨折的固定。椎体骨折常会导致神经损伤，应立即减压并固定。如果对骨质疏松症性患者采用经椎弓根系统固定，即使填充了骨水泥，也经常会破坏螺钉的锚固点。对骨折椎体采用上下多阶段固定，增加锚固点，既能防止应力集中，同时也能较大提高稳定性。

微创内固定系统（LISS）是最新的长骨骨折固定技术，它以自锁式螺钉和微创的手术操作过程为特点。LISS 螺钉是单皮质、自钻、自攻螺钉，在拧入后可自动锁定在钢板上。由于钢板是通过位于骨骺水平的小切口放置在深筋膜和肌肉下的，紧贴骨膜，没有过多的软组织切开，因此对血供破坏较小。生物力学研究证明 LISS 内固定较传统钢板固定更加稳固，并能提供更加适宜骨折愈合的生物环境。LISS 主要用于股骨远端骨折的固定，如远端股骨干、髁上和关节内骨折。临床结果显示，LISS 十分适用于骨质疏松骨和假体周围骨折。鉴于骨质疏松后皮质骨变薄和不均匀，在骨折后宜采用双皮质固定。

四、骨填充物或可吸收材料和异体骨板加强固定

（一）骨水泥填充加强固定

用于骨科治疗的骨水泥有两种：传统骨水泥和可生物降解的复合

材料。两者都可用于固定装置的加固、骨折的直接固定和椎体成形术。

（二）固定装置的加固

用骨水泥对固定在骨质疏松骨上的各种内植物如螺钉、钢板或髓内钉进行加固，是一种非常实用的技术。一般来说，这种方法可以增加固定力量，使患者尽早恢复活动，并减少了由固定失败所导致的多种并发症。聚甲基丙烯酸甲酯（PMMA）是最常用的骨水泥。尽管它有诸如单体毒性、聚合热效应、不可降解等缺点，但 PMMA 还是被用于加固螺钉固定或作为填充物替代缺损骨。

可吸收骨水泥如 Norian SRS 骨水泥也可用于加固内植物。其他的填充物还有硫酸钙骨水泥、羟磷灰石颗粒、玻璃离子黏固剂等，目前，正处于临床试验阶段。硫酸钙骨水泥较 PMMA 更能增加螺钉把持力。羟磷灰石颗粒已被用于充填骨缺损，并能诱导骨的形成，它的主要缺点是力学性能较差。玻璃离子黏固剂较 PMMA 具有理论上的优点，包括低的聚合热效应、低缩减性及骨的黏附性较好。

骨水泥可通过骨折部位或螺钉孔注入髓腔。钉孔应比螺钉稍大，这样可以在拧入螺钉之前先往其中注入骨水泥。一般在骨水泥黏稠时拧入螺钉，这样在它凝固后螺钉就得到了加固。它的优点是使螺钉-骨水泥界面更加紧密，从而增加了螺钉的把持力。这是一种非常有效的方法，所获得的转矩可以与在正常骨上所产生的转矩相比。使用骨水泥不会影响到骨折的愈合，但如果骨水泥渗压入骨折部位将影响骨折愈合。

骨水泥螺钉是一种试验性螺钉设计，正在对其进行测试。骨水泥螺钉是空芯钉，其特殊性在于在螺杆上间隔有一些侧孔。通过向空芯的螺杆内注入骨水泥，使之通过侧孔渗压到周围的骨质中，从而得到稳固的固定（图 5-2）。测试结果显示，骨水泥螺钉比普通螺钉的把持力增加了 278%。骨水泥螺钉在骨质疏松骨上所产生的把持力有惊人的增加，它保证了对骨质疏松骨进行固定的临床效果。Reynder 的螺钉设计有 2 个侧孔，并已在临床有效用于干骺端骨折的固定。

Ker 等早期报道了对老年性股骨远端 1/3 骨折采用骨水泥加固髓内钉的固定方法进行治疗。结果证实，该方法明显加固了骨折的固定，减少了患者住院时间，并提高了患者生活质量。

（三）骨折的直接固定

在骨折复位后，干骺端和骨骺部位的缺损会显现出来。当自体骨获取受到限制时，可考虑用骨水泥填充这些缺损。当骨水泥用于皮质骨缺损的充填时，在外露的骨水泥上再附上薄层自体骨松质，以利于桥接联合的发生。可吸收骨水泥已被测试用于压缩性胫骨和跟骨骨折的治疗。由 Yetkinler 等所进行的力学试验证实，用硫酸钙骨水泥治疗塌陷性胫骨平台骨折与传统的切开复位内固定相比，所获得的机械稳定性相同，甚至更好。如果去除塌陷部分软骨下骨板的骨松质，效果将更好。

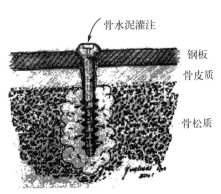

图 5-2　McKoy-An 骨水泥螺钉的作用机制

对于大的骨缺损，可采用髓内固定结合骨水泥的治疗方法。这就像钢筋混凝土结构一样，可保证长期的稳定性。该方法可用于骨质疏松骨折或代谢性疾病所引发的病理性骨折的治疗。

（四）经皮椎体成形术

老年骨质疏松所致的椎体压缩骨折不少见，传统的治疗相当消极，疗效不佳，且反复发作，须长期卧床，经皮椎体成形术（percutaneous vertebroplasty，PVP）采用经皮自椎弓根穿刺注入适量含 10% 硫酸钡显影剂的骨水泥，不仅固定了不稳伤椎，恢复了椎体高度，同时骨水泥固化过程中产生的热效应，可灭活病变细胞和神经细胞，使其敏感性降低从而有效地缓解疼痛。该方法还可与内固定如椎弓根螺钉结合使用。

经皮后凸成形术（percutaneous kyphoplasty，PKP）在缓解疼痛、恢复高度、稳固固定及采用充气气囊撑开塌陷的椎体避免骨水泥漏的发生等多个方面，都优于椎体成形术（图 5-3）。

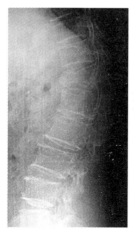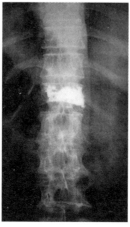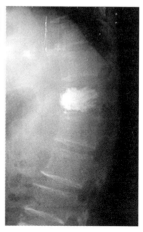

图 5-3 患者，女，71 岁，胸 12 骨质疏松骨折，腰背痛，单侧 Kyphon PKP 后疼痛基本消失

（五）可生物降解的生物材料

自 Kuikarni 等研制出可吸收材料以来，可吸收装置已在骨科手术的许多方面得到了运用，包括骨折固定、骨替代物、软骨修复、半月板修复、韧带固定等。用可吸收材料制成的螺钉、固定针、固定栓、钢板和髓内填充棒，可以提供坚强固定以促进骨愈合，并可将机械稳定性维系一定的时间，在骨折正常愈合之后逐步降解。理想的聚合物材料具有稳定的机械性、温度和黏稠度。最早及最常用的可吸收材料包括聚乙交脂（PGA）、聚丙交脂（PLA）、PGA-PLA 共聚物等。

可吸收内植物克服了螺钉对骨质疏松骨固定的缺点。它已有 15 年的临床应用史，在骨科领域所积累的使用数量已超过了 300 000 例，并且连同在其他领域的使用，数量还在继续增加。可吸收材料有着广阔的使用前景，但还需要更多的相关研究。

（六）同种异体骨

同种异体骨是一种很好的加强固定材料，可以用于任何部位，特别是可以选择性用于长管状骨的髓内或髓外加强固定。结合钢板螺钉系统，可置于髓内，也可用于髓外固定；也可结合捆绑技术联合使用；也可选择用于假体周围骨折的加强固定（图 5-4）。

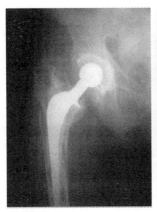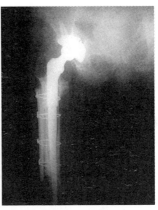

图 5-4　假体周围骨折，翻修术结合异体骨板捆扎带固定

五、人工关节置换

对邻关节的骨质疏松骨折采用假体置换是目前常用的方法，本法常用于股骨颈骨折、肱骨近端骨折的治疗。此外一些老年骨质疏松患者，如果骨折粉碎同时伴有关节严重退行性变，则早期可选择关节置换术。如老年移位型股骨颈骨折（Garden Ⅲ～Ⅳ型）应考虑关节置换术治疗。含羟基磷灰石涂层的人工假体可促进假体周围的骨传导，大大增加人工假体的寿命（图 5-5）。

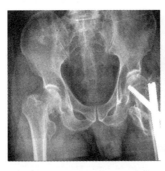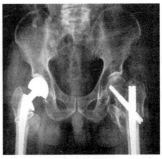

图 5-5　患者，男，83 岁，股骨转子间骨折人工关节置换，以便早期离床活动。右侧股骨转子间骨折，注意这里采用的是翻修柄。一年前左侧股骨转子间骨折，已愈合

以上各种方法可以依据患者的骨折类型和部位加以选择，或依据手术环境单一或联合应用。

第四节　术后治疗

如果患者的骨量丢失已超过骨折阈值，必须选用增加骨量的治疗方法。不管创伤强度是否大到会发生骨折，甚至即使在骨折发生之后，骨量维持的治疗也是必不可少的。特别要关注那些有过骨折病史的患者，有必要进行骨量测量。对于耄耋患者可考虑给予特立帕肽 [PTH (1-34)] 注射治疗，待骨密度值提升后，再给予唑来膦酸（每年 5mg）治疗，维持骨量。

常规康复评定和治疗，适当强度的负荷锻炼，预防跌倒。充足的钙制剂和维生素 D 的摄入（800 U/d），可阻止绝经后早期脊柱骨的骨皮质和骨小梁每年丢失 2% 的骨丢失率。在 1994 年美国国立卫生研究院会议上就一致认为，人体正常生理水平的钙摄入量：12 ~ 24 岁为 1200 ~ 1500mg/d；25 岁直至绝经应为 1000mg/d；绝经后为 1500mg/d。

合理使用钙剂。钙吸收主要在肠道，故钙剂补充以口服效佳。如饮食中钙供给不足可选择适量口服补钙，最好分次补充。钙剂选择要考虑其安全性和有效性，避免过量摄入后发生肾结石或心血管疾病。

对老年患者存在肾功能不全时，可考虑给予活性维生素 D_3，不仅能够增进肠钙吸收，促进骨形成和骨矿化，而且有助于增强肌力，提高神经肌肉协调性，防止跌倒倾向。建议老年骨质疏松骨折患者补充活性维生素 D_3，一般成年人剂量为 0.25 ~ 0.5 μg/d。临床应用时应注意个体差异和安全性，定期监测血钙或尿钙。抗骨吸收药物有双膦酸盐、降钙素、合成雌激素调节剂（SERM）和锶盐。甲状旁腺素 [PTH (1-34)] 是促进骨形成的药物。目前，双膦酸盐（阿仑膦酸钠或利塞膦酸钠）、雷洛昔芬和降钙素已被批准用于骨质疏松的常规治疗，而低剂量的阿仑膦酸钠和雷洛昔芬可作为骨质疏松的预防用药。这些药物已被美国食品药品监督管理局（FDA）批准，中华医学会骨科学分会骨质疏松骨折诊疗指南也将上述药物推荐为骨质疏松的治疗和预防用药。

国际骨质疏松基金会已经批准了有关可能发生脆性骨折患者的治疗预防方案。治疗方案用于 DAXE 检测 T 值为 − 2.0 ～ 1.5SD 骨量减少的患者，同时具备四个主要危险因素（主要危险因素参见第 8 章表 8-1）的患者预防治疗。如果患者已经出现低能量骨折，可考虑使用钙、雌激素受体调节剂或甲状旁腺激素 [PTH（1-34）] 治疗。对于没有骨折的患者，又不愿意接受药物治疗的患者，可建议补充生理剂量的钙、维生素 D（800 IU/d）、多锻炼身体和戒烟。绝经后小于 65 岁、无其他危险因素的患者，应建议适当地补充钙、戒烟和身体锻炼。

目前，临床上阿仑膦酸钠和唑来膦酸用于男性患者，而且双膦酸盐类药物一般不用于绝经前的女性，尤其是妊娠期的妇女。

（叶伟胜）

主要参考文献

[1] Suhm N.Treatment of osteoporosis--the new role of the orthopaedic surgeon. Praxis（Bern 1994），2006，95（3）：67-69.

[2] Simonelli C，Killeen K，Mehle S，et al.Barriers to osteoporosis identification and treatment among primary care physicians and orthopedic surgeons.Mayo Clin Proc，2002，77（4）：334-338.PubMed PMID：11936928.

[3] 中华医学会骨科学分会.骨质疏松骨折诊疗指南.中华骨科杂志，2008，28：875-878.

[4] Johnson T R，Tomin E，Lane J M.Perspectives on growth factors，bone graft substitutes and fracture healing//Obrant K，ed.Management of Fractures in Severely Osteoporotic Bone，London：Springer，2000：111.

[5] Madore G R，Sherman P J，Lane J M.Parathyroid hormone.J Am Acad Orthop Surg，2004；12：67-71.

[6] Nakazawa T，Nakajima A，Shiomi K，et al.Effects of low-dose，intermittent treatment with recombinant human parathyroid hormone（1-34）on chondrogenesis in a model of experimental fracture healing.Bone，2005，37：711-719.

[7] Glowacki J, Hurwitz S, Thornhill T S, et al.Osteoporosis and vitamin-D deficiency among postmenopausal women with osteoarthritis undergoing total hip arthroplasty.J Bone Joint Surg Am, 2003, 85：2371-2377.

[8] Green P H.The many faces of celiac disease：Clinical presentation of celiac disease in the adult population.Gastroenterology, 2005, 128（4 Suppl 1）：S74-S78.

[9] 安跃辉（美）.骨质疏松内固定.天津：天津科学技术出版社, 2007：9.

[10] Schildhauer T A, Bauer T W, Josten C, et al.Open reduction and augmentation of internal fixation with an injectable skeletal cement for the treatment of complex calcaneal fractures.J Orthop Trauma, 2000, 14（5）：309-317.

[11] Wuisman P I, Van Dijk M, Staal H, et al.Augmentation of（pedicle）screws with calcium apatite cement in patients with severe progressive osteoporotic spinal deformities：an innovative technique.Eur Spine J, 2000, 9（6）：528-533.

[12] Cook S D, Salkeld S L, Whitecloud TS 3rd, et al.Biomechanical evaluation and preliminary clinical experience with an expansive pedicle screw design.J Spinal Disord, 2000, 13（3）：230-236.

第6章

骨质疏松症的康复治疗

骨质疏松是各个年龄层次都会出现的问题。婴幼儿时期的骨质疏松称为先天性成骨不全；青年期、中年期会因为肥胖、饮食问题或者疾病导致骨质疏松的发生；老年期则因为成骨细胞的破坏增多，钙质吸收减少引发骨质疏松症。老年性骨质疏松引发的脊柱部位病理性骨折，老年患者因意外跌倒骨折发生率增加使得人们不得不正视骨质疏松带来的危害。各个年龄层次的骨折患者在长期制动后，引发的骨质疏松，甚至影响骨折的愈合，使康复医生和康复治疗师在康复治疗过程中也颇受掣肘。

在整体治疗中，康复治疗运用物理因子治疗、运动治疗等手段，对骨质疏松症患者进行预防、治疗。即使是罹患骨折的患者，专业的康复治疗亦可预防骨质疏松的发生。

第一节 运 动 治 疗

运动治疗是骨质疏松治疗中一种非常重要的非药物治疗方法。目前已经有众多研究证明，无论是局部还是全身骨骼的骨量和骨密度都会因为运动治疗而出现改善。

一、运动防治骨质疏松症的作用机制

根据 Wolff 定律，在应力作用下，骨骼发生形变，产生压电效应，骨细胞的生物物理形式出现变化。在运动治疗中，外力作用于骨骼，随着姿势和体态的改变，相应骨骼承受的压力亦发生改变，促进骨内血液循环，加强了骨内营养和骨细胞代谢运转。同时骨骼在应力

下的微细结构改变使破骨细胞与成骨细胞之间产生钙流，刺激成骨细胞发生，抑制破骨细胞对骨的溶解作用，更有利于骨的形成。在进行适当的运动后，可以增进食欲，提高体内食物营养素的吸收和代谢。运动后产生的饥饿感能加快胃肠道蠕动，促进肠道对蛋白质、钙、维生素 D 的吸收。运动能促进体内血液循环，有利于将食物中的钙质通过血液向骨内输送，促进骨钙化，增加骨密度。另外，运动时骨骼肌频繁收缩，骨骼肌细胞功能性收缩可以大量增加肌肉的血液供应，同时也增加了骨皮质血流量，使骨内部环境保持中性，防止骨溶解；骨内血量的增加也使骨内代谢增快，提高成骨细胞活性，进而促进骨形成。有报道证明，运动负荷使骨量大于相对静止的对照组，桡骨为 6.5% ～ 9%，腰椎为 10% 左右，股骨上端为 8% 左右，骨盆为 11% 左右。亦有实验表明，举重与柔道运动员的肌肉量和肌力大，骨密度高于长跑和游泳运动员；在失重状态下工作的宇航员，骨骼缺乏应力使骨密度明显偏低，说明骨骼承受的机械负荷大、肌肉力量大，更有利于骨密度、骨量的维持和增长。

运动能够促进性激素分泌、改善骨皮质血流量、阻止骨量丢失、促进钙吸收和骨形成。对人体适度的中等强度运动（有氧运动）可以使血液中雌激素、睾酮等性激素水平提高。睾酮与雌二醇能促进骨蛋白合成，参与骨代谢，对骨细胞分裂增殖、预防骨微细结构的改变有显著促进作用，对保持骨骼正常的代谢十分重要。运动能提高体内降钙素的含量，降钙素对骨的作用是直接抑制骨质的吸收，抑制破骨细胞的活性和数量，同时调节成骨细胞的活性而促进骨生长。

因此，运动作为预防骨质疏松最佳的非药物方法，能增强肌肉的力量，改善身体的平衡能力和协调性，提高神经肌肉系统对骨骼的保护，减少骨量丢失引起的骨折。

二、运动项目的选择

运动疗法需要较长时间的坚持方能见效，因此运动项目的选择不能过分单调，要有趣味性，运动负荷不能过强，让运动者能够坚持。运动疗法包括有氧运动、抗阻运动、冲击性运动等。在具体实施时要根据对象的不同选择运动项目及多种运动有机的结合的方式进行锻炼，才能达到有目的、有计划的治疗（表 6-1）。

表 6-1　运动项目的选择

运动形式	对骨密度的作用	部位
游泳	无	无
有氧运动	维持骨量、可能增加	髋、脊柱、跟骨
抗阻运动	维持骨量、可能增加	髋、脊柱、胫骨
低冲击运动	维持骨量、可能增加	髋、脊柱
高冲击运动	增加	髋、脊柱、胫骨
振动运动	增加	髋、脊柱、胫骨
太极	增加	髋、脊柱

三、运动强度、频率、时间的选择

Czarkowska 认为，运动防治骨质疏松是否有效取决于强度、速率、周期数、频率和休息间隔。无论是否以治疗为目的，运动都应关注柔韧性、力量、核心稳定性、心血管健康和平衡几个方面。

有实验表明，对骨质疏松症治疗有效的运动时间是每周 3 ～ 5 次（体质弱者为 2 ～ 3 次），每次 15 ～ 60min，每周休息 1 天。持续的时间长度应该在 1 年以上。研究发现，男子进行低强度、持续时间短的力量训练导致的骨量增加比女子要大；运动增加骨密度的适宜时间是青春期前，此时积极的运动可降低年老时患骨质疏松症的概率及减少绝经后骨折的危险；中老年渐进的力量训练能减少骨量丢失。有研究将大鼠去卵巢建立骨质疏松模型，再对其进行不同强度的运动训练，结果发现，中等强度运动能减少去卵巢大鼠骨量的丢失，减轻骨质疏松的程度，而最大强度训练无作用甚至有不良反应。Micheal 等研究者认为中等强度运动可增加老年人的腰椎骨密度，而大强度运动对老年人的骨有损害作用，太小强度的运动也不会刺激骨形成。因此，运动的设计应考虑到参与者的年龄、身体状况和运动经验。增加骨密度的适宜运动强度为最大吸氧量（VO_{2max}）的60%。如果达不到最佳运动强度或身体能承受的运动强度，运动疗法就不能充分发挥作用。

四、运动的安全性

运动应遵循安全有效的标准进行。标准运动计划应包括热身期（包括关节的全范围活动和肌肉软组织的牵伸），接着做抗阻训练（肌肉力量训练）和心血管健康训练，最后是冷却期（也包括关节全范围活动和肌肉软组织的牵伸）。

当然，在选择运动项目和设计强度、频率、时间等问题时，须了解个体肌肉骨骼的能力，以避免损伤。骨质疏松的运动处方设计应注意以下几个方面：① 脊柱和髋部的骨量，以骨密度来评价；②既往体力活动兴趣爱好；③心血管系统健康状况；④年龄；⑤骨骼外因素；⑥背伸肌和四肢主要肌群的临床评价；⑦脊柱姿势评价来决定是否需要支撑；⑧神经肌肉的粗略评价（如步态的稳定性、平衡、协调）。综合分析以上内容，得出骨质疏松患者所需的运动计划，并在安全的前提下实施。

第二节 脉冲磁场治疗

脉冲磁场治疗（PEMF）是近年来在骨质疏松物理因子治疗研究中应用比较广泛的。低强度脉冲电磁场是指频率 1 ～ 100Hz，强度低于100Gs的低频、低强度调制磁场，在保留静态磁场治疗作用的基础上，使磁疗辐射产生强度可调的交变脉冲动态磁场；动态磁场强度可以在 5 ～ 100Hz 范围调节，充分发挥出各个频率磁场的磁疗作用；不同的电磁场强度和频率有不同的生物效应。

1953 年 Yasuda 首次发现骨的压电效应，即骨受到机械压力后由于胶原变性而将机械能转化为电能，产生压力电位。1989 年 Bassett 总结了 20 多年 PEMF 治疗的临床经验及实验研究结果，肯定了 PEMF

的效果，并归纳了其作用机制，指出 PEMF 会对骨质疏松有影响。1990 年 Rubin 进行了动物实验，研究了骨重建反应与诱导应变频率的关系，指出刺激外骨膜表面成骨最大为 1Hz，但随频率上升所刺激的外骨膜新骨形成下降。1999 年夏群通过对患者的观察，发现 PEMF 对患者钙磷浓度有影响，碱性磷酸酶活性升高，并指出 PEMF 可能使骨折愈合时间缩短。2001 年陈璐璐等发现 PEMF 在刺激骨吸收的同时，能明显增加骨细胞的数量和活性，并增加单位时间内骨重建成骨细胞形成骨的频率，其促进成骨作用远大于并早于骨吸收的作用，因此能够部分逆转已经形成的骨质疏松。

但 PEMF 可以促进骨骼修复和修复骨质疏松的原理机制尚无定论。根本上以 Wolff 定律为中心，考虑以下几个方面：①通过对钙调节激素及因子的影响，抑制破骨细胞的作用，促进成骨细胞的作用；②通过对细胞 DNA 及 mRNA 的影响，促进人成纤维细胞 DNA 合成；③调节钙磷浓度和代谢速率，包括使血钙降低、血磷升高，AKP 升高，促进钙磷代谢。

PEMF 在临床应用上同样取得了不错的效果。Garland 等研究了 PEMF 对慢性完全性脊髓损伤患者的膝关节骨密度影响。6 例患者进行了单膝 PEMF 治疗，与另一侧膝关节做对照，3 个月后发现治疗一侧骨密度上升，对照组则出现下降。Tabrah 对 20 例绝经期后妇女的桡骨骨密度进行研究，受试一侧前臂每日进行 10h 的电磁场治疗，持续 12 周，治疗前、中、后分别测定骨密度，发现受试一侧骨密度明显提高，但在 36 周之后骨密度开始下降。以上两组实验在进行局部观察的同时，也对全身骨密度进行了观察，得出局部治疗出现全身效应的结论，认为是"交叉对话"效应。通过临床研究也发现，PEMF 对治疗频率、治疗时间亦有着严苛的要求，在治疗之后的 6 个月会出现骨密度的下降。因此，PEMF 治疗需要经过长期反复的治疗方能维持效果。

第三节　跌倒与常见骨折的康复

预防跌倒和增加骨量及骨密度同等重要，以降低骨折发生风险。

跌倒是多因素的，预防或减少跌倒需要通过药物和非药物的联合干预。骨质疏松患者的跌倒可能导致严重的骨折，常见的骨折部位亦是常见的骨质疏松部位，如上肢、脊柱和髋关节等部位。

一、上肢骨折

上肢骨折是骨质疏松患者常见的骨折。在进行康复治疗之前，应该仔细评估患者的能力。如果患者是行动不便的老年人，且受伤前使用助行器行走，那么在康复治疗过程中则需要学习使用另一种的助行器或其他辅助用具。如果患者是右利手，且右侧上肢骨折后必须固定于功能位，在患者出院前应进行详细评估，确定患者是否适合返回家中，还是仍然需要在医院进行康复治疗。

（一）肩部骨折与脱位

肩部的骨折与脱位是常见的问题。典型的肱骨近端骨折是发生在坠落时，过度牵拉一侧上肢，此类型骨折通常会合并其他上肢骨折。这类骨折有 80% 的可能是无移位或轻度移位，通常需要较长时间佩戴上肢悬吊带，无法负重。如果骨块移位或粉碎性骨折，半肩关节置换术和全肩关节置换术是首选治疗方案。术后的康复建立在稳固的内固定基础上。

康复治疗以肩关节的活动幅度界定，如手可以舒适地放置在操作台上，或辅助穿衣和如厕。康复项目及目标设计通常与日常生活活动相关。如吃饭需要肩关节内旋最大化，取物、抓握和穿衣需要结合肩关节屈曲、外展和多角度的内 / 外旋运动。肩关节的关节活动幅度丧失也可能会影响到远端关节。对于肩关节而言，最重要的康复目标为关节活动幅度的恢复，因为丧失关节活动幅度会导致疼痛和关节挛缩，如肱骨的螺旋形骨折会导致肩关节内旋挛缩。

这类患者的康复治疗需要 12 周到 12 个月的时间。在此期间，老年患者比年轻患者更容易出现关节僵硬。受影响的上肢不能负重。肩关节非手术治疗时需要制动，肘关节、腕关节和手部须立即进行早期而舒缓的关节活动幅度训练。8 ～ 12 周及以后，大多数患者可以接受渐进性肌肉力量训练和肌肉牵伸治疗。

肩关节脱位在 61 ～ 80 岁的女性中具有很高的发生率，以肩关节前脱位多见。这类损伤的治疗通常为闭合复位并制动 2 ～ 5 周。受伤之前出现肩关节不稳定情况的患者，进行早期活动，会增加重复脱位的可能性。但是，老年人群中关节僵硬仍是最主要的问题，重复脱位在这个年龄组并不常见。肩关节钟摆运动，以及腕关节、手部和肘关节活动幅度训练在伤后即可开始进行；肩关节活动幅度练习在老年人群中是可以早期进行的。肩关节脱位并发肩袖肌肉撕裂的合并性损伤超过了 80%。渐进性的物理治疗和作业治疗在制动期可以帮助增加肌肉力量。另外，肩关节脱位伴有肩袖肌肉撕裂的患者可以进行渐进性练习，从肩袖肌肉的等长收缩，过渡到轻量的主动运动，最后进行渐进式抗阻训练。对于有严重骨质疏松的患者而言，关节活动幅度恢复需要量力而行，以主动运动为主，且以恢复生活能力为主。在康复治疗过程中，最重要的是保护骨质，避免出现病理性骨折。

（二）前臂和腕关节骨折

前臂和腕关节骨折也是骨质疏松患者和老年患者的主要问题之一。其原因主要为摔伤时上肢过度支撑，通常采用闭合复位并进行石膏固定。当闭合复位失败或腕关节过度移位时，则需要进行切开复位，使用钢板和螺钉进行固定，或使用经皮克氏针和 Kirschner 张力带进行固定。早期的手指和肩关节活动幅度可以保持肢体的功能，避免过度僵硬。反射性交感性营养不良为这些骨折的常见并发症。与其他上肢骨折相似，大多数手部骨折的患者会采用闭合的方法进行治疗。未受影响的关节应及时进行关节活动幅度训练，以避免僵硬。

前臂、腕部和手部骨折需要进行精细动作训练和灵活性的治疗。此区域的关节活动度丧失更多来源于肩关节和肘关节的功能丧失。另外，神经功能的减退、手指和手部关节活动幅度丧失，比肢体近端的问题更加严重。这是因为精细运动必须依靠手部和手指关节活动。尽管特殊技能的康复并不是每个腕部和手部损伤的患者都需要，但是手指的屈伸和握力训练确实需要作为家庭康复训练的必备练习。如果患者在家中没有进行足够的练习，或关节活动幅度明显减少，则需要联系手部治疗师，进行关节活动度（ROM）和肌力的训练。神经损伤是这个区域常见的损伤，需要配合饮食和辅助用具进行治疗。

二、脊柱骨折

骨质疏松性椎体压缩骨折也是常见的骨折。这类骨折大多数为稳定性骨折。通常这类骨折是由于后侧压力，逐渐造成椎体变形，并合并神经损伤。

术后前 2 周的物理治疗内容包括带支架移动、下肢力量训练、床上翻身。6 周后，压缩骨折部位进行主动伸展训练；8 ～ 12 周进行屈曲、伸展和旋转运动；12 周以后开始渐进式抗阻训练。

三、下肢骨折

通常下肢骨折需要急症治疗。下肢骨折的患者通常需要手术治疗，扩大其功能恢复。

髋部骨折是老年骨质疏松人群中最常见的骨折。这类骨折在老年人中具有较高的发病率。每年约有 20% 的老年患者为此类骨折所困。这类骨折最大的问题是老人丧失了功能独立性。髋部骨折会引发腹股沟处疼痛和无法移动。股骨颈骨折需要经过手术治疗，如无移位的情况则使用螺钉固定或成角固定。移位的股骨颈骨折需要进行半髋关节成形术（置换术），但有些患者在进行半髋关节成形术（置换术）后出现髋部疼痛。

术后康复治疗的重点是早期活动。骨科医生会让患者负重，康复治疗师应指导其在助行器（拐杖）的帮助下如何进行负重训练。

功能性运动中肌肉的使用非常重要，如步行和转移，需要在康复治疗早期进行力量训练，尤其重要的是髋伸肌群、髋外展肌群和股四头肌。早期需要髋、膝肌群的等长收缩，以及踝泵训练可以在一天之内进行多次。稍后，直腿抬高、去重力的髋外展练习和足跟滑动练习需要逐渐加入。功能性运动需要早期进行，如最初进行转移，之后为步态和楼梯训练。骨折后全髋关节置换的患者，髋伸肌群和外展练习需要渐进进行。这类患者髋关节必须限制运动，屈髋不超过 90°，内旋中立位，内收 0° 位。也有一些辅助设备可以使用，如髋椅、外展枕、强制固定袜和便椅，可以降低脱位的概率。现今的研究已将这些列为评估项目。

下肢骨折康复的最基本目标是移动，或者使用安全最小辅助从一个地方移动到另一个地方。当患者有髋部骨折，通常负重受限时由于疼痛，或行走需要过多的能量消耗。两点和三点负重步态会使行走时的能量消耗增加33%，无负重步态需要增加78%的消耗。由于能量的消耗，很多老年患者很难接受无负重的步行，需要使用轮椅代步，直至其骨折愈合稳定。物理治疗、护理和支具均对预防挛缩有一定帮助。

四、老年多发伤

老年患者跌倒最容易发生多发性骨折，需要医疗团队的特别照顾。有些对于年轻人无害的损伤，对于老年人来说却是致命的。如果是多发性肋骨骨折，需要进行ICU监护，固定会导致患者无法深呼吸，并且很快进入代谢失调状态。

从康复的观点来看，患者需要一个全面的康复计划。所有的损伤多需要概括在这个计划中。对于老年人来说，在一段时间内需要卧床休息。这种情况多发生在不同的两个肢体的长骨骨折。通常来说，患者使用平滑板进行转移。在丧失功能的阶段，方便照顾和监护，轮椅是必需的。床上活动对于患者来说非常重要，他们必须学会独立翻身和床上移动，可以减轻其身体局部的压力，减少压疮发生的可能性。躯干的肌肉力量和上肢肌肉力量训练使其转移较为容易，更好地达到功能独立性。多发性创伤的患者需要个体化的治疗方法，需要包含每一处损伤的康复治疗方法，以及所有损伤之后的总体康复治疗方法。

五、应力性骨折的康复

在骨质疏松患者中，还有结构障碍和应力骨折，有严重疼痛，却不伴有受累骨性结构移位者，可通过骨扫描或MRI观察到，如股骨颈应力性骨折。应力性骨折的治疗首先是疼痛的处理，可以使用冰敷、非类固醇消炎药，以及减少受累肢体负重的方法。然而，为了维持个体的肌肉力量和健康水平，推荐水中运动如游泳和水中行走。受累关节的肌力训练需像受伤之前一样继续抗重力运动。经过 4 周的无痛运动训练，患者应开始下一个阶段的治疗。在这一阶段开始逐渐抗重力进行负重活动，建议非水中的运动训练，同时进行疼痛的处理。

第四节　老年骨质疏松术后康复

老年的骨质疏松问题一直是备受关注的。因老年人的身体运动功能和生理功能发展迟缓和功能下降，导致姿势异常、平衡能力减弱、关节退行性变及一系列心脑血管问题（内科疾病），老年人跌倒骨折和病理性骨折的概率较青中年人明显增加。骨质疏松会增加骨折不愈合、愈合后再次骨折的风险，而骨折愈合过程中的制动则会增加骨质疏松的严重程度，最终形成恶性循环。

为了减少手术制动的影响、增加平衡能力、预防再次骨折，早期的康复治疗就显得尤为重要。同时，老年患者会并发一些急慢性内科问题，甚至神经科问题。在卧床一段时间后，老年人常因体力、疾病的原因无法耐受大剂量的康复训练，并且一些疾病会影响骨折的愈合，如脑卒中患者的骨折，可能因肌肉张力问题导致骨折愈合不良。因此，在康复治疗过程中，康复医生和康复治疗师应多角度考虑，使患者得到最佳的康复治疗。

患者应尽量避免损伤后的长期制动，减少了骨质疏松、肌肉萎缩，也降低了血栓的风险。压疮也是由于长期制动，并且长期保持某一种体位造成的。由于呼吸减弱造成的肺炎、长期卧位造成的泌尿系统感染，以及其他的感染性并发症也都是由于损伤后长期制动造成的。

优秀的康复管理，不只是描述了病患能够达到的最高水平功能活动，而是在治疗过程中，应尽量避免或最小化各种风险因素对病患的影响。

一、可能出现的风险因素

（一）静脉血栓

血栓是在骨科创伤后最常见的并发症，包括深静脉血栓（DVT）

和肺栓塞（PE）。老年人长期制动更易增加静脉血栓的风险。多种内科问题和生理功能恢复减慢都会导致对血栓的耐受力降低。

老年患者通常表现出非典型性 PE，主要是由于精神因素造成的。临床上对于 PE 的确诊需要进行通气血流比值（V/Q）测定或螺旋 CT 扫描。在老年患者身体允许的情况下，可以预防性使用抗凝血药物，如低分子肝素或华法林，可以单独使用某一种药物，也可以先后加入药物复合使用。至于如何增加抗凝血药物，则需要衡量患者出现静脉血栓的概率和出血倾向的发生概率。

（二）压疮

压疮通常发生于长期住院的老年患者。在护理过程中，骨突处需要加以衬垫保护。即使使用气垫床，也需要警惕压疮的发生。当患者患有骨质疏松，全身营养状况差的时候，发生压疮的可能性会增加。因此，康复人员、护理人员和营养师应在患者入院时认真评价患者整体状况。通常，老年人最易发生压疮的部位有骶尾部、足跟部，可以将双足跟部用软海绵垫起，或者将枕头放置在跟骨下方，用以减轻足跟的压力。经常更换躺卧的姿势也可以避免骶骨处的压疮发生。对于恶病质或者瘦弱的患者，需要警惕肩胛骨和枕骨的压疮发生。这两个区域也是压疮的好发部位。如果患者需要制动，压疮通常会发生在偶尔的挪动，皮肤与织物的摩擦，或者身体营养很差的患者，那么需要考虑应用充气的压力垫。压疮是一种预防胜于治疗的合并症，因为老年人的血流速度较慢，故此一旦发生压疮会很难治愈。

（三）肺炎

经历骨科手术之后，老年患者通常会感到深呼吸困难。一部分原因是麻醉造成的肺不张，接着患者多会出现渐进性呼吸减弱，逐步导致肺炎的发生。当然也有肋部骨折或上肢近段骨折的情况，深呼吸时会引发疼痛，因此，患者会尽量避免深呼吸。有些患者会由于神经性并发症，在吸痰时增加感染的风险。这些因素都增加了肺炎发生的风险。指导患者进行刺激肺功能的呼吸训练是必要的。如果患者的精神状况不好，则需要进行心肺物理治疗，以清理痰液为主。需要仔细听诊肺部，以便早期发现肺实变。另外，如果患者出现发热的症状，首先考虑进行胸腔 X 线检查。老年人多发性肋骨骨折的案例，需要进入 ICU 进行特别护理，这类患者有可能由于呼吸运动减弱迅速导致机体进入失代偿状态。

（四）精神紊乱

大量的老年流行病学报道了老年性抑郁的发生，并且其发生率随着年龄的增长而增加。如患者在入院前已经有抑郁病史，会由于住院和镇痛药物的使用增加精神紊乱的可能性。物理治疗师和作业治疗师通常借助辅助器具或设备，教授患者训练及器械使用方法。如果患者的学习能力受到抑郁症的影响，那么考虑接受抑郁症康复治疗。

二、康复计划和目标

早期活动是骨折固定后最初的目标，但整体功能的恢复是十分个体化的。物理治疗师和作业治疗师需要针对患者所需功能进行相应的训练。一些患者需要使用轮椅行动，对于他们的功能恢复，仅需要使他们可以从任何位置转移到轮椅上，达到其自理。一部分患者身体情况较好，可以完成步行和独立生活时，进行与步态和 ADL 相关的引导及肌肉力量训练，则是最好的康复治疗。还有一些患者在骨折之前，经常参加社区活动或体育类活动。那么，他们的目标需要根据骨折前不同的运动水平进行设定。为了达到恢复功能的目标，肌肉力量和关节活动幅度是必须恢复的。根据关节的不同，肌肉力量和关节活动幅度的康复程度亦不同。

三、康复治疗方法

（一）关节活动幅度

关节活动幅度丧失是康复过程中的常见问题。损伤后的制动促使老年患者寻找舒适的姿势。老年人的软组织与年轻人相比，支持性和弹性都较差。因此，老年患者会迅速丧失关节活动幅度。上肢关节活动幅度丧失会影响日常生活活动能力的丧失。下肢关节活动幅度的丧失，会使患者出现异常步态，并且出现行走距离缩短和使用助行器时出现疼痛的情况。长期卧床休息，距小腿关节和足部会出现马蹄足样改变，如果卧床时间继续延长，距小腿关节会出现跖屈向挛缩。长此以往，步态异常如足趾点地、下肢画圈行走最终会引发骨科并发症和步行机制异常。在患者卧床时，可以用一些特制的靴子对异常姿势进行矫正，这种靴子可以预防足部马蹄样变形，使足部维持在中立位或微背屈位。在病情允许的情况下，可以早期进行辅助主动活动。患者主动用力，康复治疗师辅助，进行早期的关节活动，保证未受骨折影响的关节尽早恢复，维持关节活动幅度。

（二）肌肉力量

随着卧床时间的延长，肌肉力量会逐渐减弱。物理治疗师和作业治疗师旨在预防制动期的肌肉力量丧失。通常肌肉力量的丧失是由于异常步态和日常生活能力减弱引起的，这是由于在进行这些运动时，肌肉群不能有效地协调运动，导致力量不能有效地使用。物理治疗师需要训练患者的伸髋肌群、髋外展肌群、伸膝肌群和踝背伸肌群。以上肌肉群对维持直立姿势、增加步行的速度和有效性、减轻步行时的心脏压力是非常重要的。

（三）心肺功能训练

心肺功能训练在老年人群中是个非常重要的康复过程，尤其是心肺疾病的老年患者。这些患者通常对重力原因导致的体液回流障碍代偿能力较差，同时其生理自我恢复能力符合老年人的年龄变化趋势。当患者心肺功能出现去适应作用的时候，进行骨折后出血和外科手术麻醉，会使心肺功能更加恶劣。物理治疗师和作业治疗师通常使用上肢自行车及重复性运动增加患者的耐受力，帮助他们达到全面康复的目的。我们鼓励下肢骨折的患者早期、甚至术前就接受心肺功能训练，达到更好适应手术和麻醉的目的。

（四）疼痛的控制

在医院治疗骨折的过程和康复过程中，疼痛的控制是非常重要的。在手术前进行局部神经阻断麻醉，可以控制外科手术时的急性疼痛。但是，这种神经阻断麻醉持续时间非常短暂。患者自控镇痛（PCA）由于它允许患者自己使用控制疼痛，而在骨科广泛应用。非甾体抗炎药是镇痛的常规用药。动物实验证明，长期使用非甾体抗炎药镇痛，可能会引起骨折愈合障碍。另外，非甾体抗炎药对于肾功能障碍的患者并不是最佳的选择。

对于有脑血管病病史的患者来说，肌肉松弛药如地西泮可能对骨折后肌肉痉挛的案例有效。另外，此药物会在治疗中，抑制肌肉控制。需要牢记的是，这些药物有类似麻醉药的作用，可能会引发嗜睡，使用时需要密切观察患者是否出现嗜睡状态。整体来说，老年患者的疼痛控制是可选择的，但需要医疗团队的所有成员谨慎监护。

（五）负重

骨外科医师会根据骨折部位是否稳定，选择患者是否适合负重。另外，他们会考虑手术时的内置物是帮助骨折部位承受力量，还是分担力量。由于老年人的骨质减少，有些骨折类型（如髋关节转子下骨折和转子间骨折），骨外科医师经常会让患者无负重或足尖点地负重。这种情况下患者需要很好的平衡能力，并消耗极大的能量。通常情况下，老年患者无法耐受这种负重方式。这时，物理治疗师和作业治疗师需要找到其适应的方式，如训练患者转移的方法、使用轮椅的方法。老年患者通常会自然地将重量放在未受损伤的下肢。

四、其他常见的老年问题

（一）大、小便失禁

大、小便失禁是老年人长期卧床后，经常出现的问题。部分老年人在受伤前就已经出现此类症状。这类患者具有较大的护理负担，大小便失禁的患者在手术过程中会出现污染的风险。护理必须保证手术过程中清洁和干燥。有些患者的骶尾部会出现压疮或开放性伤口，这类患者需要在伤口处遮盖敷料，预防污染。通常持续使用佛雷导尿管，减低伤口感染的风险。当外科伤口有污染风险时，密封皮肤和闭合伤口的敷料是必需的。

（二）神经系统合并症

神经科并发症是指年龄导致的脑血管病，在老年人中常见，患者通常会留有残疾。如果患者因脑血管病病史出现言语困难，则需要特殊的护理人员进行照顾。沟通板、图片代替言语沟通，或使用非言辞表达沟通的方法更适用于这类人群。

这类患者会出现痉挛和异常步态。这些因素会影响康复的进程，也需要医疗团队大量的关注。帕金森病患者对于康复专家们来说是更感兴趣的。他们会表现出特征性步态，始动困难、足部拖地行走和难以停止（所以称为 festinating gait）。这种步态在下肢骨折时是十分难以控制的，几乎无法控制负重。在治疗阶段，可以用音乐进行移动时间的控制，减轻异常步态的影响，并允许患者使用助行器，更易进行训练。在处理减轻负重的问题上，很多帕金森病患者和神经系统疾病患者选择使用轮椅直至骨折完全愈合，度过限制负重期。这种情况下，逐步增加关节活动幅度练习和功能性支具可以帮助患者防止挛缩的发生。神经科手术和药物治疗用来改善脑部多巴胺的摄取功能。

（三）血管功能障碍和糖尿病

血管功能障碍和糖尿病是常见并发症。骨骼、皮肤和其他组织的愈合需要血液供应氧、营养和免疫因子。糖尿病和血管功能障碍会使愈合时间延长，增加感染和并发症的危险。糖尿病和血管病变通常导致毛细血管的改变，最终出现神经病理性改变。当物理治疗师教授患者使用助行器（拐杖）或行走姿势学习心得时，这些运动学习需要功能性背侧本体感觉纤维的传导。这些纤维存在于足部与距小腿关节内部。如果糖尿病导致神经和血管病理性改变，则上述系统受损或缺失。有时，这种神经病理性改变较少或呈中等程度，当足跟受到巨大的地面反作用力时，这些神经纤维则开始工作。一个较轻便的踝足支具可以达到同样的效果，但长时间使用会造成某些部位压力增加，需要预防压疮的产生。

糖尿病会给临床医务人员提出更多难题。一些长时间患有糖尿病的患者可能合并神经系统病变，可能导致伤口的不愈合或延迟愈合。此类患者的问题在于，即使极其微小的骨折或损伤也会出现假关节现象，或者在骨折愈合之前行走时出现内固定断裂。

（四）视觉或听觉问题

视觉和听觉问题是与老年人沟通时常见的问题。治疗师和临床工作人员在与老年人沟通时必须时刻谨记这些问题，需要针对不同情况设定康复治疗。安全是首要的问题。当这类患者出现关节活动幅度减少或限制负重的情况时，渐进性康复目标有可能会延迟达标。对于这种情况可以进行语言和听力评估，和（或）替代沟通方式（如在白板写字沟通），或用简单的方法扩大听觉能力（如便携式助听器）。

如果在康复治疗过程中受到限制，则应考虑其在日常生活当中亦会出现安全问题。因此必须考虑到有听视觉问题的患者日常安全问题，为其设计更为安全和简便的日常生活程序和生活环境。

五、康复护理

骨质疏松患者在离开医院和康复中心仍需要康复护理。康复护理方案必须以出院为前提。定期的 X 线检查需要用以确定骨折愈合程度、是否有移位，以及固定的情况。这些检查提供的信息可以帮患者助确定负重。另外，密切观察手术的伤口，伤口愈合时间为 2～3 周。骨质疏松的管理、预防摔伤是这个时期必须介入的项目，如慢性病的规律性治疗，预防急症发作。患者出现骨质脆性增加的病理性骨折，需要检查维生素 D 水平，钙、镁、磷水平，需要有内分泌专家跟进治疗。当然这些患者需要进行骨密度检查，并且考虑双膦酸盐治疗。

长期进行家庭护理的患者更适合使用娱乐治疗来增进患者的社会功能。融合了物理治疗和作业治疗在内的娱乐治疗涵盖了更多的转移和移动的目标、IADL 训练目标以相关的力量训练。

有些患者需要在特殊护理的照顾下达到重返家庭的目标，或者达到某种形式上的独立生活或改进的独立生活。患者需要保证每天 2h 参与技巧性训练，但在这之前患者必须确保有足够的体力能够接受康复训练。物理治疗的目标包括功能型移动性训练，如步行、转移、轮椅训练和与这些功能性目标相关的力量训练。作业治疗包括训练患者在其返家后，所需要的最基本的 IADL 训练。

六、总结

骨质疏松的康复治疗十分复杂且涵盖内容广泛。不仅包括了骨折的整体康复治疗，还包含了骨质疏松的预防。预防工作是骨质疏松康复治疗的重点，无论是运动、营养、药物等治疗，均应配合使用。所有的康复治疗最终结果是使患者具有较高的生活质量，恢复正常的家庭生活。在骨折的康复治疗过程中，由于患者需要在家中使用轮椅、助行器（拐杖）等设备，恢复患者的日常生活能力显得尤为重要。康复治疗还应涉及预防跌倒，增强骨骼强度，增加肌肉力量，因此很多骨质疏松患者需要进行系统的康复治疗。

（李　洁）

主要参考文献

[1] Brainsky A, Glick H, Lydick E, et al.The economic cost of hip fractures in community dwelling older adults : a prospective study.Jounal of the American Geriatric Society, 1997, 45 : 281-287.

[2] Wilkins, K.Health careconsequences of falls for seniors.Health Reports, 1999, 10 : 47.

[3] Petrella R J, Payne M, Myers A, et al.Physical function and fear of falling after hip fracture rehabilitation in the elderly.American Journal of Physical Medicine and Rehabilitation, 2000, 79（2）: 154-160.

[4] Shah M R, Aharonoff G B, Wolinsky P, et al.Outcome after hip fracture in individuals ninety years of age and older.Journal of Orthopaedic Trauma, 2001, 15（1）: 34-39.

[5] Youm T, Aharonoff G ; Zuckerman JD, et al.Effect of previous cerebrovascular accident on outcome after hip fracture.Journal of Orthopaedic Trauma, 2000, 14（5）: 329-334.

[6] Tiberio D.Evaluation of functional ankle dorsiflexion using subtalar neutral position : a clinical report.Physical Therapy, 1987, 67 : 955-957.

[7] Edelstein D M, Aharonoff G B, Karp A, et al.Effect of postoperative delirium on outcome after hip fracture.Clinical Orthopeadics and Related Research, 2004, 42（2）: 195-200.

[8] Heruti R J, Lusky A, Barell V, et al.Cognitive status at admission : does it affect the rehabilitation outcome of elderly patients with hip fracture? Archives of Physical Medicine and Rehabilitation, 1999, 80 : 432-956.

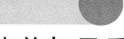

第7章
营养与骨质疏松症

减少骨量丢失是预防骨质疏松（osteoporosis，OP）和防止骨折最重要的途径。一生中最高骨量称为骨峰值，骨峰值决定于遗传因素和环境因素两个方面，遗传因素是主要的，无法改变；但环境因素是可以调整并加以控制的，如儿童期间足量钙的摄入，生长期的运动锻炼，均可使骨峰值增加。消除危险因素也是预防骨质疏松的有效手段，如戒烟、避免酗酒、减少咖啡因的摄入，少用类固醇激素等均可减少骨量丢失。营养因素和运动更是预防的重要措施。

一、钙与骨质疏松症

（一）钙与骨骼健康

在骨骼所含的骨矿物质中钙占其中的 37% ～ 40%，人体中约 99%的钙集中在骨骼和牙齿中，主要存在形式为羟基磷灰石 $[Ca_{10}(PO_4)_6(OH)_2]$ 或磷酸钙 $[Ca_3(PO_4)_2]$。在钙泵的作用下，骨细胞周围胞质中的钙离子（Ca^{2+}）被集中到细胞内，细胞内的 Ca^{2+} 与磷酸根（PO_4^{3-}）反应生成磷酸钙，磷酸钙被骨细胞分泌到细胞外并沉积在骨细胞周围，与氢氧化钙结晶为羟基磷灰石微晶，并通过不断地沉积形成高强度的骨组织。

机体骨骼的钙与混溶钙池（钙以离子状态分布于软组织、细胞外液和血液中，统称为混溶钙池）保持着动态平衡，该动态平衡主要由甲状旁腺激素（parathyroid hormone，PTH）、降钙素（calcitonin，CT）和 $1,25\text{-}(OH)_2\text{-}D_3$ 相互作用调节。当摄入钙不能满足机体需要时，血液中钙离子浓度降低，PTH 促使骨骼释放出可交换钙，$1,25\text{-}(OH)_2\text{-}D_3$ 促进肠黏膜对钙的吸收，同时与 PTH 发挥协同作用增加骨吸收，并促进肾小管对钙的重吸收。当机体长时间钙摄入不足时，骨吸收大于骨形成，导致骨量减少，从而导致 OP 的发生。

1. 钙对骨峰值的影响　骨质疏松的发生与青年时骨峰值的高低及年老时骨量丢失速度密切相关，同时骨峰值对将来的骨折风险起到决定性作用。骨量的增长在青春期增长最快，并且在早期成年期达到骨峰值。Vatanparast 等进行的前瞻性研究发现，青春期时的白种人男性（9～18 岁）平均每年骨量 [特指骨矿含量（bone mineral content，BMC）] 自然增长 198.8g，相当于每天积累 175.4mg 钙，骨量在 13～14 岁达到自然增长最大值 335.9g；女性平均每年骨量自然增长 138.2g，相当于每天积累 121.8mg 钙，骨量自然增长最大值在 12～13 岁时达到 226.0g。我国曾有文献报道，我国男性腰椎及股骨近端骨密度（bone mass density，BMD）峰值在 20～29 岁时获得，女性腰椎 BMD 峰值在 30～39 岁获得，而股骨近端在 20～29 岁获得。70%～80% 骨峰值的获得由基因决定，而钙的摄入则对剩余 20%～30% 的变动起到重要的决定作用，所以生长阶段获得充足的钙可能对最大化骨峰值起关键作用。

20 世纪 90 年代的多项研究已证实补充钙剂可以显著增加青少年的骨密度，研究者认为这一效果可增加骨峰值。Winzenberg 等对儿童使用钙补充剂的研究进行综述，钙对骨量的增加具有积极作用，虽然这一作用是很小的，但儿童和青少年期的钙摄入对骨骼的健康仍然是至关重要的；Huncharek 等在其研究膳食钙和奶制品对儿童骨骼健康的荟萃分析中发现，当儿童日常膳食摄入的钙量较低时，增加膳食钙或者奶制品的摄入量，可显著增加全身和腰椎的 BMC。近几年的研究进一步证实摄入充足的钙可增加青少年的 BMD 和 BMC。Liberato SC 等对 35 名 18～25 岁健康男性进行的横断面调查发现，每日钙摄入量超过 1000mg 的受试者比摄入量少于 1000mg 的受试者身高更高且全身 BMC 更高。Ma XM 等对我国 12～14 岁的青少年在为期 12 个月的时间内补充钙剂，结果与低剂量组相比，高剂量组女生股骨颈 BMC 显著增加，同时高剂量组和中剂量组男生的股骨颈 BMC 亦高于低剂量组。

但是，当通过服用钙补充剂达到钙推荐摄入量时，补钙的效果往往是短暂的，当停止补钙时，对骨量的影响很难维持。Ward KA 等对 80 名 8 ～ 11.9 岁的西非男孩进行了为期 12 年的跟踪研究，在补充碳酸钙 1 年后，干预组男孩的生长速度快于对照组，这些可反映在全身 BMC、全身骨面积、腰椎和臀部的骨面积，但是在跟踪观察 12 年后发现，补钙对骨骼增长量或者骨骼生长速度没有显著影响。

研究证实青少年时期摄入充足的钙可显著增加骨骼健康，为了使骨峰值达到最大值，应注意每日摄入充足的钙，而不可只是短期地补钙。

2. 钙对骨量丢失的影响　当机体达到骨峰值后，骨形成和骨吸收保持平衡状态，但当妇女绝经期到来、男性进入中年期后，骨吸收大于骨形成，骨量开始出现丢失。李宁华等的研究结果显示，我国女性腰椎密度在 40 ～ 49 岁阶段开始缓慢降低，50 ～ 59 岁阶段骨量丢失加速；男性各部位 BMD 从 30 ～ 39 岁阶段以后逐渐降低，但无明显的骨量加速丢失期。同样的，骨量的丢失也同时受遗传因素、营养状况、运动负荷及激素调控等因素的影响。

Heaney RP 的研究提示，绝经后妇女血钙水平处在负平衡，导致骨量丢失；当每日的总钙摄入量 < 800mg 时，围绝经期和绝经后妇女的 BMD 丢失增加、骨折的风险增加。但是调查发现一般老年妇女钙摄入量普遍低于推荐摄入量，且钙的摄入量和肠道对钙的吸收率均随着年龄的增长而减少。而多项研究已经证实，摄入充足的钙对减少骨量丢失具有积极作用，尤其是对那些钙摄入量低于推荐摄入量的人群，但绝经早期进行补钙收效甚微，因为在这一时期造成的骨量丢失主要是雌激素骤减所致。Zhu K 等在其关于钙与骨骼健康的一篇综述中报道，钙对减少骨量丢失和预防骨质疏松骨折具有重要作用，荟萃分析结果显示补充钙剂可减少 0.5% ～ 1.2% 的骨量丢失并可将老年人所有类型的骨折风险至少减少 10%。Wlodarek D 等对 625 名年龄 > 55 岁的波兰女性进行的横断面调查发现，股骨颈 BMD T 值大于 -2.5SD 的女性通过奶制品摄入的平均钙量显著大于 T 值小于 -2.5SD 的女性，并且有骨折史的女性平均钙摄入量显著小于无骨折史的女性，表明摄入充足的钙对减少骨量丢失、预防骨折具有积极作用。Chen HL 等使用柯菲尔（一种高加索地区牛奶发酵饮品）对切除卵巢的大鼠进行干预研究，结果干预 12 周后，柯菲尔可显著增加大鼠的 BMD、骨体积、骨小梁厚度和数目。Prince RL 等对 1460 名大于 70 岁的老龄妇女进行为期 5 年的干预研究，结果补钙可显著提高干预组研究对象的 BMD 和骨骼力量。此外，若干同时补充钙和维生素 D 的研究也证实补钙可减少骨量丢失、预防老年骨折的发生。

摄入充足的钙只能够减少骨量的丢失但是却不能预防骨量丢失，其机制可能是因为摄入充足的钙可以延缓骨重建的速率，使在单位时间内的骨重建单位减少，减少骨吸收，从而使骨量丢失减少。

（二）中国居民膳食钙摄入量及推荐摄入量

钙对骨骼健康、预防 OP 具有积极作用，那么，是否摄入的钙越多越好？其实不然，研究认为当摄入的钙已达到推荐摄入量时，再摄入过多的钙其效果不会更显著，反而会影响其他元素的吸收如铁和锌，甚至还有可能增加出现心血管事件、肾结石和胃肠道症状的风险。

2002 年进行的中国居民膳食状况结果显示，中国各年龄段居民的钙摄入量普遍低于推荐摄入量，并且中国居民膳食钙的食物来源不尽合理，主要来源于植物性食物，而含钙量丰富且易吸收的奶及其制品却摄入偏少；而 1991～2009 年进行的七轮"中国居民健康与营养调查"中 18～49 岁成年居民的调查结果显示，虽然钙摄入量有上升趋势，但仍维持了 2002 年调查时的缺陷，植物性食物仍为其主要来源。2012 年最新版中国居民膳食推荐摄入量中的钙推荐摄入量见表 7-1。

（三）补充钙的方法建议

（1）为了达到每日摄入充足的钙，首先应该做的就是多食用含钙丰富的食物。补钙的首选食物就是奶及其制品，每 250g 牛奶约可提供 300mg 钙，并且其中所含的乳糖、氨基酸等还可促进机体对钙的吸收。其他含钙量较高的食物见表 7-2。

表 7-1 中国居民膳食钙参考摄入量（mg/d）

人群	EAR	RNI	UL	人群	EAR	RNI	UL
0 岁～	—ᵃ	200（AI）	1000	50 岁～	800	1000	2000
0.5 岁～	—	250（AI）	1500	65 岁～	800	1000	2000
1 岁～	500	600	1500	80 岁～	800	1000	2000
4 岁～	650	800	2000	孕妇（早）	+0ᵇ	+0	2000
7 岁～	800	1000	2000	孕妇（中）	+160	+200	2000
11 岁～	1000	1200	2000	孕妇（晚）	+160	+200	2000
14 岁～	800	1000	2000	乳母	+160	+200	2000
18 岁～	650	800	2000				

a. 未制定参考值者用"—"表示；b."+"表示在同龄人群参考值基础上额外增加量；
EAR.estimated average requirement，平均需要量；RNI. recommended nutrient intake，推荐
摄入量；AI. adequate intake，适宜摄入量；UL. tolerable upper intake level，可耐受最高摄
入量

资料来源：中国营养学会.中国居民膳食营养素参考摄入量（2013 版）

表 7-2 常见食物中钙的含量（mg/100g 可食部）

食物	含量	食物	含量	食物	含量
虾皮	991	苜蓿	713	酸枣棘	435
虾米	555	荠菜	294	花生仁	284
河虾	325	雪里蕻	230	紫菜	264
泥鳅	299	苋菜	187	海带（湿）	241
红螺	539	乌塌菜	186	黑木耳	247
河蚌	306	油菜苔	156	全脂牛乳粉	676
鲜海参	285	黑芝麻	780	酸奶	118

资料来源：孙长颢.营养与食品卫生学.第 6 版

（2）此外就是应注意会影响肠道钙吸收的因素，应避免与含钙丰富的食物或者补钙制剂一起食用：某些谷类、蔬菜等植物性食物中含较多的草酸、植酸及磷酸，其可与钙形成难溶的盐类，阻碍钙的吸收；膳食纤维中的糖醛酸残基可与钙结合、未被消化的脂肪酸与钙可形成钙皂，均会影响钙的吸收；一些碱性药物，如苏打、小檗碱、四环素等也影响钙的吸收。

（3）有些因素可促进肠道钙的吸收：维生素 D 可促进小肠对钙的吸收；蛋白质消化过程中释放的某些氨基酸，如赖氨酸、色氨酸、组氨酸、精氨酸等可与钙形成可溶性钙盐而促进钙的吸收；乳糖经肠道菌发酵产酸，与钙形成乳酸钙复合物可增强钙的吸收；一些抗生素如青霉素、氯霉素、新霉素有利于钙的吸收。

（4）补钙剂的选择：当通过食物所摄入的钙不足时，可在医师指导下服用钙剂。现在的补钙剂主要包括柠檬酸钙、碳酸钙、氯化钙、乳酸钙，其含元素钙量分别为 40%、27%、13% 和 4%，机体吸收率在 10% ～ 20%，胃酸缺乏者宜服用柠檬酸钙。且研究表明柠檬酸钙的吸收率要优于碳酸钙。应在进餐时服用补钙剂，同时适量饮水，可增加吸收，且分次服用的效果比一次服用好。当中年人每天饮用一杯牛奶再补充钙剂 600mg，同时搭配合理的膳食，就可满足一日钙的需要量，预防骨质疏松的发生发展。当然补充钙剂量还是需要根据个体的膳食摄入钙量进行个体化的补充。

二、维生素 D 与骨质疏松症

（一）维生素 D 对骨骼和骨骼肌健康的影响

维生素 D 对骨骼健康的影响，主要是通过其对钙吸收的影响发挥作用。通过促进肠道对钙、磷的吸收，升高血钙浓度，为钙在骨骼中沉积、骨骼矿化提供原料，对骨形成发挥间接作用。肠黏膜上分布着 $1,25\text{-}(OH)_2\text{-}D_3$ 受体，十二指肠最多，之下的肠道逐渐减少。$1,25\text{-}(OH)_2\text{-}D_3$ 可诱导小肠上皮细胞合成钙结合蛋白，其与钙离子有较大的亲和力，一个分子可与两个钙离子结合。$1,25\text{-}(OH)_2\text{-}D_3$ 对肾脏也有直接作用，可促进肾小管对钙、磷的重吸收，减少丢失。

维生素 D 通过维生素 D 内分泌系统对血钙的平衡起调节作用。当机体血液 25-(OH)-D 缺乏时，血钙浓度降低，导致 PTH 代偿性地分泌增加，导致继发性甲状腺功能亢进，继而出现骨转化增加、骨矿化水平降低，骨量丢失加速。Durazo-Arvizu RA 等收集 387 名年龄 65～87 岁老年人的血样分析血清 25-(OH)-D 水平与 PTH 的关系，发现当 25-(OH)-D 水平在 25～50nmol/L 时，PTH 值显著降低，但是当 25-(OH)-D 在 50～75nmol/L 时，PTH 值下降的幅度减缓，进入平台期。在 Sai AJ 等研究骨转化标志物与血清 25-(OH)-D 浓度关系的研究中也发现了类似的结果，当血清 25-(OH)-D 浓度低于 25nmol/L 时，血清骨钙蛋白和尿 N 端肽浓度最高，在 25-(OH)-D 浓度达到 50nmol/L 之前其浓度显著减少，之后其减少幅度减低，进入平台期。

此外，维生素 D 还可对骨形成发挥直接作用，成骨细胞上有 $1,25-(OH)_2-D_3$ 受体，是维生素 D 作用的重要靶细胞，$1,25-(OH)_2-D_3$ 可对成骨细胞合成骨钙素发挥正向调节作用。但另一方面，当血钙浓度降低时，$1,25-(OH)_2-D_3$ 通过核受体诱导肝细胞分化为成熟的破骨细胞，并增加破骨细胞的活性，导致骨的重吸收增加，骨组织中的钙和磷被释放入血液。

维生素 D 对骨骼肌的健康也发挥着重要作用。机体的多种细胞都可表达维生素 D 核受体（the nuclear receptor for vitamin D，VDR），这其中就包括肌肉细胞。维生素 D 对肌肉组织的影响，通常被认为是通过特定的 VDR 发挥作用。维生素 D 缺乏时可出现肌无力，机体平衡力和体能表现下降，从而导致跌倒和骨折的风险增加。但是 VDR 的表达随年龄增长而减少，且这一减少不受机体本身 25-(OH)-D 水平的影响。横断面研究表明，血清 25-(OH)-D 缺乏的老年人，与移动能力相关的肌群肌肉虚弱，导致其跌倒的风险增加。当血清 25-(OH)-D 水平低于 50nmol/L 时，身体的摇晃增加，水平低于 30nmol/L 时，肌肉力量降低。有研究表明，血清 25-(OH)-D 缺乏和 PTH 水平升高的 65 岁以上老年人，患肌肉减少症的风险增加。

（二）维生素 D 预防骨质疏松症、跌倒和骨折的作用

大量的随机对照试验和荟萃分析表明，在补钙或者不补钙的情况下，对老年人和机体基线维生素 D 水平较低者补充维生素 D 可预防 OP 的发生发展并减少跌倒和骨折的风险。

研究表明，低 BMD 与低血清 25-(OH)-D 水平有关，患有 OP 的妇女，当其血清 25-(OH)-D 水平高于 50nmol/L 后，其血清 25-(OH)-D 水平与 BMD 各参数呈正相关。Aloia J 等对基线时血清 25-(OH)-D 水平为 25nmol/L 的养老院老年人补充维生素 D_3 4 个月，结果可平均降低研究对象血清 PTH 水平 23%。在另一项对 159 名健康绝经后妇女补充钙和维生素 D_3 的研究亦发现，与对照组相比，补充维生素 D_3 可显著降低研究对象血清 PTH 水平。此外，研究表明，血清 25-(OH)-D 水平对 OP 患者双膦酸盐的疗效也有影响。根据初步的研究结果，当 25-(OH)-D 血清水平高于 30ng/ml 时，将优化双膦酸盐的疗效。Peris 等研究 25-(OH)-D 血清水平影响双膦酸盐对绝经后妇女 OP 的疗效，通过 BMD、骨丢失或骨折的发展、存在显著较低的 25-(OH)-D 水平等条件，将患者归为双膦酸盐疗效不佳者，从而表明这些患者存在骨转化增加继而是骨丢失增加；此外，25-(OH)-D 血清水平低于 30ng/ml 的患者其骨量增加显著较低，通过这一指标可进一步确定保持血清 25-(OH)-D 水平的重要性，尤其是当观察到双膦酸盐疗效不佳时。

研究认为每天补充 800U 或更大剂量的维生素 D 可显著降低非脊椎骨折和臀部骨折的风险。一项包括 11 项研究 31 000 名研究对象的汇总分析（pooled analysis）结果表明，与血清 25-(OH)-D 水平低于 30nmol/L 者相比，血清 25-(OH)-D 水平至少为 60nmol/L 者，非脊椎骨折的风险降低 31%，臀部骨折的风险降低 37%。

（三）补充维生素 D 的方法建议

1. 维生素 D 来源　维生素 D 并不是真正意义上的维生素，因为它不需要通过食物获得，机体通过将皮肤暴露于阳光下就可获得充足的维生素 D。在北半球夏季，儿童或者青少年，每周晒太阳 10 ～ 15min、3 次就可保证产生足够的维生素 D。皮肤产生的维生素

D 量受若干因素的影响，这包括肤色、距离赤道的距离、防晒品的使用及年龄。维生素 D 的食物来源主要是富含脂肪的鱼类和鱼油。常见食物中的维生素 D 含量见表 7-3。

表 7-3　常见食物中的维生素 D 含量 [μg（U）/100g 可食部]

食物	含量	食物	含量
鱼干（虹鳟鱼、大马哈鱼）	15.6（623）	黄油	1.4（56）
奶酪	7.4（296）	香肠	1.2（48）
蛋黄（生鲜）	5.4（217）	牛内脏	1.2（48）
沙丁鱼（罐头）	4.8（193）	猪肉（熟）	1.1（44）
香菇（干）	3.9（154）	海鲈鱼干	0.8（32）
猪油	2.3（92）	干酪	0.7（28）
全蛋（煮、煎）	2.2（88）	奶油（液态）	0.7（28）
全蛋（生鲜）	2.0（80）	牛肉干	0.5（20）

资料来源：中国营养学会 .2013. 中国居民膳食营养素参考摄入量（2013 版）

2. 维生素 D 缺乏　现在国际上通常将血清 25-（OH）-D 水平小于 12.5nmol/L 定义为维生素 D 重度缺乏，12.5～25nmol/L 定义为维生素 D 缺乏，25～50nmol/L 为维生素 D 不足，50nmol/L 以上被认为是维生素 D 充足，上限为 125nmol/L。但不建议通过直接测定血清维生素 D 浓度来判断机体的维生素 D 状态，因为当机体维生素 D 缺乏时，由于 PTH 分泌增加，可导致维生素 D 浓度升高，出现机体维生素 D 充足的假象。血清 25-（OH）-D 各水平对机体骨骼健康的影响见表 7-4。引起维生素 D 不足的原因大致可分为 7 类：①皮肤合成减少（如防晒品的使用、老龄、季节或者皮肤色素）；②机体动员维生素 D 的能力下降（如因为吸收不良或者肥胖）；③分解代谢或者丢失增加（如因为使用抗痉挛药、患有心脏病或者肾病综合征）；④妊娠或哺乳；⑤ 25-（OH）-D 合成减少（如由于肝衰竭）；⑥ 1,25-（OH）$_2$-D 合成减少

（如由于慢性肾衰竭、维生素 D 依赖性佝偻病、X 染色体低磷酸盐血症、常染色体显性低磷酸盐血症、肿瘤引起的骨软化症）。而当出现以下情况时则需要进行维生素 D 缺乏筛查：骨骼疾病，高龄，深肤色，肥胖，妊娠或哺乳，运动员，慢性肾疾病，肝衰竭，吸收障碍综合征，使用抗癫痫药物、糖皮质激素、AIDS 药、抗真菌药或考来烯胺，形成肉芽肿瘤的疾病。

表 7-4　维生素 D[25-(OH)-D] 水平对骨骼健康的影响

维生素 D 状态	血清 25-(OH)-D 水平	对骨骼健康的影响
维生素 D 缺乏	< 25nmol/L	骨矿化不足
维生素 D 不足	< 50nmol/L	骨转化和（或）PTH 增加
维生素 D 充足	50 ～ 75nmol/L	骨转化和 PTH 水平正常化，对骨折、跌倒和死亡率产生想要的收益
	≥ 75nmol/L	通过对骨折、跌倒和死亡率产生优化收益，对虚弱的老年人的影响令人满意
上限	125nmol/L	高于这一水平可能出现不良反应

3. 中国居民维生素 D 建议摄入量　见表 7-5。

4. 预防骨质疏松症、骨折及跌倒的维生素 D 补充剂量　每天额外补充维生素 $D_3$100U，血清 25-(OH)-D 水平就可升高 1ng/ml，通常补充 3 个月以上后，血清 25-(OH)-D 水平可达到新的平衡。目前大多数研究认为，为了提高体能、预防跌倒和骨折，每天至少应该补充 700 ～ 800U 的维生素 D，且最好是补充维生素 D_3，另外在补充维生素 D 的同时，应该保证摄入充足的钙，多数研究建议保证每天应保证 1000mg。在监测机体和调整维生素 D 摄入水平时，应该保证血清 25-(OH)-D 水平至少为 50nmol/L，且最好超过 75nmol/L。另外对于血清 25-(OH)-D 水平低于 50nmol/L 的老年人、绝经后妇女和 OP 患者，

表 7-5　中国居民膳食维生素 D 参考摄入量（μg/d）

人群	EAR	RNI	UL
0 岁～	—	10（AI）	20
0.5 岁～	—	10（AI）	20
1 岁～	8	10	20
4 岁～	8	10	30
7 岁～	8	10	45
11 岁～	8	10	50
14 岁～	8	10	50
18 岁～	8	10	50
50 岁～	8	10	50
65 岁～	8	15	50
80 岁～	8	15	50
孕妇	+0	+0	50
乳母	+0	+0	50

资料来源：中国营养学会 .2013. 中国居民膳食营养素参考摄入量（2013 版）

建议每天补充 800 ～ 1000U 的维生素 D。而对于肥胖患者，由于大量的维生素 D 被储存在脂肪组织中，无法被动员，因此也需要适量加大维生素 D 的摄入量。但是不建议摄入过量的维生素 D，这是因为过量的维生素 D 会对其靶器官造成破坏。例如，其对中枢神经系统的影响，就将诱发严重的抑郁症状、恶心和厌食等，由其导致的高钙血症或者高磷血症，还可发展成动脉、心肌、肺、肾等软组织转移性钙化和肾结石。当剂量超过 10 000U/d 时，就会出现高钙血症和尿钙过多。

此外，补充维生素 D 的方式可以是每天、每周或者每月固定剂量的补充，但不建议单次补充超大剂量，虽然有研究显示间断地补充超大剂量维生素 D 可预防 OP、跌倒和骨折，但是最新的荟萃分析结果显示，这样的补充方式不但对骨骼健康没有益处，甚至还有可能增加老年人骨折和跌倒的风险。

三、维生素 K 与骨质疏松症

（一）维生素 K 与骨骼健康

维生素 K 是一种脂溶性维生素，它被人们所熟知的生理功能是其在血凝过程中所发挥的作用。但是维生素 K 在骨形成中也发挥着重要的作用，它是谷氨酸翻译后 γ - 羧化为 γ - 羧基谷氨酸的过程中的辅因子。骨钙蛋白是一种维生素 K 依赖性蛋白，由成骨细胞在骨形成的过程中产生，并作为骨基质合成和调节的整合蛋白。骨钙蛋白的合成由 $1,25-(OH)_2-D_3$ 诱导。骨钙蛋白包含 3 个 γ - 羧基谷氨酸残基，对羟磷灰石分子中的钙离子具有很高的亲和力。如果没有发生羧化，骨钙蛋白则不能够结合钙离子。研究已经显示，对于羧化的骨钙蛋白，补充维生素 K_2-7（MK-7）的效果要优于补充叶绿醌。而补充维生素 K_2-4（MK-4）或 MK-7 所致的骨钙蛋白羧化效果类似，然而 MK-7 的半衰期要短于 MK-4 或叶绿醌，因此作为低剂量补充 MK-7 可能更加有效。除了在骨钙蛋白的 γ 羧化过程中发挥作用外，维生素 K 还可以抑制破骨细胞的活性，从而减少骨骼分解和破骨细胞生成。

（二）维生素 K 与骨质疏松症

到目前为止，补充维生素 K 对 OP 的预防作用，大部分是通过横断面研究或者队列研究获得。Apalset EM 等对挪威西部年龄在 71～75 岁的 1238 名男性和 1569 名女性进行的横断面调查发现，与维生素 K_1 摄入量属于最高 1/4 的人群相比摄入量属于最低 1/4 的人群臀部骨折的风险显著增加，而维生素 K_2 摄入量与臀部骨折的风险无关。Booth SL 等对美国年龄为 29～86 岁的 1112 名男性和 1479 名女性进行的横断面研究发现，维生素 K 摄入量为最少的 1/4 的女性（摄入量为 70.2 μg/d）比摄入量为最高 1/4 人群（摄入量为 309 μg/d）股骨颈和脊椎的 BMD 显著降低，但是该研究没有发现维生素 K 摄入量与男性 BMD 间有关系。在后来该学者进行的亚分析中发现，血清叶绿醌浓度低的男性股骨颈的 BMD 也较低，而血清叶绿醌浓度低的且没有使用雌激素替代疗法的绝经后女性，其脊椎的 BMD 较低，表明机体维生素 K 水平与 BMD 有关。

虽然之前研究维生素 K 对 OP 预防作用的随机对照实验的结果不一致，但是不仅近几年的若干干预研究证实了维生素 K 对 OP 的预防作用，而且近几年的随机对照研究的结果也进一步证实了补充维生素 K 对 OP 的益处。Knapen MH 等 244 名健康的绝经后妇女补充 MK-7（180μg/d）或安慰剂 3 年，结果与干预组相比，MK-7 干预组研究对象血清羧化不全骨钙蛋白（uncarboxylatedosteocalcin，ucOC）与羧化骨钙蛋白（carboxylatedosteocalcin，cOC）的比值降低，而腰椎和股骨颈的 BMC 和 BMD 显著升高。Koitaya N 等对 48 名日本绝经后妇女进行的补充低剂量 MK-4 或安慰剂 6～12 个月，结果对照组前臂 BMD 在 12 个月时较 6 个月时显著降低，而干预组却没有显著变化；另外，在 6 个月和 12 个月时，干预组血清 ucOC 显著低于对照组。

（三）维生素 K 的食物来源及补充建议

1. 维生素 K 的食物来源　叶绿醌（维生素 K_1）在植物中合成，并且是人类食物中维生素 K 的主要形式。其主要来源是叶子颜色较深的绿叶蔬菜（如苣蓿、唐莴苣、菠菜、西兰花和羽衣甘蓝）、一些水果（如鳄梨、猕猴桃和绿色葡萄）、一些香草（如欧芹和香菜），以及绿茶和香草茶。在豆油、菜籽油和橄榄油中也可以发现维生素 K_1。甲基萘醌(维生素 K_2）是在细菌内部合成的，通常存在于一些芝士、肉类、鱼、奶制品、鸡蛋和发酵食物中。发酵食物中所含的甲基萘醌的种类和数量因其所含的细菌种类而不同。例如，日本食物中的纳豆是到目前为止所知的含甲基萘醌（MK-7）最丰富的日常食物。长链甲基萘醌（MK-10～MK-13）由结肠厌氧菌合成，但是其吸收差并且具有很少的维生素 K 活性。常见食物中的维生素 K 含量见表 7-6。

2. 维生素 K 的缺乏　一般正常成年人很少发生维生素 K 缺乏，因为维生素 K 的食物来源广泛，且人体肠道的大肠埃希菌、乳酸菌等微生物也能合成维生素 K。但是在特定的疾病状态下或使用一些药物时可造成维生素 K 缺乏，如脂肪吸收障碍（胃肠道功能紊乱、

表 7-6　常见食物中维生素 K 的含量（μg/100g 可食部）

食物	含量	食物	含量	食物	含量
菜籽油	830	莴苣	113	绿豆	14
萝卜缨	650	猪肝	88	草莓	14
羽衣甘蓝	275	麦麸	83	鸡蛋	11
黄瓜	275	鸡肝	80	猪肉	11
菠菜	266	燕麦	63	葡萄干	6
大豆	200	麦芽	39	小米	5
花椰菜	191	奶酪	35	苹果	4
卷心菜	149	黄油	30	桃子	3
蛋黄	149	全麦	20	橘子	1.3
生菜	129	火腿	15	香蕉	0.5

资料来源：中国营养学会 .2013. 中国居民膳食营养素参考摄入量（2013 版）

肝胆疾病等），肠道微生物合成维生素 K 障碍（胃肠道菌群紊乱、长期使用抗生素治疗），以及体内维生素 K 代谢紊乱者（用 4- 羟基香豆素治疗等）。

3. 维生素 K 的补充剂量　目前在日本为了治疗 OP 而使用的维生素 K_2 药理剂量为 15 ～ 135mg/d。而目前我国还没有治疗 OP 的具体维生素 K 使用剂量，而在众多干预中所使用的维生素 K 干预剂量也各不相同，维生素 K_1 的使用剂量为 0.2 ～ 2mg/d，维生素 K_2（MK-7）的剂量为 180 ～ 900μg/d，MK-4 的剂量为大多为 45mg/d。且由于 MK-7 的半衰期较短，所以在进行低剂量补充时，应优先选择 MK-7。而我国居民膳食中推荐的适宜摄入量为成年人 80μg/d，但研究结果显示为了获得维生素 K 对骨骼健康的最大作用，摄入量女性应＞ 90μg/d，男性应＞ 120μg/d。中国居民膳食维生素 K 参考摄入量见表 7-7。

表 7-7　中国居民膳食维生素 K 参考摄入量（μg/d）

人群	AI	人群	AI
0 岁～	2	14 岁～	75
0.5 岁～	10	18 岁～	80
1 岁～	30	50 岁～	80
4 岁～	40	孕妇	+0
7 岁～	50	乳母	+5
11 岁～	70	—	—

资料来源：中国营养学会，2013. 中国居民膳食营养素参考摄入量（2013 版）

四、其他营养素与骨质疏松症

（一）蛋白质与骨质疏松症

蛋白质是构成骨基质的主要原料，适量的蛋白质可增加钙的吸收与储存，有利于骨骼的再生和延缓骨质疏松的发生。但是蛋白质摄入不足和过量都将不利于骨骼的健康。如果长期蛋白质摄入不足，导致血浆蛋白降低，骨基质合成不足，新骨生成延缓，若同时钙摄入不足，则可加快 OP。如果蛋白质摄入过多，则可能增加尿中钙的排出量，其机制可能是高蛋白（尤其是动物蛋白）饮食由于其含有较多的含硫氨基酸，造成机体较高的酸性复合，而肾脏不能中和这种酸性复合，为了代偿，机体通过溶解骨骼中的钙以平衡 pH，从而导致尿液中钙的排泄量增加。因此，为了骨骼健康，应保证适量的蛋白质摄入，但是到目前为止，还没有报道明确"适量"到底应该是摄入多少蛋白质。

（二）磷与骨质疏松症

磷是构成骨骼和牙齿的重要成分，主要以羟磷灰石的形式存在。一般而言，正常的磷摄入和机体磷水平对保持骨骼健康是必需的，但是当磷摄入过多，钙磷比例过低时，尤其是当钙又摄入不足时，长期摄入不足就可能增加 OP 的风险。其机制可能是，一方面是高血磷、低血钙持续存在，甲状旁腺激素持续大量分泌，不断动员骨钙释放，甚至诱发继发性甲状腺功能亢进，从而导致 OP 的发生；另一方面，高磷摄入时血清 1, 25-(OH)$_2$-D$_3$ 浓度降低，导致钙的吸收降低，从而导致血钙浓度降低，骨吸收增加。适宜的钙磷比例应该为 $(1 \sim 1.5) : 1$，血清中钙、磷浓度（mg/dl）的乘积应为 $30 \sim 40$。

（三）铜与骨质疏松症

含铜的赖氨酰氧化酶能促进骨骼、皮肤和血管中胶原蛋白和弹性蛋白的交联。铜缺乏可导致赖氨酰氧化酶活性降低，导致胶原蛋白和弹性蛋白的交联受损，引起骨骼脆性增加，诱发 OP。

（四）氟与骨质疏松症

氟对维持骨骼稳定性有重要作用，氟可部分取代骨骼中羟磷灰石晶体中的羟离子，形成溶解度更低、晶体颗粒较大及更稳定的氟磷灰石，成为骨盐的组成部分。适量的氟有利于钙和磷的利用及在骨骼中的沉积，加速骨骼的形成，降低硫化物的溶解度，抑制骨吸收，当老年人缺氟时，钙、磷的利用受到影响，从而导致 OP 的发生。

而伴随近几年植物化学物成为营养学界研究的热门，研究发现多种植物化学物对骨骼健康也发挥着重要作用，如大豆异黄酮、黄酮类化合物等。Feng X 等的研究就发现使用女贞子提取物干预就可增加大鼠的 BMD。近几年的研究发现 n-3 多不饱和脂肪酸可增加骨密度。此外，研究显示镁、硅、硼、锰、硒等元素对骨骼健康、预防 OP 的发生发展也发挥着重要作用，但其作用机制还没有阐明，故在此就不一一赘述了。

五、骨质疏松症的医学营养治疗

（一）钙

加强钙的营养，科学补钙。食物补钙最为安全，也容易被接受。补钙食物首选奶及奶制品。酸奶含钙也较高，适合不能耐受鲜奶者食用。对于伴有高脂血症的患者可选用脱脂奶。

每 100g 北豆腐含钙 138mg，每 100g 南豆腐含钙 116mg，每 100g 豆腐丝含钙 204mg，每 100g 豆腐干含钙 308mg。可见豆制品是补钙的良好食品。但不包括豆浆，因为每 100g 豆浆含 10mg 钙，可见豆浆

124

的补钙效果不能和牛奶相提并论。

其他含钙丰富的食物有虾皮、芝麻酱、海带、紫菜、黑木耳、干酪、绿叶茶、核桃等。也可采用钙强化食品来补钙，但应严格掌握强化剂量和食用量，防止过量而引起对其他元素的摄入不平衡。

食物中补充不足或吸收不良者，可以在医师指导下服用钙剂。总钙摄入量不超过 2000mg/d，这是钙的可耐受最高摄入量，过量摄入会增加肾结石等的危险性。

钙制剂由于原料不同，含钙量也不等，其吸收率由于个体生物利用因素或其他膳食成分影响，大致在 10% ~ 20%。在选用钙剂时，对其安全性、不良反应、效果、价格均应加以考虑。在进餐时服用，同时喝入液体，可以增加吸收，分次服用比一次服用好。胃酸缺乏者宜用枸橼酸钙。对老年人患有心、肾疾病者，补钙品种及用量须慎重。实践证明中年人每天一杯牛奶并补钙 600mg，可明显推迟骨质疏松期的到来，延缓并停止骨质疏松的发展。

（二）维生素 D

维生素 D 能调节钙磷代谢，促进钙磷吸收和骨胶原合成。老年人吃高含维生素 D 的食物不多，户外活动较少，日照不足使摄入和转化均较少，故在补钙的同时，应该适当晒太阳并补充相应剂量的维生素 D，维生素 D_2 每日应该补充 10 ~ 20μg（400 ~ 800U）；骨化三醇为维生素 D_3 经肝肾羟化酶代谢物，作用更持久，每日口服 0.25 ~ 1.0μg；阿法骨化醇是骨化三醇的类似物，只要在肝脏羟化即成为具有活性的 1，25-$(OH)_2$-D_3，适用于骨质疏松合并慢性肾衰竭患者，成人每次 0.5 ~ 1.0μg，每日一次。

（三）维生素 K

骨质疏松症尤其是骨折者，血清维生素 K 水平低。抗凝剂、抗生素均可致维生素 K 缺乏而使骨和血清中骨钙素水平下降，不能保持骨的正常转化。因此，补充维生素 K 有一定意义，摄入食物中不足，可用维生素 K_3 注射液，肌内注射 2mg，每日一次。

（四）蛋白质

蛋白质是构成骨基质的主要原料，长期蛋白质缺乏，造成血浆蛋白降低，骨基质合成不足，新骨生成落后，若钙不足，则可加快骨质疏松。适量的蛋白质可增加钙的吸收和储存，有利于骨骼的再生和延缓骨质疏松的发生。但是过量的蛋白质又可以引起尿钙排出量增多。因此，蛋白质应适中，并应增加胶原蛋白的量。健康成年人每日摄入量 1.2 ～ 1.4g/kg 蛋白质比较合适，处于生理特殊时期（生长发育、妊娠期、哺乳期）应酌量增加。动物性和植物性蛋白质合理搭配，其中优质蛋白占 1/3 ～ 1/2。

（五）磷

高磷摄入可引起骨盐丢失，钙磷乘积小于 35 时骨矿化迟缓，为此应少食含磷高的食物。

（六）锌和铜

锌和铜的摄入与各种骨基质合成酶有关，锌缺乏时，骨中多种含锌酶下降，骨的生长受抑制。

（七）氟和锰

氟在骨中沉积有助于骨的矿化，菜叶中含氟量高，适量饮茶有助于预防骨质疏松。骨细胞分化，胶原蛋白的合成均需要含锰的金属酶催化。

（八）维生素 C

维生素 C 是参与骨组织中的蛋白质，骨胶原氨基多糖等代谢物的重要物质，对酶系统有促进催化作用，有利于钙的吸收和向骨骼中沉积。缺乏维生素 C 将影响骨代谢，导致骨质疏松，脆弱易折，故应多吃新鲜蔬菜、水果补充维生素 C。

（九）膳食纤维

大量膳食纤维可影响钙的吸收，增加粪钙的排出。一般认为可溶性和不可溶性纤维对钙吸收的影响有很大不同。可溶性膳食纤维对钙的吸收及防止骨质减少是有积极意义的。在讨论膳食纤维对钙吸收影响的同时还要考虑其他因素的复合作用（膳食中钙的摄入量、年龄、膳食纤维的溶解性等），它们对平时钙摄入量低的老年人影响最大。

（十）科学的烹调

食物应新鲜、清淡、少油腻，避免太咸或过多的植物纤维。谷类含有植酸，某些蔬菜富含草酸，它们与钙结合成不溶性钙盐而降低钙的吸收，故在烹调上应采取适当措施去除干扰钙吸收的因素。如植酸酶在55℃环境下活性较高，可以加适量水浸泡大米后再洗，以增加大米中植酸酶的活性。可在面粉、豆粉、玉米面中先加入发酵剂发酵一段时间，均可使植酸水解，增加钙游离。对含草酸高的蔬菜，可以先在沸水中焯一下，部分草酸溶于水后，再烹调。英国科学家在对食盐的研究中发现，盐的摄入量越多，尿中排出钙的量越多，钙的吸收也就越差。也就是说，日常生活中减少盐的摄入量，就能起到增加食物中钙质吸收的作用。这是最经济、实惠的补钙方式，也是对健康最有益的方法。每日6g食盐。

（十一）改变生活习惯

建立健康的生活方式，改善不良的嗜好和饮食习惯，科学合理地运动，戒烟，限酒，少饮咖啡、浓茶和碳酸饮料，对治疗骨质疏松会有帮助。

（十二）膳食调理方法

1.宜用食物　富含钙和维生素D的食物,如奶类和奶制品、黑芝麻、芝麻酱、小虾皮、海带、大豆及其制品、沙丁鱼、鲑鱼、青鱼、鸡蛋等；各种主食，特别是发酵的谷类；各种畜禽鱼肉类；各种水果、蔬菜（含草酸高的除外）和菌藻类。

富含胶原蛋白和弹性蛋白的食物，如核桃、肉皮、鱼皮、猪蹄胶冻及鳖甲的裙边等。

2.忌（少）用食物　含粗纤维过多的粗粮；含草酸高的菠菜、空心菜、冬笋、茭白、洋葱头等，应先焯后烹调；含磷高的肝脏（磷比钙高25 ～ 30倍）和高磷酸盐添加剂的食品，碳酸饮料等。

3.骨质疏松膳食食谱举例　早餐：豆浆300ml，鸡蛋50g，麻酱花卷（面粉50g），腐竹芹菜（腐竹10g，芹菜50g）；午餐：米饭（大米100g），海带排骨汤（浸海带100g，排骨75g），虾皮小白菜（虾皮10g，小白菜200g）；加餐：酸奶100g，草莓100g；晚餐：丝糕（面粉70g），什锦豆粥（豆类10g，米类20g），红烧鲫鱼（100g），素炒西葫芦木耳（西葫芦200g，干木耳5g）；加餐：柑橘100g，低脂牛奶

200g。

营养成分：能量 1662kcal，蛋白质 68g（16.8%），脂肪 50g（27%），糖类 235g（56.6%），钙 820mg（不包括粮食和蔬菜）。

（杨仲平　孙寿丹）

主要参考文献

[1] 葛可佑.中国营养科学全书.北京：人民卫生出版社，2004：1638-1644.

[2] 吴坤.营养与食品卫生学.北京：人民卫生出版社，2007：53-57.

[3] Vatanparast H，Bailey D A，Baxter-Jones A D，et al.Calcium requirements for bone growthin Canadian boys and girls during adolescence.Br J Nutr，2010，103（4）：575-580.

[4] 李宁华.中国部分地区一般人群标准化骨密度正常参考值研究.中华骨科杂志，2001，21（5）：272-274.

[5] Gueldner S H，Grabo T N，Newman E D，et al.Osteoporosis：clinical guidelines for prevention，diagnosis，and management.New York：Springer Publishing Company，2008：103-113.

[6] Johnston CC Jr，Miller J Z，Slemenda C W，et al.Calcium supplementation and increases in bone mineral density in children.N Engl J Med，1992，327（2）：82-87.

[7] Lloyd T，Andon M B，Rollings N，et al.Calcium supplementation and bone mineral density in adolescent girls.JAMA，1993，270（7）：841-844.

[8] Winzenberg T M，Shaw K，Fryer J，et al.Calcium supplementation for improving bone mineral density in children.Cochrane Database Syst Rev，2006，19（2）：CD005119.

[9] Huncharek M，Muscat J，Kupelnick B.Impact of dairy products and dietary calcium on bone-mineral content in children：results of a meta-analysis.Bone，2008，43（2）：312-332.

[10] Liberato S C，Bressan J，Hills A P.The role of physical activity and diet on bone mineral indices in young men：a cross-sectional study.J IntSoc Sports Nutr，2013，10（1）：43.

[11] Ma X M，Huang Z W，Yang X G，et al.Calcium supplementation and bone mineral accretion in Chinese adolescents aged 12-14 years：a 12-month，dose-response，randomized intervention trial.Br J Nutr，2014，112（9）：1510-1520.

第 8 章

老年脆性骨折评估与预防

骨质疏松骨折的患者其发生再骨折风险明显增加，因此，需要将治疗骨折和预防可能发生的骨折两个方面都考虑到。可能发生的再骨折算作一种外伤因素，此类患者的骨质流失更可能是潜在的继发病因，因此，对这种骨质流失要和其他的各种发病因素一样，都需要考虑并做出相应对策，应该及时诊断和治疗。最后，临床上要对骨质疏松骨折患者实施外科手术的同时，需要进行专项药物治疗、营养治疗和康复治疗，并在随后的复查时对治疗结果进行评估。

第一节 引 言

根据美国国家骨质疏松基金会（National Osteoporosis Foundation）的最新报告显示，在全年 150 万的骨折病例中，有 50% 的女性及 25% 的男性在 50 岁以后会发生由骨质疏松引起的骨折。在美国，女性发生髋关节部骨折的概率与该患者发生乳腺癌、卵巢癌、子宫癌发生率的总和相当。

发生骨折的患者会出现疼痛、无法自理、情绪低落和骨骼畸形。只有 40% 髋关节骨折患者在治愈后可以恢复之前的日常生活活动水平（ADL），更是只有 25% 的患者在器械的帮助下可以恢复骨折前的 ADL 水平。15% ～ 25% 的髋关节骨折患者需要进入老年机构。

在住院患者当中，75 岁以上骨折患者中高达 95% 有骨质疏松，在 60 ～ 74 岁骨折患者骨质疏松的发生率则是 80% ～ 90%。但是在低能外伤引发的骨折中，例如，站立高度跌伤，并发脆性骨折者有不到 15% 被归类为骨质疏松。这些统计数据显示脆性骨折后，再发骨折的概率提高了 1.5 ～ 9.5 倍。

第二节　评估骨质疏松骨折患者的总体方法

评估骨质疏松骨折的方法和临床方法的本质一样，患者都需要接受单独的评估以确定是否有骨质疏松，但同时患者也会接受其他的评估步骤。目前，对脆性骨折和脊柱压缩性骨折的大部分患者都未进行骨质流失潜在原因的检测，有必要对其进行评估，以降低将来的发病率和死亡率，恢复功能能力。

一、骨骼病史记录

完整的骨折史，骨折发生原因（高能伤还是低能伤），是否有骨折延迟愈合。即使没有骨折史、摔倒史也应该记录下来，同时应该询问先前的骨质疏松诊断、骨质流失的情况、诊断的时间及治疗情况。骨骼记录还应该包括已知的骨骼畸形，骨骼或骨骼肌肉疼痛经历，运动受限情况，身高是否变低，以及原发性骨病。其他关于骨骼负重及骨折风险因素中的阳性因素都应被正式地记录。

二、发病因素

骨质流失和骨折发病因素划分为个人风险因素，已知的有造成骨质流失的医疗措施，对矿物质代谢和（或）骨骼重建有副作用的治疗手段。骨质疏松的发病因素同样也是骨折的发病因素。骨折的独立发病因素包括受损的神经肌肉功能，视觉敏感度下降，镇静药和催眠药物的使用，以及经常跌倒。

骨骼矿物质密度 BMD 和髋关节骨折高危因素存在相关性。女性中，当发病因素多于 4 个的时候，在任意 BMD 的情况下，髋关节骨折的发生率都会升高，并表现出不止一种附加影响。同时，相比于 BMD 高的患者，低 BMD 的女患者在多于 4 个发病因素时，髋关节骨折的发病率也会大幅度提高。

造成骨钙沉淀或流失的原因也是协同存在的，特别是在已存在这一因素的个体，可造成微创伤的力或许可造成脆性骨折。例如，一位卧床患者，有骨折史、营养不良、体重低、年龄大等骨钙流失因素，该患者在日常运动时都会发生骨折，如下床或者体位改变。有时甚至可能发生自发性骨折，如腰椎压缩性骨折。

（一）个人发病因素

家族史、骨折史、年龄、月经期史或更年期、长时间卧床或制动、女性、种族，这些都是发病因素。回顾这些因素对准确估计患者未来发生的骨折有很大作用。BMD 测量值，女性的一生雌激素暴露年龄，年龄和体重是最重要的预测个人发病的因素（表 8-1）。

表 8-1　骨质疏松有关个人主要发病因素

家族史：骨质疏松或骨折

长期低热量摄入

成人后的骨折史

营养不良，虚弱

老龄

制动 / 长期卧床

过早绝经，45 岁前

迟来月经，16 岁以后

无月经或月经不规律

身体瘦弱或体重过轻

身高较高

习惯性久坐

钙或维生素 D 摄入不足

女性

酗酒

白种人或亚裔

吸烟史，特别是正在吸烟

制动，尤其是卧床时间长于 1 周，也是造成骨质流失的重要个人因素。如宇航员感受的失重状态是一个极端的例子，这种情况和在地球上延长卧床时间，脊髓损伤，脑卒中及其他造成运动障碍的情况类似。

久坐行为的风险目前也是一项重要因素。大多数保持不活动的状态都会损害患者的健康。久坐不动行为是由美国心脏协会确定并作为一个独立的心血管危险因素，是吸烟、高血压、血脂异常所致患病率的 2 倍。虽然开始一个运动计划有一些相对罕见的严重风险，但也有一些与不活动共同的风险。表 8-2 给出了一些与久坐不动的生活方式相关的风险。

表 8-2　久坐不动的风险

功能能力降低
骨质疏松症
肥胖
焦虑和抑郁
心脑血管疾病
血栓栓塞性脑卒中
2 型糖尿病
高血压
结肠癌
乳腺癌

由于男性骨骼更大，骨质流失发生的时间较晚并进程缓慢，没有像女性绝经期时发生的快速骨质流失现象，所以骨质疏松或骨折在男性发生率低，虽然如此，男性髋关节骨折后死亡率较高，同时慢性残疾发生率也较高。相比于女性，男性继发骨质流失可能性较高。因此，虽然女性本身就是骨质疏松和骨折的高危因素，但这并不影响男性日益增长的发病率。

（二）合并症因素

在表 8-3 中列出，许多老年人合并症或因之治疗用药会造成患者在接受治疗骨质疏松或骨折前就已持续骨质流失。虽然老年患者可以表现出多种相关疾病的可能性，但是，很少出现遗传性疾病的情况，因为多数人会在年轻时已经发病。老年人的许多合并症或治疗手段会造成骨丢失，但是老龄化更会影响骨量，如维生素 D 缺乏、绝经和慢性肾病。

表 8-3　疾病治疗措施影响矿物质代谢和骨转化的继发因素

内分泌	甲状腺功能亢进，甲状旁腺功能亢进，库欣综合征，糖尿病，泌乳素瘤，雌激素分泌不足，男性的性腺功能减退
风湿	风湿性关节炎，强直性脊柱炎，腰椎侧弯，结节病
血液病 / 肿瘤病	肥大细胞增多症，溶血性贫血，恶性肿瘤
肾脏	特发性高钙尿症（低钙饮食），肾性骨营养不良
精神病	摄入不正常（厌食症，食欲过剩），抑郁症
其他	Paget 病，淀粉样变，疱性内皮下肿，碱性磷酸酶过少，多发巩膜硬化

注：预测骨质疏松和骨折的遗传因素没有列出，因为该因素对老年人影响很少

（三）药物因素

治疗用药造成的骨质流失是很多见的，尤其是老年人。但是在治疗过程中不同药物所产生的影响程度多少还不确定。表 8-4 给出明确会造成骨质疏松的药物，但是，糖皮质激素引发的骨质疏松，以及实质器官移植后免疫治疗引发的骨质流失仍然是有争议的问题。

表 8-4　继发性骨质疏松的药物因素

糖皮质激素	抗惊厥药
锂盐	他莫昔芬
制酸剂（长期使用）	维生素 A（过量摄入）
长效抗凝药	甲氨蝶呤
促性激素释放激素	抗抑郁药
激动药或拮抗药	过量甲状腺激素
吩噻嗪	铝制剂
细胞毒类药物（化疗药）	免疫抑制药
质子泵抑制剂	

第三节　体格检查

体格检查在于探查骨质疏松（骨折）的预后，继发性医源性丢失，以及对跌倒风险的初始评价。当检查没有发现脊柱压缩性骨折或隐形非脊柱骨折时，体征并不能作为骨质疏松的诊断依据。

一、脊柱骨折和隐形非脊柱骨折的检查

脊柱骨折诊断的检查包括驼背的表现，即老妇人之背（Dowager's hump），这种情况使脊柱挺直受限。驼背可造成身高降低，严重时可造成肋骨和髂骨之间的距离变狭窄，第12肋与髂骨嵴相接触。除此以外其他有意义的检查包括腹部突出，脊柱旁肌肉痉挛，或脊柱压痛。由脊柱楔形变、前屈造成的肺容量降低，可通过横膈偏离程度相近，或扩张程度的触诊来判断。体检时，腹部膨胀、便秘、过早饱胀感、频繁嗳气等的非特异性主诉都可能与脊柱压缩性骨折有关。

隐匿性非脊柱骨折，都可能有骨触痛和负重困难或关节在特定姿势或运动时疼痛。请参考本书相关章节，各自都阐述了老年人常见骨折的特征。

二、临床继发性骨丢失疾病检查

要排除临床上可造成骨流失的疾病，单从体检结果有时存在片面。但是很多明显的疾病体征，如风湿性关节炎的骨骼畸形，慢性酒精中毒和肝脏疾病的皮肤红斑，甲状腺或甲状旁腺的手术瘢痕，或与特定的内分泌疾病相一致的皮肤变化等则明显给出了线索。

三、跌倒风险的评估

在体检中，可对跌倒风险进行初步的评估。如在不使用上肢支撑从椅子站起的能力、静止时心率的测量、大体视觉测试、行走能力及步态。如不用手支撑无法从椅子站起、静止心率大于80次/分、视觉明显下降，步履蹒跚，平衡不好，都提示跌倒风险的增加。在第3章阐述了跌倒评价的细节。居室特别是浴室地板要防滑，可参照美国材

料与试验协会（ASTM）标准，0.5 的产品为好。

四、实验室检查

对初次骨质疏松骨折患者，筛查试验的主要目的是为了排除骨质流失造成骨折的临床疾病（图 8-1）。血清电解质、肝肾功能测试、清蛋白、总蛋白、钙、完整的 PTH、25-(OH)-D、磷酸二酯酶、镁、促甲状腺素、男性的血清睾丸素及全血象都用于排除大多数骨质流失的继发原因，或者进行更深入的检查研究。如果通过筛查试验仍不能查明原因，而且没有相关疾病史或检查结果阳性史，尿中钙、钠、肌酸酐的 24h 收集试验会有帮助作用。24h 低尿钙表明维生素 D 缺乏、骨软化或营养不良。24h 高尿钙则表明肾小管钙离子泄漏、吸收性高尿钙、高钠饮食、继发于恶性肿瘤的骨吸收、高甲状旁腺素、高甲状腺素、Paget 病。虽然对于老年人来说，骨质疏松的实验室筛查应该是相对独立的，但是在其他健康绝经后妇女中，我们应该尝试去分清骨质流

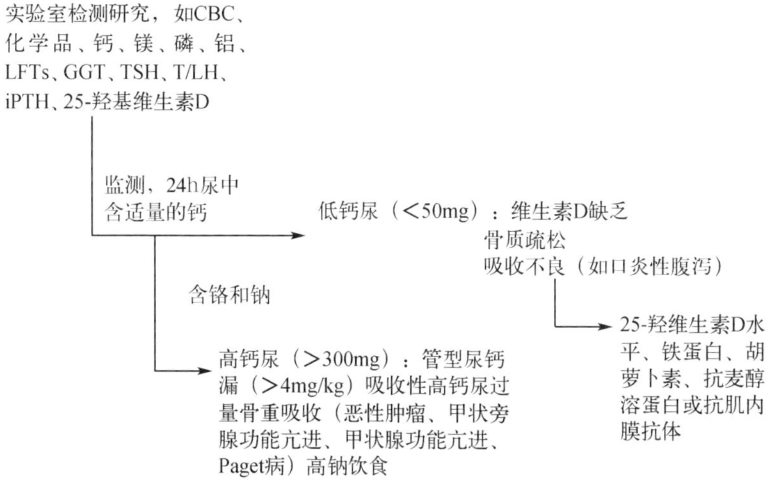

图 8-1 骨丢失继发因素筛查实验室检测指标监测应用

CBC. 全血计数；LFTs. 肝功能；GGT. 谷氨酰转肽酶；TSH. 促甲状腺素；T. 睾酮；LH. 促黄体生成素；iPTH. 甲状旁腺素

失的继发原因。有些治疗或用药会对骨质产生相反作用，在没有这些用药史或治疗史的妇女中，32%有钙离子代谢异常（高尿钙、吸收异常、高甲状旁腺素、维生素 D 缺乏）。在这些患者中，24h 的尿钙、血清钙、PTH、甲状腺替代治疗的 TSH 可以对 85% 患者做出诊断。另外也有研究指出，除关于 TSH 的检测外，常规检验室检查意义不大。

对于发生骨折的高危患者，如果临床上高度怀疑继发因素，应该采用更多特殊的检查，包括血清和尿的蛋白电解质、24h 尿液游离皮质醇或过夜地塞米松抑制试验。包括许多胶原分解产物检测，造成骨转换率的检查，这也可用于区别骨质流失率的高和低。骨活检在骨折修复过程中不常用，而且治疗方面指导价值不高。

五、骨密度检测

双能 X 线骨密度仪（DXA）是目前测量 BMD 的金标准。但是在脆性骨折发生时，诊断骨质疏松并不一定要测量 BMD。因为骨质的强度和骨质的微观结构一样是由矿物质含量决定的，而这两样主要成分的缺失可能增加骨质的概率，所以任意外伤造成的骨折在没有 BMD 评分的时候也可以证实临床上对骨质疏松的诊断。但是目前为了控制治疗的有效性，T 值有助于划定这条底线，并应该在脆性骨折术后作为治疗评价实施。在没有发生骨折的时候，相关的 BMD 同样可以提供重要信息以判定这些部位骨折发生的风险。Z- 值降低可能表示在个体发育期间未能获得充分的峰值骨量，或者为继发因素造成骨质流失。

DXA 和相关的放射性技术只能提供 BMD 的相关信息，并不能评价骨质的微观结构。近来用 MRI 为基础的技术，重建三维图像，接近可视的骨活检，可以在需要的时间和地点重复。例如，对性腺功能减退的男性患者使用睾丸素时，在治疗之前和之后同样的骨小梁数量的测量证明表面弯曲比率有 33% 的上升，在吸收程度出现 22% 的降低，这个结果显示骨质的微观结构的生长与治疗有关系。这项对骨折预防和治疗的技术进步将会带来巨大的影响。

第四节　治疗和预防

　　骨质疏松的主要问题是造成脆性骨折，治疗需要多方面的方法。改变多变的个人发病因素，医源性继发骨质流失的治疗，减少或彻底阻止对矿物质有影响和对骨转换率产生不良反应的医疗措施，降低跌倒和受伤风险，药物或非药物措施会增加骨沉积改善骨质结构，需要大力开展这些方法的研究（图 8-2）。预防可能发生的骨折需要早期确

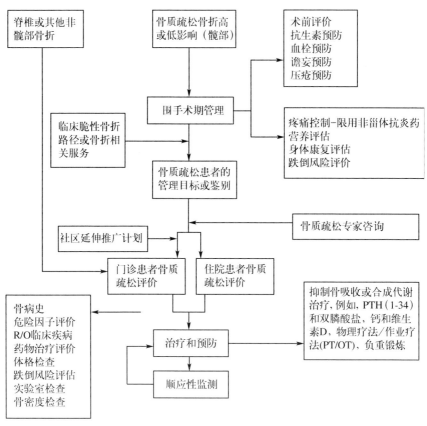

图 8-2　骨质疏松骨折患者的诊疗路径

PTH. 甲状旁腺素；PT. 物理治疗；OT. 职业治疗

认和评价患者发生初次骨质疏松骨折风险，对骨质疏松进行监测、恰当的治疗及对居住环境和行为方式进行调整。

在治疗并发症的药物选择上，依据骨转换率高或低的情况，总体考虑，尽量选择减少骨质流失或补偿损失的药物。骨转换率高的疾病，即骨吸收高于骨形成，如性腺功能减退、甲状腺毒症、甲状旁腺功能亢进、细胞因子过量（cytokine excess）疾病、骨转移瘤、Paget 病、风湿性关节炎及牙周炎，最好选用抑制骨吸收药物。低转换率的疾病，包括老龄、失用、类固醇引起的骨质疏松，则选择对骨合成代谢作用药物。

一、脆性骨折的防治策略

虽然关于骨质疏松、脆性骨折、发病率和死亡率之间的关系的研究，已有许多文献或指南的指导，但是在理论和实际治疗的过程中还是有差距，因为这是一个复杂的疾病。

骨质疏松的预防和治疗法则的标准是由美国国家质量监督委员会（National Committee of Quality Assurance，NCQA）制定的。美国骨外科学会（American Academy of Orthopedic Surgeons，AAOS）在提高脆性骨折患者治疗建议中提出对脆性骨折患者的处理，认识到高质量的预防和术后治疗的必要性。建议如下。

（1）骨质疏松是骨质疏松骨折的诱发因素。

（2）建议患者对骨质疏松的评价和治疗可以降低未来骨折的可能性。

（3）启动骨质疏松症调查。

（4）在医疗社区中建立合作关系，以提高骨质疏松评估和治疗水平。

（5）建立临床路径，确保患者获得最佳的治疗。

近期研究显示，在改善骨质疏松的治疗当中，骨科医生、代谢骨病专家、筛查人员、护士宣教员、信息技术人员直接的跨学科合作，起到了很重要的作用，因此，对于减少脆性骨折风险起到重要的作用。全社会都要行动起来，多学科的合作，包括医疗、外科和其他学科专家以期改善老年人（患者）的健康。

在开展治疗初期都会遇到骨质疏松或有该病风险患者问题，但一定要坚持。首先的问题是缺少患者或拥有专业知识的医生，如缺少对当前骨质疏松治疗方法的知识和对指南的了解；骨外科医生认为评价和治疗骨质疏松不是其责任；治疗费用；诊断骨质疏松的代价与时间；治疗的不良反应；对治疗及其效果的不确定性；老年患者的复杂并存疾病，可否增加药物种类；缺少 BMD 测量途径，缺少解决继发性骨质疏松预防的时间。尽管解决了这些的问题，临床治疗上仍然需要多学科合作，在骨折后除了继续给予骨质疏松治疗外，依然存在发生再次骨折的风险。患者年龄越大，髋关节骨折后很容易发生另一侧髋关节的骨折，同时发生再骨折的机会会更早，即便实施了骨质疏松治疗。我们不只强调要确认高危患者，而需要给这些患者提供多学科共同合作所给出的早期用药方法，改变居住环境风险，降低跌倒风险因素。

二、钙，维生素 D，营养问题

从日常饮食和补充中获得足够的钙、维生素 D 是治疗骨质疏松和预防骨折过程中重要的部分。临床试验表明，在目前可行的骨质疏松治疗药物的研究中，无论实验组还是对照组中都给予了钙和维生素 D 的补充，因此，也应要求患者服用钙和维生素 D。

可能是由于维生素 D 的不足或减少，随着年龄的增长，钙的吸收呈下降趋势。研究显示在居住的社区中，维生素 D 的不足多见，在养老院中，维生素 D 的不足情况也是多见的。老年人中，维生素 D 流失的发生因素包括缺少阳光照射，缺乏营养，年龄相关的皮肤和肾功能的改变，黑色素沉积，居住在高纬度地区，社区居住，老年社区中髋关节骨折史。1, 25- 羟维生素 D 水平和 BMD 之间存在正相关的关系，当其含量小于 30ng/ml，骨折发生率增加。此外，维生素 D 对于提高身体运动性，预防跌倒也有很好的作用。

单独补充钙可稍微降低脊柱骨折可能性，但不能降低非脊柱骨折的可能性。即使经过 4 年的补钙，对于先前有骨折史的患者，单独的补充钙并不能降低骨折概率。但是补充维生素 D 可以降低骨折的风险，当维生素 D 摄入足够多的时候可以保持血清 1，25- 羟维生素 D 水平高于 32.5ng/ml。实验中，文献报道，通过对 1，25- 羟维生素 D 水平的测量，骨折概率的降低直接与其循环水平成反比例。骨折概率的降低被认为与维生素 D 对肌肉和骨骼双方面的影响有关。最好的治疗方法是钙和维生素 D 一起补充，并超过最小剂量。

饮食蛋白对骨骼健康起到重要作用。年龄相关的骨质流失与蛋白消耗相反，效果与充足的钙和维生素 D 的摄入相关联。虽然会增加尿钙含量，高蛋白的消耗被认为会对骨骼产生许多潜在的危害，而实际上高蛋白消耗对骨转换没有影响。1g/（kg·d）的蛋白质摄入已经证明可以改善髋关节骨折术后的恢复，而且术后人血白蛋白是判定存活的重要因素。因此，除了有慢性肾病或肾结石的患者，骨质疏松或有骨折史的患者都应该每天补充足够的蛋白质，包括饮食蛋白和补充蛋白。

过量摄入钠、咖啡因、磷、糖的类似研究已经进入了研究视野，这些物质会造成尿中钙流失的增加，并改变造成骨质流失的钙离子代谢的稳态，最终导致钙的丢失。虽然肾脏钙清除降低之后尿钙流失才会增加，但是在老年中，这个机制并不完整，而且含有咖啡因、磷、糖的饮料通常被认为是低营养质量（LND）产品，所以使用这些饮品替代高钙、高蛋白饮品是不良的选择。所以，对于可能发生骨质流失的患者，减少摄入 LND 饮品的建议是值得肯定的。

三、双膦酸盐类

应用唑来膦酸一年一次的输液治疗骨质疏松症的研究经验外，未见其他相关临床对照研究表明对继发性骨折预防的有效性。尽管如此，对于发生骨折的患者，口服双膦酸盐仍然是常规的治疗方法。再发骨折的高发生率可能与双膦酸盐给药形式、不良反应或顺应性有关，与双膦酸盐药物无关。

一直有理论关注双膦酸盐，由于抑制破骨细胞初始化产生骨骼重塑的过程，特别是在骨折后早期就给药，双膦酸盐会造成骨折愈合不良。Lyles 等研究发现情况并非如此。老年人，特别是伴有髋关节骨折的中老年患者，使用静脉双膦酸盐给药后，只补充常规水平的维生素D可以降低低钙血症的风险。

长期使用双膦酸盐会对骨重建过程造成过分的压制，并增加骨折可能性，造成非典型性骨折。虽然非典型性骨折会在长期服用双膦酸盐的部分亚群患者中出现，但这些骨折怎样界定还是问题。阿仑膦酸钠的长期安全性和持续有效性在 10 年使用后才在个案中发现。Schilcher 等的研究认为双膦酸盐引起的股骨非典型性骨折每年在 1000人中有 1 例发生。一般在服用阿仑膦酸钠 5 ～ 7 年后才会发生非典型性骨折。最近的研究表明，使用双膦酸盐预防骨质疏松，每减少 100例髋部骨折机会，会增加 1 例转子下非典型性脆性骨折的风险。

双膦酸盐的选择应该基于已知的有效研究，并存疾病如胃肠反流性疾病可能限制双膦酸盐的口服，既往对于骨质疏松治疗的方法，骨质疏松可能的或潜在的病因，患者黏附因素，患者的偏好，早期或重度的慢性肾病患者均可以口服或静脉使用双膦酸盐。

通过仔细双膦酸盐挑选和监测，使其不良反应降到最小。由于食管刺激引起的胃肠不适可能是口服双膦酸盐最常见的不良反应，通过静脉给药可以降低这种不良反应。

四、雌激素和选择性雌激素受体调节剂

绝经后妇女，无论是否有黄体酮，雌激素替代疗法可以减少脊柱和非脊柱的骨折，这点是毫无疑问的。但是为达到这个目的而使用激素和雌激素治疗却出现了局限性，因为 Women's Health Initiative（WHI）的研究结果与之前理论相反。雌激素和黄体酮治疗与许多危险因素发生的增加有关，如深静脉血栓（DVT）、肺动脉栓塞（PE）、脑卒中、心肌梗死和乳腺癌。单独使用雌激素治疗就会增加 DVT、PE、脑卒中的发生率。

虽然，目前指南指出激素替代疗法主要用于绝经后症状的治疗，并可以在最短时间内缓解症状，但是单独使用雌激素或与黄体酮合用仍然没有被充分认识。对于特殊人群，如过早绝经者，接受特殊治疗者，抑或是用小剂量雌激素或其他形式雌激素者，其风险／收益比，

与 WHI 的研究结果不一致。比较所有其他治疗方法利弊后，如果要选择雌激素替代疗法治疗骨质疏松作为最合适的治疗措施，当然要向患者说明风险和益处。

选择性雌激素受体调节剂可以增加脊柱和髋关节的骨密度，但只降低脊柱骨折发生率，却不能降低髋关节或其他非脊柱骨折的发生率，如雷洛昔芬。而在雌激素和他莫昔芬不良反应方面，包括 DVT、胆囊疾病、子宫内膜癌、白内障等疾病在内，雷诺昔芬只与 DVT 发病率有关，与其他因素无关。雷洛昔芬可用于有发生脊柱骨折风险的女性，需要与其他药物一起使用。

五、特立帕肽和其他 PTH 类似物

特立帕肽是 FDA 唯一认证的对抗骨质流失的药物，特立帕肽或 PTH（1-34）降低高危人群脊柱或非脊柱骨折的发生率。虽然目前缺乏长期数据，但是 PTH 类似物对严重骨质疏松引发的骨折、脊柱压缩性骨折及其他骨质疏松引发的骨折，确实降低了骨折发病率。特立帕肽和其他 PTH 类似物对既往使用骨吸收抑制治疗，但治疗后仍然出现骨折或继续发生骨质流失的患者有很好的疗效。

文献报道表明，对无服药史的患者实施阿仑膦酸钠或同时使用 PTH 类似物进行联合或交替用药，结果未显示预想的益处。既往长期应用阿仑膦酸钠的治疗可能会降低，但不会抵消 PTH 类似物诱导的骨密度增加。在 PTH 类似物治疗后，如没有使用骨吸收抑制剂 BMD 会下降，骨吸收抑制治疗可以保持或在以后增加 PTH 的成果。

PTH 和激素替代疗法联合使用造成脊柱的 BMD 增加，对髋 BMD 不明显。特立帕肽和雷洛昔芬联用也可以得到类似的结果。这些发现对骨折预防的作用尚不清楚，应用时要慎重。

PTH 类似物对于骨肉瘤高发风险的患者应该被禁止使用，包括有 Paget 病史、照射史，碱性磷酸酶不明升高者。其他不可使用的情况包括转移性骨肿瘤、多发骨髓瘤、甲状旁腺功能亢进及血钙过高。使用特立帕肽时，用药在 2 年以内，延长使用有发生骨肉瘤的风险。但是到目前为止，尚未见应用特立帕肽造成骨肉瘤的病例报道。

六、体育活动和运动处方

（一）体育活动的益处

老年人的活动是降低骨质疏松和预防骨折的重要方法。充分的锻炼和负重运动可以增加 BMD 或降低骨质流失。骨质疏松患者，尤其是以发生过骨折的患者生活史中可以发现，因为饮食不良和缺乏运动，特别是在骨骼塑形期间没有使骨骼达到充分密度和强度。虽然在骨形成期错过了强骨的机会，在绝经之前和之后生活中也没有降低骨质丢失风险，但体育活动和锻炼在任何年龄都可以增加 BMD，并用最小的治疗风险，降低潜在的骨折可能性。

负重运动总体来说可改善骨的质量和数量。但是在人和动物实验证明，应用骨负重期间有间歇的、休息的锻炼方法，即控制负重 / 休息的循环，以避免骨脱敏，低水平的应力治疗方案可以最大程度地促进骨的形成。骨折后的康复目的在于增加肌肉力量和灵活性，以防跌倒，保持或增加 BMD，当发生脊柱骨折时，以减少脊柱后屈的发生。新的躯体运动模式，全身性震动方法，可能在将来对骨折预防和提高骨密度上提供非药物的治疗手段。

长卧床休息或严重缺乏躯体运动可能造成骨皮质和骨小梁严重萎缩，身体其他系统也是一样。在负重骨和非承重骨的 BMD 每周下降 1% ～ 2%，恢复行走后恢复速度还不清楚。因此，为避免潜在的不利因素，有骨折史的患者应该将卧床时间缩到最短并恢复体力活动。

（二）骨质疏松症的运动处方

美国预防医学会（American College of Prevention Medicine，ACPM）、美国运动医学会（American college of sports medicine，ACSM）、哈佛医学院生活方式研究所等 13 个学术团体和单位联合推出了《临床医生运动处方指南》一书，该书不仅强调了运动对健康，预防疾病的重要性，还为临床医生列出了针对不同患者的具体运动强度、运动时间等指导意见的"运动处方"。运动处方不仅得到了美国运动医学会认证，而且也得到美国医学会（American medical association，AMA）的认证。这一认证开创了临床医学的新纪元，更为人类健康带来了福祉。

骨质疏松运动益处：通过增加峰值骨量，减少骨质疏松骨折的发生；减慢增龄性骨质丢失速率；通过增加肌肉力量和平衡能力降低跌倒风险。

预防应从儿童、青少年和青年时期做起，通过适当的运动活动获得更高的骨密度峰值，从而可以延缓骨质疏松发病年龄。在运动期间不应停止其他治疗。如饮食和钙剂补充，维生素 D 补充和晒太阳，定向的康复训练和药物治疗。

1.注意事项　建议患者应避免引起或加剧疼痛的运动；也应该避免脊柱扭转、弯曲和加压的运动活动，或者对关节施加高撞击性负荷或暴发性运动活动；严重骨质疏松症患者严禁进行最大力量检测；脊柱前屈即使没有施加负荷也易导致压缩性骨折。

如果患者患有严重脊椎骨质疏松，当选择运动方式时行走运动可能比较好。脊椎压缩性骨折的患者由于身体重心前移平衡可能受到影响，此时应该强调改善平衡，降低跌倒风险的运动活动训练，应该设计合适运动处方，避免其卧床引起骨质进一步丢失。

患者如有并存疾病，应当依据并存病情况，重新评估，调整运动处方，避免运动带来的风险。

2.运动处方　为了保持骨健康，需要向具有骨质疏松危险的患者开具运动处方。

运动频率：负重有氧运动每周 3 ～ 5 次，抗阻训练每周 2 ～ 3 次。

运动强度：中等强度（8 ～ 12 最大重复负荷 kg）到高强度（5 ～ 6 最大重复负荷 kg）力量训练；中等强度（40% ～ 60% 靶心率）。

运动时间：每天 30 ～ 60min 负重有氧运动和力量训练相结合。

运动类型：负重有氧运动包括步行、间歇慢跑、爬楼梯或网球；患者也应该进行一些带有跳动的运动如排球、篮球，这些运动有助于刺激骨强壮。此外脊背力量训练（避免脊柱前屈）有助于锻炼脊柱的支持性肌肉，降低骨量丢失。

为避免骨质疏松患者高强度抗阻训练，先前的运动处方可以进行调整，即使患者能够达到该水平，也不应该鼓励骨质疏松患者进行跳跃运动和跑步运动，非负重性运动如游泳、骑车仍然可以提供健康益处如肌肉力量增强，可以间接通过肌肉收缩改善骨健康。

七、再骨折风险的预防

未来发生的骨折风险的预防始于院内对当前骨折的评价，尤其是髋部骨折、脊柱骨折和腕部骨折。创伤的大小都会因为骨质疏松而增加骨折发生率，评价应该在这两种情况下进行。最初，应有骨质疏松专家对患者进行评估和治疗，认为是脆性骨折处理方法的一部分，也可以针对并存病一部分，也可由门诊或住院的内分泌、风湿病或老年病医生治疗（图8-2）。院内治疗的预防目标包括不用 NSAID 的疼痛控制，营养评价给予充足蛋白质摄入，实施躯体康复。

门诊患者的预防措施是药物治疗，包括抗骨吸收抑制药，钙和维生素 D 的服用，医源性继发骨质流失，降低风险因素的方法及躯体康复。躯体康复包括跌倒评估，力量、平衡、活动性的训练。负重训练和其他一些项目，可因人而异。骨质疏松宣教、居住环境改善、应该由多学科团队共同完成这一工作。髋保护裤在预防骨折上看效果，经长期调查和结果显示，有些人效果不甚明显，原因是热带地区患者依从性问题。实施药物治疗、锻炼、饮食控制的患者，应该和环境及安全一起考虑，给予常规性监督。

预防骨折的新的方法是在一侧发生髋骨折时就预防性地为另一侧髋进行预防性手术内固定。研究表明，在一侧髋部骨质疏松骨折后，健侧髋有 10% 风险发生骨折时，为健侧实施预防性保护固定没有骨折的髋，比等待另一侧髋部骨折后再固定，要有很好的成本效价比。对于这种预防性骨内固定方法，目前还存在争议，很难说谁会是这个预防治疗中最获利的一方。只有避免或推迟骨质流失的治疗才会对全身骨骼产生影响。

（张春虹　黄力平）

主要参考文献

[1] National Osteoporosis Foundation.America's bone health：The state of

osteoporosis and low bone mass in our nation.Washington, DC : National Osteoporosis Foundation, 2002.

[2] Brenneman S K, Barrett-Connor E, Sajjan S, et al.Impact of recent fracture on health-related quality of life in postmenopausal women.J Bone Miner Res, 2006, 21 : 809-816.

[3] Center J R, Bliuc D, Nguyen T V, et al.Risk of subsequent fracture after low-trauma fracture in men and women.JAMA, 2007, 297 : 387-394.

[4] Delmas P D, van de Langerijt L, Watts N B, et al.Underdiagnosis of vertebral fractures is a worldwide problem : the IMPACT study.J Bone Miner Res, 2005, 20 : 557-563.

[5] Robbins J, Aragaki A K, Kooperberg C, et al.Factors associated with 5-year risk of hip fracture in postmenopausal women.JAMA, 2007, 298 : 2389-2398.

[6] Bannwarth B.Drug-induced musculoskeletal disorders.Drug Saf, 2007, 30 : 27-46.

[7] Canalis E, Mazziotti G, Giustina A, et al.Glucocorticoid-induced osteoporosis : pathophysiology and therapy.Osteoporos Int, 2007, 18 : 1319-1328.

[8] Bogoch E R, Elliot-Gibson V, Beaton D E, et al.Effective initiation of osteoporosis diagnosis and treatment for patients with a fragility fracture in an orthopaedic environment.J Bone Joint Surg Am, 2006, 88 : 25-34.

[9] Elliot-Gibson V I M, Jain R J F, Beaton1 D E, et al.Osteoporosis post-fracture screening program.J Bone Miner Res, 2007, 22 : S311.

[10] Nanci V, Berry G, Harvey E, et al.A novel integrated approach to the management of patients following hip fracture : The Hip Fracture Integrated Intervention Program (HIIP).J Bone Miner Res, 2007, 22 : S312.

[11] Glowacki J, Harris M B, Simon J B, et al.Osteoporosis care pathways for hospital patients with fragility fractures : a paradigm shift.J Bone Miner Res, 2007, 22 : S334.

[12] Skedros J G, Holyoak J D, Pitts T C.Knowledge and opinions of orthopaedic surgeons concerning medical evaluation and treatment of patients with osteoporotic fracture.J Bone Joint Surg Am, 2006, 88 : 18-24.

[13] Langridge C R, McQuillian C, Watson W S, et al.Refracture following fracture liaison service assessment illustrates the requirement for integrated falls and fracture services.Calcif Tissue Int, 2007, 81 : 85-91.

第 9 章
骨质疏松症的运动处方

第一节　运动对骨健康的影响

一、骨质疏松症定义

WHO 定义骨质疏松为骨骼的骨矿密度减低、骨微结构改变，骨强度损害进而导致骨折风险增加的全身性骨骼疾病。经双能 X 线骨密度（bone mineral density，BMD）检测，如果与健康青年女性骨密度的平均值相比，低于她们 1.1 ～ 2.4 个标准差（T 值 =1.1 ～ 2.4SD）为骨量减少（osteopenia）；如比她们低 2.5 个标准差以上为骨质疏松症（T 值 ≤ -2.5SD）；如发生脆性骨折，无论 BMD 降低与否，即使 BMD 正常也是严重骨质疏松症。正常骨密度值应为正常青年人平均骨密度值的 ±1 个标准差之间。

骨健康与身体功能、疾病发生、生活质量和寿命呈正相关，而与经济花费高、住院时间长和严重残疾呈负相关，因此，骨骼健康对提高全身健康水平和生活质量非常重要。人类在整个一生中，青春发育期，骨骼快速生长，骨骼长度快速加长、宽度增长增加，但骨密度并没有相应的增加，提示骨的结构特性首先发育，而材料特性却有待进一步提升，因此，此时的骨骼比较脆弱，需要细心呵护，加强营养和适度运动。到 20 ～ 30 岁骨骼逐渐发育成熟、骨量积累、骨密度增加，骨皮质也不断增厚，骨强度提高，在约 30 岁时达到峰值（骨峰量）。此阶段如若积极运动锻炼并有合理的营养可最大程度积累骨峰量值，为日后骨衰减建立比较高的起点，减缓衰减程度。30 岁之后，骨矿含量、骨密度和骨强度随着增龄逐渐衰减，50 岁后衰减增速，尤其是女性，如果此时发生疾病、运动受限或营养不充分，更会加速骨骼的衰减，最终导致发生骨量减少和骨质疏松症，增加跌倒、骨折、卧床的风险，促进身体功能恶化，甚至导致死亡。因此积极进行有益的干预，减低骨衰减速度、增进骨健康十分重要。运动是增进骨健康的重要非药物因素之一。

二、运动对骨健康的影响

（一）运动可增加人生早期骨量积累、提高峰骨量和骨皮质厚度

骨矿含量代表骨骼矿化的程度，骨骼适当矿化才可以逐渐提高骨密度。骨密度指单位面积或单位体积的骨矿含量，最常用面积骨密度(g/cm^2) 表示 [如双能 X 线（DXA）检测]，体积骨密度（g/cm^3）可用定量计算机断层扫描(QCT)获得。骨密度更多的是反映骨松质的密度，也是骨骼强度的标志之一，骨密度可说明骨强度的70%，因此，经常用骨密度指标代替骨强度。但骨强度也与骨皮质厚度有关，根据骨强度计算公式：骨强度 = 骨骼的极限扭动惯量 = π （$rp^4 - re^4$) /2，其中 rp 为骨外膜半径；re 为骨内膜半径，这两个骨膜半径反映了骨的横断面积，是骨骼粗细的标志，骨横断面积大表示骨骼较粗，并不一定代表骨骼强健。根据骨皮质与骨松质的半径计算的骨骼极限扭动惯量可以更精确地反映骨强度大小。骨皮质厚度每增加 1mm，骨强度就增加为它的 4 次方，骨骼粗细、内外膜直径的差值比骨量更有价值，因为骨骼粗，骨外膜半径大，可以使骨骼更粗更强，而当衰老时，主要是骨内膜的变化，骨皮质逐渐松质化，髓腔逐渐扩大，骨内膜的半径增大，对骨骼强度会产生显著影响，使之骨强度减低，但其影响不如骨外膜直径的作用大，如上述公式。因此，骨骼的粗细独立于骨量，也更说明问题。年轻时候运动对骨骼产生的有益影响，不仅仅是增加峰骨量，更重要的是增加骨骼粗壮和骨皮质厚度及骨强度。因此，人生中早年积累的骨量峰值越高、骨皮质越厚，后半生骨衰减起点资本越大，衰减程度就相应较低，骨强度就更好些。大量研究已经表明，青少年积极参加体力活动或运动，尤其是负荷自身体重的、具有一定冲击力的

运动，既可增加峰值骨量，也可提高骨皮质厚度，非常有益于骨健康。研究还显示，增加青少年骨密度的运动应力阈值为 5.0 倍重力加速度左右。

（二）长期参加规律中等强度运动锻炼，可以减低中年以后骨量衰减速度

老年人，尤其是女性，是Ⅰ型骨质疏松症的高危人群，具有极高跌倒、骨折的风险。年龄相关的骨质疏松、骨强度下降包括骨皮质丧失和骨髓腔扩大，表现在靠近髓腔的骨皮质重塑加强，使骨皮质从内部逐渐髓化，皮质变薄，髓腔扩大。研究显示，45 ～ 66 岁女性椎体骨骼以每年 0.8% ～ 2.4% 的速度衰减。长期参加规律的体力活动或体育锻炼者骨衰减速度显著减缓，骨骼增粗，骨强度增强，对原发性骨质疏松症的预防有积极意义。所谓规律体力活动，根据美国运动医学会及我国国家体育总局的规定：为每日参加 30min 以上中等强度有氧运动，每周 3 ～ 5 次，同时还有 6 ～ 8 块大肌群参与的大肌群力量训练，每周 2 ～ 3 次。中等强度运动的标准对不同人群和在不同项目有所差异，总体来讲，美国运动医学会和我国国家体育总局规定运动时心率达到 50% ～ 85% 最大心率（%HR_{max}），或 40% ～ 60% 最大摄氧量（%VO_{2max}），或自我感知疲劳量表（rate perceived exertion，RPE）达到 12 ～ 16 分就视为达到中等强度运动。一项对年轻时运动的棒球运动员（n=103）和老年时仍运动的棒球运动员（n=94），以及年轻时运动，而老年时不再打球者进行打球手臂和非打球手臂肱骨干骨量、骨面积、骨皮质厚度、骨髓腔大小、骨强度（极限扭动惯量）的横向调查结果显示，年轻时打球手臂较非打球手臂运动负荷量大，骨强度几乎是后者的 2 倍。一旦停止打球，曾经打球获得的打球手臂骨量、骨面积和骨皮质厚度会随着增龄逐渐降低，骨皮质髓质化，髓腔扩大，但在年轻时运动获得的约一半的骨横断面积和 1/3 骨强度仍会保持至终身。如果人们在增龄过程中一直打球，年轻时打球所获得的更高骨皮质量和更大的强度会一直保持，表现为髓腔扩张较少，骨皮质小梁化较少。因此提示，为了终身的骨健康，年轻时应该积极参加体力活动，不仅因为这样可以增加骨量，而且也会增加骨骼体积和强度，如果终身参加体力活动对减少骨骼结构的衰减更有意义。

（三）运动提高老年人骨密度和骨强度，降低骨质疏松症的发生

研究表明，长期坚持运动锻炼者髋关节、腰椎、前臂骨密度和骨强度显著高于不运动者，与同龄、同性别者相比 Z 值升高，尤其是绝经期前后，女性骨健康明显增强，对于绝经后原发性骨质疏松和骨折有积极的预防作用。近期笔者进行一项横向研究显示，长期踢毽子的绝经后女性较长期步行运动绝经后女性腰 2 ～腰 4 椎骨、股骨颈和全身骨密度尤其是下肢骨密度更高，并且两组受试者骨密度均好于不爱运动的同龄受试者。研究显示，增强骨密度的运动不仅取决于运动量，还依赖于运动的速度，间断快速的运动形式更有利于骨密度提高，可能与运动速度提高运动动能，增加足下冲击力有关。

（四）运动降低骨质疏松骨折发病率和发病风险

运动可降低绝经后女性骨质疏松骨折发生率 30% ～ 55%。在一项关于运动与骨质疏松骨折 12 年的前瞻性研究报告（NHS）中显示，绝经后女性每周运动量达 24 METs 者较经常不运动者即小于 3 METs 者，髋部骨折发生率降低 55%。在另一项骨质疏松骨折研究（SOF）中发现，运动可降低髋部骨质疏松骨折发生率为 30% ～ 45%。前瞻性队列研究显示，对 65 岁以上绝经后女性（N=9074）随访观察 4.1 年和 7.6 年，发现步行运动者比不运动者髋关节骨折发生率分别下降了 30% 和 40%。一个有 8600 多位中老年女性参加的研究也显示，运动减少髋关节骨折发生率 30%。经常参加家务性活动或者业余锻炼者，其负重骨，如髋关节骨折发生风险比不运动者显著降低，男性风险比降低 0.3，女性风险比降低 0.9。对 13 个队列研究的结果同样显示，中到高强度训练降低男性髋关节骨折风险 45%，女性 38%。运动也可降低脊椎骨折风险。

脊椎畸形被认为是脊椎骨质疏松后发生压缩性骨折的标志，欧洲脊椎骨质疏松症研究（EVOS）报告，对年龄为 50 ～ 79 岁，884 例脊椎畸形女性和 6646 例脊椎正常女性对照进行研究，发现每天进行大于 30min 步行或骑车运动与不运动者相比，女性脊椎畸形降低 20%，

而男性运动与脊椎畸形改变关系不明显。在 SOF 研究中，女性参加中高强度运动者与不运动者相比，脊椎骨折降低 33%。另一项研究显示 45 岁以上男性有更少的负重骨脆性骨折，而大于 45 岁女性有更多的非负重骨如手臂、手指等脆性骨折，55 岁以上女性经常运动者有更少的负重骨骨折风险。在一项 DOES 骨质疏松症流行病学调查研究中发现，老年男性积极运动者，体力活动每增加 1 个标准差，非创伤性骨折的发病率下降 14%，但是对不同部位骨折情况不同。在对绝经后女性脊椎压缩性骨折研究中发现，对照组受试者脊椎压缩性骨折发生率较进行持续 2 年的背部肌肉抗阻运动锻炼组受试者高 2.7 倍。

（五）运动增加肌肉力量、神经肌肉反应速度和身体平衡，可预防摔倒并减少骨折风险

许多运动都可增加肌肉力量，研究显示，低、中、高强度负荷剂量都可增加肌肉力量，但骨密度只与中高强度运动的负荷剂量有关，即较多的中高强度运动才对骨密度有益，只有一定强度以上的负荷剂量才能同步增加肌肉力量和骨密度。例如，一般的走路运动可以提高下肢肌肉力量，但对提高骨密度的结论不肯定。骑车、游泳运动可以提高肌肉力量，但增加骨密度的作用不显著。而太极拳、踢毽子、上下楼梯、跑步等运动既可增加肌肉力量，又可提高骨密度。肌肉力量的增长，可以促进骨骼受力，有助于增加骨密度，但需要达到一定强度。肌肉力量增长有助于关节的稳定控制，促进神经肌肉反应能力提高，因此，可提高平衡能力。

太极拳运动可显著提高平衡功能，是预防跌倒的推荐运动，但虚弱的、曾骨折过的、动态平衡能力差的患者不推荐做此项运动；低强度平衡训练如足尖足跟走、单足站立加上协调性训练也被推荐为预防跌倒的活动形式。当受试者骨强度降低时推荐其在水疗池中进行下肢和上肢的力量训练。平衡训练可能是预防跌倒的重要方法，而肌力训练并未被证实直接与跌倒风险降低有关。对老年人而言，预防跌倒应该包括平衡、肌力和功能性训练，同时也要配合跌倒预防教育。

本体感觉可以感知重力的作用和身体位置，这些本体感觉传入中

枢神经系统帮助后者了解身体不同节段在空间的位置，以便做出正确的运动反应，是姿势控制的必要成分。在平衡训练和步态训练中要重视本体感觉训练，如足跟走、足趾走、不同方向走、小跳跃、双腿体重转换、单足支撑，以及上下肢协调性训练等，这些增加本体感觉神经传入和姿势控制的训练都可提高机体对运动的反应能力、动作协调与控制，减少跌倒发生。研究发现，18周抗阻训练、本体感觉训练和平衡训练综合运动可增加绝经后女性功能，减少跌倒发生。太极拳也增加平衡预防摔倒，增进体重转换、动作协调和本体感觉。长期坚持踢毽运动可显著缩短手眼协调反应时间，增加动态平衡能力，有效改善神经肌肉控制，有利于预防跌倒。

跌倒的危险因素包括内部因素和外部因素两个方面，内部因素如跌倒史、年龄、性别、生活方式、种族、药物、治疗情况、运动能力和步态障碍、体力虚弱、心理因素、营养缺乏、认知障碍、视力减退、足部问题等；外部因素包括光线差、地面滑、路不平等，一项在男性中进行的骨质疏松骨折风险调查（MrOS）显示，较高的体力活动伴随着更多的跌倒危险，腿部力量较差的男性在各种水平体力活动中跌倒风险一样，而腿部肌力好的男性仅在进行较高水平体力活动时跌倒风险增加。参加耐力训练、平衡训练和太极拳运动可以降低跌倒风险 17%，太极拳降低 47% 风险。但脑卒中、帕金森病和髋关节骨折患者运动是否降低跌倒风险尚未有结论。在预防跌倒危险因素中综合评估多种因素的干预最有效，因此，鉴别危险因素更重要。没有或仅有 1 个危险因素者跌倒发生率为 27%，而有 4 个以上危险因素者跌倒发生率达 78%。研究表明，运动活动、药物及环境评估是重要因素。

三、运动对骨代谢影响的机制

（一）机械应力机制

运动时肌肉收缩、身体承重和运动冲击力与地面反作用力都可作用到骨骼，使之感受应力刺激。研究显示，1000 ～ 3000 微应力（strain）是骨形成的适宜刺激，而大于 4000 微应力就会对骨骼产生破坏影响，造成骨微损伤。人体运动时一般都可达到 1000 微应力，这个应力水平相当于使原有骨骼发生 0.01% 的形变，这种形变进而刺激骨髓基质中小管间隙液产生应力，作用于基质液，将运动的机械力信号传递到骨细胞力感受器，刺激骨细胞分泌多种细胞因子，调节成骨细胞和破骨细胞募集、分化和活性，促进骨骼形成或抑制骨骼吸收。

（二）激素机制

很多激素调节骨代谢，如甲状旁腺素、性激素、糖皮质激素、降钙素、生长激素、甲状腺素、胰岛素等，这些激素中主要与成骨相关的有性激素、生长激素、甲状腺素、降钙素，而甲状旁腺素和糖皮质激素则主要与破骨相关，但并非这样绝对，很多激素对骨骼的调节是双向的，既可促进成骨又可刺激破骨，取决于机体内外环境。当前有关运动是如何通过调节各个激素发挥作用的尚无定论。骨细胞上有生长激素受体，生长激素通过 IGF-1 途径促进成骨活动。研究显示，生长激素可以使雌性老年大鼠股骨中段骨形成速率提高 11 倍，骨骼横断面积增加 12%，给予它们生长激素并加入轻度运动使骨形成速率进一步提高 39%，横截面积进一步增加 5%。两者结合还可提高骨骼的机械特性，使骨骼折断负荷进一步提高 4%，骨硬度提高 7%。

运动中血液 PTH 增加可能也是提高骨骼力学特性原因之一，研究显示，小鼠坚持 30min/d 运动，21d 后血液 PTH 增加，通过增强 PTH 信号可以提高骨皮质和骨松质体积，在运动中 PTH 的释放及 PTH 信号在组织和结构上促进了骨对运动的适应，提高了骨密度。也有研究显示绝经后女性长期坚持运动血清 PTH 下降，而血清钙磷正常，骨密度增加。PTH 的生理作用是促进溶骨调控钙磷代谢，使血清钙磷保持稳态，PTH 在维生素 D 充足的条件下受到抑制，分泌减少，促进钙进入骨骼矿化，增加骨密度。

生理剂量的胰岛素可以通过转录前机制选择性刺激成骨细胞胶原合成，促进骨组织发育和成长，过量胰岛素因缺乏胰岛素受体底物 -1（一种胰岛素底物和 IGF-1 受体）酪氨酸激酶，表现出成骨细胞功能受损、低骨转换性骨衰减。运动，尤其是有氧运动可以显著减少血清胰岛素浓度，增加组织细胞对胰岛素的敏感性，因而可恢复胰岛素的促成骨作用。

雌、雄激素都可促进骨形成，降低骨吸收，对骨骼的发育和骨量的保持至关重要，其作用可能是通过增加局部细胞因子和骨组织对细胞因子的敏感性机制实现的。绝经后女性参加规律运动尤其是具有一定冲击性承重运动可以提高雌激素水平，增加骨密度，其机制可能在此。

（三）抗炎机制

骨质疏松症本质上是一种炎性事件，这是对骨质疏松症认识的新进展，因为 I 型骨质疏松症患者肿瘤坏死因子（TNF-α）、白细胞介素 1（IL-1）、IL-2、IL-6 等显著升高，它们是强力促进骨吸收、抑制骨形成的炎性细胞因子，在雌激素撤除后骨吸收中发挥重要作用。研究显示，规律运动者血清炎性细胞因子水平显著下降，干扰素水平提升，可能通过阻断成骨细胞上核因子-$\kappa\beta$受体配体信号（RANKL）通路抑制骨吸收。

（四）影响肠道菌群，促进钙吸收和沉积骨骼

新近研究显示，肠-骨信号途径在骨质疏松症发病过程中有重要作用，肠道微生物可能在骨健康调节中起重要作用。已知益生菌分泌有益的免疫调节因子。动物实验结果显示，益生菌治疗鼠可明显减少骨量丢失，破骨细胞吸收指标 Trap5 和 RANKL 及破骨作用显著减小，促进破骨作用的骨髓 CD4[+] T 淋巴细胞受抑制。同时研究显示，益生菌治疗改变了切除卵巢的雌激素缺乏鼠的肠道菌群稳态。对肥胖的肠道菌群失调大鼠进行 4 周跑步运动训练后，它们肠道菌群发生显著改变，恢复益生菌菌群，肠道功能改善，运动训练可能有利于钙吸收和钙向骨骼沉积，增加骨密度。其机制可能是通过正常菌群产生维生素 K 途径实现的。

此外，运动改善血液循环，促进骨骼血供增加，提高骨骼营养物质的获取与利用也可能是运动提高骨密度、增加骨强度的机制之一。最近研究也提示维生素 D_3 受体信号调节神经肌肉的保持，增加小鼠运动后行走能力，因此，维生素 D_3 信号途径也可能是运动增加骨密度的又一机制。

第二节 防治骨质疏松症运动处方

一、有益于骨健康的运动类型

（一）冲击性运动和有氧运动

无负重的自行车和游泳有氧运动员骨密度低于具有冲击性运动的运动员，因为此类有氧运动可以产生较大的肌力，但对骨骼无冲击力影响，因此，认为重力负荷对骨骼的刺激作用是保持骨密度的必要条件。对竞技性自行车运动员进行 7 年长期随访发现，他们中许多人BMD 低，具有较高骨折风险。因此，推荐自行车和游泳运动者应该加入举重、跳跃等超等长运动或其他高冲击性运动锻炼。绝经后女性在进行自行车运动时也要适当加入肌力训练和负重运动活动。6 个月以上步行运动可以增进绝经后女性股骨颈骨密度，但对脊椎、桡骨和全身骨密度没有显著影响；而跑步运动可以改善全身骨密度。跑步运动 30min，加上爬楼梯运动 10min 可以改善股骨颈骨密度，但对脊椎无影响。坚持每周 3 次以上，持续 2 年以上，中等强度踢毽子运动锻炼的绝经后女性股骨颈、脊椎和全身骨密度显著高于同样情况的步行锻炼组。同时发现踢毽子组受试者血清Ⅰ型胶原羧基端肽（C-terminal telopeptide of type Ⅰ collagen，CTX）蛋白降低，骨碱性磷酸酶（bone alkaline phosphatase，BALP）和Ⅰ型前胶原氨基端前肽（procollagen type Ⅰ N-terminal propeptide，PINP）蛋白下降，提示踢毽子这种具有较多冲击性承重运动主要是抑制骨吸收，而非促进骨形成，最终使骨转换率降低，骨密度提高。高冲击性运动训练、力量性运动训练 6 个月与不运动对照组比较：高冲击性运动训练明显增加腰椎和股骨颈骨密度；同时只有冲击性运动组血清骨钙素（osteocalcin）增加，它是一种骨形成标志物，而血清Ⅰ型胶原氨基端肽（N-terminal telopeptide of type Ⅰ collagen，NTx），是一种骨吸收下降标志物。因此提示，冲击性运动对刺激骨形成、减少骨吸收是必要的。

（二）抗阻力量训练

研究显示抗阻运动也是促进骨形成的运动形式。研究发现那些既有抗重力又有一定肌肉负荷的运动较单独抗阻训练对骨代谢的作用更好。但老年人由于有其他骨关节问题，通常冲击性运动受限，因此抗阻运动应予以推荐。对 4320 例受试者随机对照实验研究发现，非冲击性下肢抗阻运动对股骨颈骨密度有益，而只有抗阻、有氧和冲击性联合运动才对脊柱骨密度有益。肌肉对肌腱附着骨的牵拉刺激可能会促进成骨反应，在这些部位产生张力、压缩力、扭力，形成电信号刺激骨代谢和骨矿盐沉积，增加骨密度，抑制骨吸收。有研究发现，1 年以上中高强度的抗阻训练对保持和改善绝经后女性 BMD 有益，其处方为 70% ～ 90%1RM 的强度（repetition maximum，1RM 意即该肌肉用力收缩仅能对抗该负荷量收缩 1 次，即肌肉等张收缩所能对抗最大外部负荷重量），重复 8 ～ 12 次，3 ～ 4 组，每周 2 ～ 3 次。同时抗阻训练可提高老年人功能能力和日常生活活动。研究显示，绝经后女性进行爆发力训练和离心运动训练 2 年后，较同期进行抗阻力量训练者腰椎骨密度增加，而相同强度单纯力量训练组腰椎骨密度下降。背伸肌力量训练增加脊椎骨密度，减少腰椎骨折发生率。肌肉减少可能是骨量减低的原因之一，并且现在越来越引起重视，研究发现，肥胖而肌肉减少症患者，骨密度低于体重较轻而肌肉量比较充足的受试者，提示脂肪对增加骨密度无益，而是肌肉的作用产生的增骨效应。

（三）平衡训练和本体感觉训练

前述的平衡训练和本体感觉训练对增进骨健康、预防摔倒有效。如太极拳、踢毽子、蹦床、单足站立、足跟走，足趾走、不同方向走、小跳跃，双腿体重转换、跨越障碍等都有助于促进平衡和神经肌肉控制、预防跌倒。

（四）全身振动训练

全身振动训练可以刺激成骨，保持和改善低骨密度。机械震动刺激有益于绝经后女性骨微结构形成，促进骨密度和骨强度。低频低强度震动刺激（30Hz，0.2g）治疗 1 年可以抑制低体重、骨量减少老年女性脊椎骨和股骨骨量丢失(N=70)，安慰剂组股骨颈 BMD 丢失 2.13% 和脊椎骨 BMD 丢失 1.6%，而训练组骨密度没有丢失。Meta 分析表明，机械振动刺激延缓股骨骨量丢失，血液中 NTx 和 CTX 值下降，并呈

剂量 - 反应关系：绝经后女性运用（30Hz，0.3g，20min）振动刺激 8 周后，尿中 NTx/Cr（I 型胶原氨基端肽与肌酐比值）较对照组下降 34.6%。将低频振动治疗与步行运动比较，经过 8 周，3 次 / 周后，振动治疗可提高股骨 BMD4.3% 和平衡能力 29%。需要强调的是，用于骨折高风险老年女性的振动治疗需采用低强度低振幅更安全。

（五）水中运动

不论儿童、青年还是老年人，冲击性具有重力作用的运动更有利于成骨。但游泳也对骨代谢没有产生负面影响，游泳运动者与对照组有相似的骨密度值，但游泳运动者较对照组有更高的骨转换率，因此，可能导致更强的骨结构。水中运动可以发展更好的平衡和肌肉力量，所以也可预防摔倒，因为水波动刺激了躯干肌肉活动，增强了运动控制。绝经后女性水中直立的健身运动，同时补充钙和维生素 D_3 后，可减少跌倒次数，并且这些人与对照组一样柔韧性、运动能力、单足站立、握力、背伸肌力、髋屈肌力、膝伸肌力增加，与血清 25- 羟维生素 D_3 水平有关。研究结果发现仅在运动组 PINP 增加，而两组 CTx 都增加，但运动组较对照组增加显著较少（15%vs29%）。因此，表明水中直立位大强度运动有益于增加骨形成，减低骨吸收程度，促进股骨颈骨密度增加。机制可能为机体对抗水的阻力、增加运动速度和 ROM 所致。

二、运动处方要素

（一）运动处方要素

运动处方包括六项要素：运动目的、运动类型、运动强度、运动时间、运动频率和运动进程。

运动目的是指通过适当运动要实现的针对性效果目标。例如，通过有氧运动降低血糖或血脂等，也可以通过运动预防骨质疏松症发生，或逆转骨量减低等。

运动类型指运动的形式，如大家所熟知，人类的运动形式非常丰富，难以在此一一历数，分类也非常复杂，但在体育学中通常按其作用将其分为有氧耐力型运动、抗阻力量型运动、改善柔韧性运动、增进平衡性运动等，按其是否承担身体负重分为承重运动和减重运动等。

不同的运动形式产生的运动效果有所侧重，但也可相互促进，或相互影响，需要在制订运动处方时仔细斟酌，例如，有氧运动可以增加心血管功能，促进机体有氧代谢能力提升，增加持续工作能力，但也对肌肉力量保持有良好作用；而力量型运动重点是增加肌肉质量，提升肌肉做功能力，然而此类运动也会对降低代谢综合征和保持全身耐力做出贡献；如果选择增加柔韧性的运动，则不能进行大强度增肌抗阻训练，以免妨碍柔韧性改善。因此，在运动处方中合理选择运动类型很重要。

运动强度是指进行运动活动的用力水平，是运动锻炼中最关键的要素之一。有很多表示方法，一般分为主观性指标和客观性指标两类，例如，用"主观用力程度"区分运动强度大小就是主观性指标，而用最大心率百分比判断有氧运动用力程度的方法就是客观性指标等。此外，不同运动形式运动强度的表示方法也不相同，常用的方法：氧耐力运动强度表示法有"谈话试验""主观用力程度等级量表""%最大心率""%最大摄氧量""%心率储备""代谢当量（METs）"等；力量运动强度表示法有"1RM""% 1RM""10RM""MVC""% MVC"和力量绝对值等。可根据需要进行选择。美国运动医学会推荐的运动强度分类见表 9-1。

表 9-1　运动强度分类

强度分类	主观测定法		生理性相对测定法		绝对测定法
	谈话试验	RPE（10 分制）	%HRR %VO$_2$R	%HR$_{max}$	METs
低强度	能说或唱	< 3	< 40	< 64	< 3
中强度	能说不能唱	3 ~ 4	40 ~ 60	64 ~ 76	3 ~ 6
高强度	不能说话	≥ 5	> 60	> 76	> 6

RPE. 主观用力程度量表；%HRR. 最大心率储备；%VO$_2$R. 最大摄氧量储备；%HR$_{max}$. 最大心率百分比；METs. 代谢当量

资料来源：运动保健处方

运动频率为每周从事运动活动的次数。与运动强度和运动时间相关，运动强度大，运动频率就相应较小，运动强度小，则运动频率要加大；运动时间长，运动频率相应减少，如果运动时间短，则增加运动频率，使运动量达到既刺激机体代谢，又不会产生疲劳，为机体健康带来收益的程度最佳。

运动时间是每次运动持续时间。通常运动持续时间与运动强度相关，运动强度大，持续时间短，强度小，则持续时间长。运动持续时间也与运动类型有关，步行运动可以持续 60min，而一般人持续 60min 跑步运动不太现实，可间断进行，计算总的运动时间。

运动进程是指以运动处方锻炼时，运动的进展速度，与运动前身体状况、年龄、体能水平、运动类型的难易程度、有否疾病等多因素有关，基本原则是复杂运动、较高强度运动、年龄大、身体不好者进度要缓慢提高，一般达到运动处方强度需要 4 ～ 8 周，反之，简单运动、较低强度、年轻、身体健康者进度相对快，可在 2 ～ 4 周达到运动处方锻炼水平。

（二）运动前评估

在制订运动处方之前一定要对受试者先进行评估，内容包括一般情况、基本体格检查、骨质疏松评估、跌倒风险评估等。根据评估情况，排除不适宜运动的禁忌证患者，然后筛查出适宜运动的不同人群，制订有针对性、安全、有效的运动处方。

三、防治骨质疏松症运动处方

健骨的运动处方包括三个主要方面：预防骨质疏松症运动处方、骨质疏松症发生后运动处方及骨质疏松骨折后运动康复处方。

（一）预防骨质疏松症运动处方

该处方主要从四个方面考虑：其一增加骨密度；其二增加肌肉力量；其三改善平衡和机体神经肌肉控制避免跌倒；其四增加机体柔韧性，避免损伤。

1.增加骨密度运动处方　目的：增加骨密度和提升骨强度；类型：承重的冲击性运动如跑步、跳跃、踢毽子、跳绳、快速步行、打球等抗阻运动；频率：3～5次/周；强度：> 55%VO$_{2max}$，> 70%HR$_{max}$；时间：每次 60min；进程：从小剂量开始，3～4周达到处方强度。

2. 增加肌肉力量　目的：增加肌肉力量运动处方；类型：渐进抗阻运动（自身体重、自由重量、器械练习等）、全身振动训练、下蹲训练等；频率：2～4次/周；强度：8～12RM，6～8组大肌群（肢体肌肉、躯干肌肉），振动训练 [40Hz × 2min × (3～6) 组，2～7mm，垂直振动]，下蹲 30个/次；时间：每次 30～40min；进程：从小剂量开始，3～4周达到处方强度。

3. 改善平衡和机体神经肌肉控制运动处方　目的：增加神经肌肉反应能力，提升神经肌肉控制能力，促进身体平衡、协调、稳定；类型：本体感觉训练如太极拳、下蹲、平衡训练，踢毽子，全身振动训练等；频率：2～3次/周；强度：40～60%VO$_{2max}$；时间：每次30～40min；进程：从小剂量开始，3～4周达到处方强度。

4. 增加身体柔韧性运动处方　目的：增加机体柔韧性（ROM），避免骨关节损伤；类型：牵伸运动，扩大肌肉等软组织的延展性；频率：2～5次/周；强度：每个大肌群每次牵伸15～30s，连续3次；每个关节牵伸10s，连续3～5次；时间：每次20min；进程：从小剂量开始，逐步提高。

（二）骨质疏松症发生后运动处方

骨质疏松症已经是一种退行性或继发性全身骨骼疾病，因此，该处方就要有相应改变，并且在运动处方实施之前一定要对患者进行评估，除了一般的临床评估外，还要做运动试验，以了解患者的心肺耐力、运动的安全范围，并作为监测训练效果的依据，但不应选择跑步运动试验。做功率车运动试验时也要求患者坐直脊背伸直，避免发生脊柱椎体压缩性骨折。一般患者还要进行肌肉适能（肌肉力量和肌肉耐力）的评估、柔韧性评估。但严重骨质疏松症患者严禁做最大力量评估，严禁做坐位体前屈评估，必要时可不做关节活动度评估。平衡评估需要仔细保护。

当前还没有建立骨质疏松症运动禁忌证指南，但如下运动须加以注意：患者不应该做任何可以引起或加剧疼痛的运动；也应该避免脊柱扭转、弯曲和加压的运动活动，或者对关节施加高撞击性负荷或暴发性力的运动活动。

1. 有氧运动处方　目的：保持骨密度；增强心肺耐力，增进体力；降低心血管疾病危险因素；增进肌肉控制力。类型：步行或自行车运动等。强度：以 3 ～ 5kg/h 速度步行，自我感觉稍累、稍出汗、运动中能说话为宜。时间：30 ～ 45min。频率：每天 1 次，每周 5 次。进程：先慢行，之后逐渐增加运动速度；2 周后逐渐增加距离。注意事项：避免慢跑和跑步练习、避免划船运动。

2. 肌肉力量锻炼运动处方　目的：增加肌肉力量和肌肉耐力；增加骨密度。类型：抗阻训练（仰卧起身、直腿抬高、背伸肌锻炼、手臂肌力等）；振动训练。强度：对 8 ～ 0 块大肌群进行训练，每个肌群进行 15RM 强度的运动 10 ～ 2 次；每次 1 ～ 3 组。间：30 ～ 40min。频率：每天 1 次，每周 2 ～ 4 次。进程：开始时从小重量开始，先进行 1 组训练，2 周后再加 1 组，4 周左右加到 3 组。注意事项：尽量鼓励患者进行卧位下仰卧起身 - 肩颈离床、后背不离床、腹肌收缩即可的运动，但要避免进行脊柱抬离支撑面的腹部屈曲运动，防止椎体压缩；可做仰卧位直腿抬高练习，避免做头足两头起运动和划船运动；尽量不做髋关节内收外展抗阻运动和下蹲运动，避免股骨颈骨折。

3. 柔韧性锻炼运动处方　目的：增大关节活动度；增加运动能力；增加日常生活活动能力；预防损伤。类型：牵伸练习。强度：对身体各大肌群、关节囊、韧带等软组织进行牵伸，缓慢进行，每个部位进行 5 次。时间：每次 20min。频率：每天 1 次，每周 5 次。进程：开始时小重量开始，缓慢进行。注意事项：避免坐位体前屈运动。

4. 平衡锻炼运动处方　目的：增加本体感觉；增加身体神经肌肉控制和平衡能力；预防跌倒。类型：本体感觉训练、平衡训练等，如单脚站立练习、太极拳等。强度：以运动中能够说话，或 60% ～ 70%HR_{max} 心率为宜。时间：每次 20min。频率：每天 1 次，每周 5 次。进程：开始时从小重量开始，缓慢进行。注意事项：避免蹦跳运动、避免踢毽子运动等跳起冲击性运动；必要时应用辅具支持腰背；此外，要对患者进行防跌倒教育如环境安全（光线明亮、路不湿滑、远离车流等)、饮食补给、生活方式改变等。

(三)骨质疏松骨折后运动康复处方

1. **椎体骨折后康复**　椎体骨折多发生在胸腰段,脆性骨折,表现为背痛、驼背,需影像学诊断,33%为隐性骨折,30%需手术。急性期:卧床、休息、制动(背部支具)、镇痛、床上移动技巧(脊柱中立位原则)、通便、软垫舒适运动。亚急性期及慢性期:缓慢的渐进抗阻等长训练(脊柱旁肌肉、腹肌、臀肌)。腰围或胸腰围支具,限制腰前屈,避免椎体骨折、减少疼痛、预防软组织挛缩、增加功能。老年人肋髂撞击征治疗:姿势训练、腰腹肌训练和束腰带或使用软支具。

2. **髋关节骨折康复**　髋关节骨折分为关节内骨折-股骨颈骨折和关节外骨折-大小转子间骨折。运动康复重点做如下工作:早期应用踝泵,配合临床抗凝治疗防止下肢深静脉血栓;关节置换者早期开始下地步行训练(注意姿势:防止髋关节内旋、内收,保持轻度外展位),负重量取决于术式,骨水泥固定者早期下地负重。非骨水泥固定者6周时可全负重行走。

骨折手术固定者,根据固定方法不同尽可能早期开始训练(肌力训练、步行训练、全身体力训练等)。

3. **腕部骨折康复**　腕部骨折以柯力骨折或孟氏骨折多见,多手法复位固定,因此要早期开展等长肌力训练及健侧训练促进患侧恢复的康复治疗。

运动康复工作:ROM训练方面进行手臂、腕、手、指关节活动范围训练;肌力训练方面做等长肌力训练、交叉迁移肌力训练;功能性训练方面做手臂力量和精细活动功能训练。

运动的目的是安全和有效,为了安全地运动,除了鞋要合适,还要热身,注意身体姿势预防肌肉疼痛和骨折,平衡板练习时应有安全防护,注意腹肌训练姿势,骨质疏松症者不要做弯腰动作,要在良好姿势下进行等长收缩、卧位屈腿、髋关节前屈后伸练习、用力呼气练习等。

此外,运动也要与临床相结合,不要单纯信任DXA检查结果,要结合年龄、骨折史、用药(尤其是皮质激素)、吸烟饮酒等统筹考虑患者是否患有骨质疏松症及运动的安全性问题。

再有，运动过量对骨骼并没有良好影响，反之，还可造成骨骼的损害。因此，运动防治骨质疏松症强调适宜运动强度和运动量，避免过度运动，造成损伤。

（黄力平）

主要参考文献

[1] MacLean C, Newberry S, Maglione M, McMahon M, Ranganath V, Suttorp M, Mojica W, Timmer M, Alexander A, McNamara M, Desai S B., Zhou A, Chen S, Carter J, Tringale C, Valentine D, Johnsen B, and Grossman J Systematic Review : Comparative Effectiveness of Treatments to Prevent Fractures in Men and Women with Low Bone Density or Osteoporosis. Ann Intern Med, 2008, 148 : 197-213.

[2] The U.S. Preventive Services Task Force.Screening for Osteoporosis : U.S. Preventive Services Task Force Recommendation Statement. Ann Intern Med, 2011, 154 : 356-364.

[3] Kelley G A, Kelley K S and Kohrt W M. Effects of ground and joint reaction force exercise on lumbar spine and femoral neck bone mineral density in postmenopausal women : a meta-analysis of randomized controlled trials. BMC Musculoskeletal Disorders, 2012, 13 : 177.

[4] Liu PY, Brummel-Smith K, and Ilich JZ. Aerobic Exercise andWhole-Body Vibration in Offsetting Bone Loss in Older Adults. Journal of Aging Research 2011, Article ID 379674, 9 pages doi : 10.4061/2011/379674.

[5] Dionyssiotis Y, Skarantavos G and Papagelopoulos P. Modern Rehabilitation in Osteoporosis, Falls, and Fractures. Clinical Medicine Insights : Arthritis and Musculoskeletal Disorders, 2014, 7 : 33-40.

[6] Warden S J., Roosa S M M., Kersh M E., Hurd A L., Fleisig GS., Pandy MG., and Fuchs RK. Physical activity when young provides lifelong benefits to cortical bone size and strength in men. PNAS, 2014, 111(14) : 5337-5342.

[7] Chahal J, Lee R, Luo J. Loading dose of physical activity is related to muscle strength and bone density in middle-aged women. Bone, 2014, 67 : 41-45.

[8] Moreira LDF, Longo de Oliveira M, Lirani-Galvão AP, Marin-Mio RV, Nola-sco dos Santos R, Lazaretti-Castro M. Physical exercise and osteoporosis : effects of different types of exercises on bone and physical function of postmenopausal women.Arq Bras Endocrinol Metab, 2014, 58(5) : 514-22.

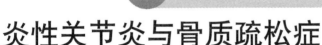

第10章
炎性关节炎与骨质疏松症

骨质疏松症是一种以骨量低下，骨微结构破坏，导致骨脆性增加，易发生骨折为特征的全身性骨病。其主要危害为骨折的发生。骨质疏松症分为原发性骨质疏松症及继发性骨质疏松症。原发性骨质疏松症包括绝经后骨质疏松症及老年性骨质疏松症；继发性骨质疏松症是指由于某些疾病、药物、器官移植或其他原因造成的骨质疏松或并发骨折。炎性关节炎是结缔组织病的常见疾病，主要指类风湿关节炎及强直性脊柱炎。骨骼是其最常受累的靶器官，加之糖皮质激素及免疫抑制药的应用，骨质疏松症的发病率很高。现将炎性关节炎合并骨质疏松症综述如下。

一、类风湿关节炎与骨质疏松

类风湿关节炎（rheumatoid arthritis，RA）是病因不明的慢性自身免疫性疾病，以对称性滑膜炎为特征，可导致患者出现骨破坏、残疾，甚至丧失劳动能力。中国大陆 RA 患病率为 0.2% ~ 0.37%。与普通人群相比，RA 可导致患者期望寿命缩短 6 ~ 10 年。RA 主要并发症是对骨骼的影响，包括炎症和肿胀关节的周围骨质流失，关节骨侵蚀及全身性骨质疏松症。RA 患者，不论男女，不论中轴骨还是四肢骨，其骨密度（bone mineral density，BMD）普遍降低。

（一）RA 炎症与骨质疏松症

RA 患者骨质疏松症的高风险因素是多因素的，包括 RA 疾病本身，如活动程度、严重程度、糖皮质激素的治疗及其他继发性骨质疏松参与如年龄、低体重指数、性别、绝经、钙与维生素 D 缺乏、生活方式等相互影响。特别是糖皮质激素的应用，可能导致骨质疏松风险的增加，但糖皮质激素的治疗也会降低炎症，抑制骨流失。

RA是高炎症性疾病，在活动性RA患者体内，T细胞、滑膜细胞活化增殖，释放大量细胞因子，包括TNF-α、IL-6、IL-17等。近年来，由于生物制剂尤其是肿瘤坏死因子（TNF-α）拮抗药的临床广泛应用，使RA的治疗发生了革命性的变化。一项BEST研究比较了RA治疗中的四种不同策略，缓解病情抗风湿药物（disease modifying anti-rheumatic drug，DMARD）连续单一治疗，升级治疗，高剂量激素联合治疗，英夫利西单抗联合治疗。发现炎症控制越好，BMD流失越少。提示在RA治疗中炎症控制和骨丢失之间的相互关系。文献提示，在基线水平，BMD和炎症活跃程度及炎症持续时间相关。采用生物制剂（阿达木单抗）抑制BMD丢失，联合小剂量糖皮质激素治疗患者双手BMD的骨丢失量要小于单独使用生物制剂的患者。由此可见，对于RA患者，一切抗炎治疗包括小剂量糖皮质激素治疗可能对骨量丢失有一定益处。

（二）RA骨质疏松症的病理机制

RA患者是骨质疏松症的高危人群，其明确的骨质疏松症的危险因素包括绝经、低体重、体力活动减少、糖皮质激素的应用。然而炎症导致的RA病情活动是最重要因素。炎症主要影响骨代谢，导致骨吸收的增加。RANKL是一种新的破骨细胞分化所必需的因子，是TNF配体超家族成员，在正常情况下以膜结合蛋白形式镶嵌于成骨／基质细胞的细胞膜上。RANKL受体有2种，一种是细胞核因子受体（NF）+κB受体活化因子（RANK），RANK是肿瘤坏死因子受体超家族成员，存在于破骨细胞前体细胞的细胞膜表面上，RANKL作用于RANK，引发包括NF-κB及有丝分裂原激活蛋白激酶通路在内的级联信号反应，最终导致破骨细胞的成熟及活化。正常骨重建时，RANKL与RANK结合，促使成熟破骨细胞的生成和分化，促进骨吸收。当骨吸收超过骨形成时，成骨细胞系就会分泌骨保护素（osteoprotegerin，OPG）作为受体，竞争性地与RANKL结合，使RANKL与RANK结合减少，从而抑制了破骨细胞的活化，抑制骨吸收，使骨吸收与骨形成恢复到相对稳定的状态。

1. T 细胞、B 细胞激活　骨质流失和骨侵蚀是 RA 导致骨质疏松的两个重要方面。其与破骨细胞的数量及功能改变有关。破骨细胞聚集在滑膜及软骨下骨组织之间，在 RA 患者滑膜内有大量破骨细胞前体。T 淋巴细胞刺激破骨细胞生成，T 细胞表面蛋白 CTLA-4 抑制核因子 - κB 配体受体激活剂（RANKL）和 TNF 介导的破骨细胞生成。在 T 细胞亚群中，Th17 是最重要的破骨细胞生成调节因子，而 IL-23、IL-17 是骨质流失和骨侵蚀中重要的细胞因子。

RANKL 在骨侵蚀表面获得表达，其表达上调与炎性因子 IL-1、IL-6、IL-17 及 TNF 等相关。上述炎性因子广泛存在于滑膜及关节液中，与破骨细胞的活化、存活密切相关。同时上述细胞因子能诱导单核细胞表面受体表达，并作为破骨细胞相关受体，参与破骨细胞分化。

2. TNF 是 RA 发病机制中的重要因子　TNF 过度表达将导致全身性骨质流失。RANKL 对 TNF 的破骨细胞活性具有决策作用。破骨细胞的分化受多种因素的调节，如骨保护素（OPG）能与 RANK 竞争性结合 RANKL，抑制破骨细胞的分化。IFN-γ 是参与调控骨代谢的另一个重要的细胞因子，它间接使 T 细胞产生的 RANKL 和 TNF-α 增加，具有促进破骨细胞生成的作用。

目前认为：Wnt 信号通路对成骨细胞形成尤为关键。Wnt 信号通路可通过稳定胞质中的 β - 连锁蛋白介导其作用，然后异位至细胞核并诱导成骨细胞特异基因的表达。DKK-1（dickkopf-1）是 Wnt 信号通路中重要的分泌型抑制因子。DKK-1 在 RA 患者滑膜内表达，抑制 Wnt 信号通路及骨形成。TNF 是 DKK-1 的强力诱导剂，可抑制 Wnt 信号通路促进 OPG 形成。

3. IL-6 是骨重吸收和骨质流失的重要刺激因子　在表达上调的炎性细胞因子 IL-1、IL-6、IL-17、TNF 等中，IL-6 被公认为是慢性炎症中骨重吸收和骨质流失的重要刺激因子。IL-6 过度表达影响骨微结构，分离骨重吸收和骨形成，减少成骨细胞，增加破骨细胞数目和活性。同时，IL-6 显示出调节 TNF 及 IL-1 诱导的骨重吸收作用。分子研究显示，IL-6 的 mRNA 在绝经期妇女骨样本中比正常女性的表达量要高得多。一项 BMD 与炎性因子相关性的研究表明，IL-6

显示出对 BMD 流失最强有力的预测作用。

（三）RA 骨质疏松症的治疗措施

1. RA 疾病控制与糖皮质激素诱导骨质疏松（GIOP）的治疗　糖皮质激素是部分 RA 患者常用的治疗药物，骨质疏松症是其主要并发症。糖皮质激素诱导骨质疏松症的特征：激素影响骨小梁及骨皮质的边缘部分，使骨小梁的厚度下降；骨表面侵蚀增加；成骨细胞减少及功能下降；骨矿物质的丢失；等等。有关 GIOP 的预防和治疗指南必须遵循。双膦酸盐是原发性骨质疏松症的标准治疗方案，也是美国风湿病学会（ACR）在 RA 骨质疏松治疗指南中的推荐措施。文献提示，阿仑膦酸钠、利塞膦酸钠等证实能够提高 RA 患者的 BMD。

RA 炎症导致的骨质疏松的治疗：骨的重吸收及破骨细胞形成能够被 IL-6 抑制药、TNF 抑制药及骨保护素所抑制。有效的 DMARD 治疗能够上调骨保护素的表达并下调 RANKL 的表达，从而减少骨侵蚀。RA 的达标治疗也是 RA 骨质疏松治疗的重要方面。

2. 细胞因子抑制剂治疗 RA 骨质疏松症　文献提示，TNF 抑制药英夫利西单抗、阿达木单抗可抑制 BMD 丢失，抑制脊柱 BMD 降低的作用。破骨细胞活化增加及之后的骨吸收，是由 IL-6 及其他炎性细胞因子所介导，通过 RANK/RANKL/OPG 系统调节。曲妥珠单抗是 IL-6 抑制药，有效控制 RA 的同时，亦是治疗 RA 合并骨质疏松的有效药物。RANKL 抑制药的研究显示，调节破骨细胞分化和活动的细胞因子通路可能是 RA 导致骨质疏松治疗的一个重要靶点。

二、强直性脊柱炎与骨质疏松症

强直性脊柱炎（ankylosing spondylitis，AS）是一种主要侵犯中轴关节的自身免疫性疾病，发病率为 0.05% ～ 0.23%。AS 疾病的主要特征是脊柱的肌腱和韧带的骨赘形成，导致的脊柱强直。AS 好发于青年男性，病程长，激素为非常用药物，因此 AS 发生骨质疏松与 RA 不同。AS 出现骨质疏松症可以是其早期的临床表现，尽管 AS 亦为炎性疾病，但其骨质疏松症的主要机制为过量骨吸收和过量骨形成并存。

（一）AS 的骨量减低与骨折风险

AS 患者常因脊柱僵硬导致活动受限，还可因疼痛、晨僵而活动减少，这些机械因素可导致骨量降低。由于 AS 主要累及中轴关节，因此 AS 骨折好发部位为椎体，常常出现神经系统症状。椎体骨折的发生与病程、Stoke AS 脊柱评分相关。文献报道，决定 AS 患者椎体骨折的主要因素为男性、低 BMD、骨赘形成及脊柱畸形。

（二）AS 骨质疏松症的发病机制

1. 炎症与 AS 骨质疏松症　炎症因素增加了骨质疏松症的危险性。AS 是炎性关节炎，肌腱端炎及滑膜炎常由促炎细胞因子的升高导致，从而影响骨代谢。TNF-α、IL-6 使破骨细胞的活性增加，导致骨代谢失衡。C 反应蛋白（CRP）是系统性炎症的敏感标记物，其通过 TNF-α、IL-6、IL-1 的升高而升高。文献研究提示，红细胞沉降率快的 AS 患者 CRP 升高，且腰椎的骨密度低于红细胞沉降率慢的患者。AS 的病情越严重，骨质疏松越显著。

2. AS 的骨形成与炎症反应　AS 局部骨形成由一系列软骨活动产生。特别是通过骨形态发生蛋白（BMP）和 Wnt 信号通路来完成。骨硬化蛋白在 AS 患者中表达受损，提示骨细胞的功能出现变化。骨硬化蛋白抑制 BMP 介导的骨形成，其与 DKK-1 的作用相似。因此推测 AS 的骨形成和炎症反应的关系：BMP 能够被 TNF 及其他促炎因子所诱导，而 TNF 也会促进 DKK-1 的产生。

3. 维生素 D 水平　$1, 25\text{-}(OH)_2\text{-}D_3$ 是维生素 D 的活性代谢产物，在肾脏合成，进入靶细胞后，与核内受体结合，从而激活靶基因，产生生物效应。由于其作用机制及其反馈调节符合类固醇激素的固有特点，因此也称之为 D 激素。维生素 D 参与内源性免疫反应，它可通过抑制活性 T 细胞和细胞增殖而下调炎症反应。文献认为，维生素 D 水平的降低在 AS 相关的骨质疏松发展中起作用。文献提示，BMD、骨代谢、维生素 D 受体基因的多态性与炎症反应之间密切相关。维生素 D 在 AS 继发骨质疏松中起重要作用。

（三）AS 骨质疏松的治疗措施

AS 继发骨质疏松的治疗，推荐控制疾病活动可以阻止骨量丢失。

TNF 拮抗药可以减轻 AS 患者症状和骨量丢失。另外 AS 患者应接受骨密度检测和骨折风险的评估及持续性炎症评估，预防骨质疏松是控制炎症的一个有利因素，更是治疗的目的。

总之，炎性关节炎、骨质疏松症的发病率高，积极控制原发病是防治骨质疏松症的重要措施。生物制剂在治疗炎性关节炎中，不仅可有效控制病情，亦可改善骨质疏松症，起到一箭双雕的作用。

（龚宝琪　戚务芳）

主要参考文献

[1] Zeng Q Y, Chen R, Darmaean J, et al.Rheumatic diseases in China.Arthritis Res Ther, 2008, 10：17-27.

[2] 刘宝，曾晓霞.类风湿关节炎治疗的药物经济学评价.中华医学杂志，2013，11：841-844.

[3] Roux C.Osteoporosis in inflammatory joint diseases.Ospteoporos Int, 2011, 22 (2)：421-433.

[4] Edwards C J, Williams E.The role of interleukin-6 in rheumatoid arthritis-associated osteoporosis.Ospteoporos Int, 2010, 21 (8)：1287-1293.

[5] 赵岩.应进一步科学合理地使用生物制剂治疗风湿病.中华医学杂志，2013，5：1361-1362.

[6] Sjoerd M, Saskia C, Yvonne P M, et al.Clinical and radiological efficacy of initial versus delayed treatment with infliximab plus methotrexate in patients with early rheumatoid arthritis.Ann Rheum Dis publish online, 2008；doi：10.1136/ard.2008.093294.

[7] Kwan T S, Padrines M, Theoleyre S, et al.IL-6、RANKL、TNF-α/IL-1：interrelation in bone resorption pathophysiology.Cytokine Growth factor Rev, 2004, 15 (1)：49-60.

[8] Mona H A, Yousry H H, Rania S S, et al.Relation of interleukin-6 in rheumatoid arthritis patients to systemic bone loss and structral bone damage.Rhematol Int, 2013, 33：697-703.

[9] 张学武.2010 年美国风湿病学会最新糖皮质激素诱导的骨质疏松共识备受关注.中华风湿病学杂志，2011，15：145-146.

[10] Kim S Y, Schneeweiss S, Liu J, et al.Risk of osteoporotic fracture in a large population-based cohort of patients with rheumatoid arthritis [J]. Arthritis Res Ther, 2010, 12 (4)：154-163.

第11章

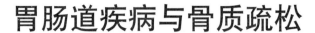

胃肠道疾病与骨质疏松

　　骨质疏松是以骨强度降低和骨折风险增加为特征的一种全身性骨疾病。骨质疏松是一个世界范围的、日趋严重的重要健康问题。资料显示，美国、欧洲和日本约有7500万人受累，其中1/3为绝经后妇女。国内的情况亦不容乐观，据统计，60～90岁老年人妇女骨质疏松发生率高达50%～70%，老年男性发病率为30%。随着社会人口的老龄化，世界各国骨质疏松的发生率还会增加。骨质疏松应该得到充分重视的原因是其严重的临床后果——骨折和巨额的医疗费用。

　　目前，WHO将BMD作为骨质疏松的诊断指标。推荐的诊断标准：若测得的骨密度值低于同性别、同种族健康成人的骨峰值不足1个标准差（T值≥-1.0SD）属正常；降低1～2.5个标准差（-2.5SD＜T值＜-1.0SD）为骨量低下或者骨量减少；降低程度≥2.5个标准差（T值≤-2.5SD）为骨质疏松；若测得的骨密度值降低程度符合骨质疏松诊断标准的同时，伴有一处或多处骨折则为严重骨质疏松。

　　食物中的蛋白质、矿物质及微量元素都必须先经过消化系统的消化才能被吸收，从而维持骨骼的正常代谢。如果饮食中的营养素供应正常，而消化系统功能紊乱则可导致各种代谢性骨病，如骨质疏松症、骨质软化症/佝偻病等。目前，许多研究表明，消化系统疾病并发低骨量和骨质疏松症的发病率在不断上升，绝大部分消化道疾病，包括炎症性肠病、病毒性肝脏疾病、原发性胆管性肝硬化、酒精性肝病、慢性胰腺疾病、肝豆状核变性、肝移植术后、乳糜泻等。消化系统相关骨质疏松应与骨转移瘤、多发性骨髓瘤等骨肿瘤及甲状旁腺功能亢进等其他代谢性骨病导致的继发性骨质疏松症进行鉴别。本章主要介绍常见消化系统疾病对骨代谢的影响及防治。

第一节 慢性胃炎与骨质疏松

一、概述

慢性胃炎（chronic gastritis，CG）是指多种病因引起的胃黏膜慢性炎症，病理上以淋巴细胞浸润为主要特点，部分患者在后期可出现胃黏膜固有腺体萎缩和化生，继而出现上皮内瘤变，与胃癌发生密切相关。悉尼胃炎新分类系统根据部位、形态学和病因学三者而定，结合我国的实际情况将慢性胃炎分为非萎缩性（浅表性）胃炎、萎缩性胃炎和特殊类型胃炎三大类。

二、流行病学研究

1. 生物因素　幽门螺杆菌（Helicobacter pylori，Hp）感染是慢性胃炎的主要病因，90%以上的慢性胃炎有 Hp 感染。其致病机制主要有以下几点：① Hp 产生多种酶如尿素酶及其代谢产物氨、过氧化氢酶、蛋白溶解酶、磷脂酶 A 等，对黏膜有破坏作用；② Hp 分泌的细胞毒素，如含有细胞毒素相关基因（cytotoxin associated gene A，CagA）和空泡毒素基因（vacuolating cytotoxin，VagA）的菌株，导致胃黏膜的空泡变性及坏死；③ Hp 抗体可造成自身免疫损伤。

2. 免疫因素　以胃体萎缩为主的慢性胃炎发生在自身免疫基础上，又称为自身免疫性胃炎，或称 A 型萎缩性胃炎。患者血清中可检测到壁细胞抗体（anti-parietal cell antibody，PCA），伴有恶性贫血时会检测到内因子抗体（intrinsic factor，IFA）。

3. 物理因素　长期喝浓茶、烈酒、咖啡，饮食过冷过热，可导致胃黏膜的反复损伤。

4. 药物　非甾体抗炎药如阿司匹林、吲哚美辛等会抑制黏膜前列腺素的合成，破坏黏膜屏障。

5. 其他　各种原因导致的胆汁、胰液、肠液反流均可破坏黏膜屏障造成胃黏膜慢性炎症。

171

三、发病机制

1.Hp 的感染 Hp 是一种革兰阴性杆菌，感染人体后，黏附到胃黏膜上皮细胞，刺激各种炎症细胞因子的产生，如肿瘤坏死因子 $-\alpha$（TNF$-\alpha$）、白细胞介素 -1（IL-1）、白介素 -6（IL-6）等，并诱导这些炎症细胞因子浸润、播散，从而引起胃和全身的炎症反应。这些炎症细胞因子常常调控骨的吸收或转化，在破骨细胞生成的早期，能诱导骨组织中破骨细胞活化因子的表达，刺激较原始的破骨细胞前体分裂和增殖，促进破骨细胞的形成及骨吸收，从而导致局部或者全身的骨质疏松。Hp 感染后可能引起血清雌激素、维生素 B_{12} 等的降低，后两者可能是影响骨质疏松发病的重要因素。

2. 吸收消化功能障碍 慢性浅表性胃炎、胃窦溃疡患者由于胃黏膜充血水肿，炎症细胞浸润胃黏膜，以及局部胃黏膜糜烂溃疡发生，消化吸收功能障碍，常有腹胀、厌食等不适，患者进食少或不愿进食，影响维持骨代谢的重要元素钙、磷、镁、蛋白质、维生素 D 的吸收；其次，蛋白质摄入不足或吸收障碍，影响骨基质的合成，钙、磷等元素摄入减少或吸收障碍时，骨矿化发生异常，最终结果导致骨量减少及 OP 的发生。

3. 质子泵抑制药（proton pump inhibitor，PPI）的应用 可能会影响肠道钙的吸收，降低血钙及增加骨折风险。一些研究表明，长期应用 PPI 会增强髋骨、腕骨或脊柱骨折的风险，风险与剂量和治疗时间呈正相关，并且降低钙和维生素的吸收。Roux 等的多中心前瞻性研究结果显示，奥美拉唑是脊柱骨折的明确独立危险因子，R=3.10（1.14 ～ 8.44）（P=0.027），奥美拉唑使用者和非使用者的年龄调整的脊柱骨折发生率分别为 1.89% 和 0.60%（P=0.009），但这个试验的缺点是研究对象仅限于绝经后妇女，且服用奥美拉唑的比例较低，仅 5%。

4. 不同类型慢性胃病的患者 BMD 不同 其中轻度慢性浅表性胃炎骨密度最高，胃窦溃疡、中重度慢性浅表性胃炎次之。

四、临床表现

慢性胃炎缺乏特异性症状，并且症状的轻重与胃黏膜的病变程度并非一致。大多数患者常无症状或有程度不等的消化不良症状，如上腹隐痛、食欲缺乏、餐后饱胀、反酸、恶心等。严重萎缩性胃炎患者可有贫血、消瘦、舌炎、腹泻等，有的患者会并发骨质疏松等骨骼疾病。骨骼方面的临床表现和原发性骨质疏松症一样，疼痛、脊柱变形和易发生脆性骨折是慢性胃炎相关骨质疏松最典型的临床表现。

五、诊断方法

（1）结合患者的病史、临床表现、实验室检查、影像学资料及骨密度测量等进行综合分析，做出判断。

（2）慢性胃炎的诊断主要有赖于胃镜检查和直视下胃黏膜多部位组织病理学检查，由于慢性胃炎的病变局灶性分布，做活检时应该多点取材。一般胃角部萎缩和肠化生较重，也是上皮内瘤变好发部位，胃蛋白酶原 I / II （pepsinogen I / II，PG I / II）比值进行性降低与胃黏膜萎缩进展相关。

（3）实验室检查：根据需要可选择检测血、尿常规，肝、肾功能，血糖、钙、磷、碱性磷酸酶、性激素、25- 羟维生素 D 和甲状旁腺激素等。常用的血清生化指标检查包括血清钙、磷、25 (OH) D_3、1, 25 (OH)$_2$ D_3。血清钙降低，而 ALP 升高，活性维生素 D 降低，PTH 升高。

（4）影像学检查：① X 线测量是定性的而不能定量。可观察骨组织的形态结构，是进行骨质疏松骨折定位和定性诊断的一种较好的方法。此法简便易行，但不适于早期的骨质疏松的诊断。② X 线测量方法，最常用的是双能 X 线吸收法，因为其辐射量低、精确度高及操作简便易行等优势，已经广泛地应用于骨质疏松的筛查、临床疗效观察和流行病学调查的骨密度测量工作中。

六、治疗

（1）原发病的积极治疗：如注意饮食，选择易消化的食物，避免食用刺激性食物，忌烟酒、浓茶、咖啡，进食细嚼慢咽等；避免服用损伤胃黏膜的药物，如阿司匹林、吲哚美辛等；根除 Hp 治疗，能够减少消化不良等症状，同时减轻炎症及肠上皮化生的发生或进展，从远期来看，可以预防骨质疏松的发生。

（2）如果伴发骨质疏松，则需要应用骨质疏松药物进行治疗，骨质疏松可选用的药物如下。

1）双膦酸盐：可以每日、每周或每月口服，或每3个月或1年静脉输注。但应用时应根据各种制剂的特点，严格遵照正确的用药方法，阿仑膦酸和利塞膦酸要求服药后30min禁食，伊班膦酸要求服药后60min禁食。因食管刺激常见，双膦酸盐必须由大量水送下，服药后患者必须直立坐位至少30min。有食管炎、反流性食管炎和活动性胃及十二指肠溃疡患者慎用。

2）推荐每天口服补充钙（1000～1200mg/d），如果有脂溶性维生素吸收不良引起的维生素D缺乏，建议在检测血清浓度低于正常时给予口服维生素D（25 000～50 000U，每周2～3次）治疗。

3）降钙素：可抑制破骨细胞活性，促进钙在骨质上沉着，对于二膦酸盐不能耐受的慢性肝病患者，可考虑经鼻或皮下给予降钙素。

4）甲状旁腺激素（PTH1-34）：小剂量rhPTH（1-34）有促进骨形成、增加成骨细胞分泌胶原、促进基质形成及基质矿化等作用，但用药期间要监测血钙水平，防止高钙血症的发生。

5）雷奈酸锶干混悬剂：是一种兼有抗骨吸收及促骨形成作用的药物。SOTI研究（一项双盲对照研究）表明，雷奈酸锶可显著升高腰椎骨密度（比安慰剂组高14.4%）和股骨颈骨密度（比安慰剂组高8.3%），并显著降低椎体骨折及髋骨骨折的风险。雷奈酸锶安全性较好，不良反应轻微而短暂，偶见恶心、腹泻，是一种应用价值较高的药物，有重要的临床价值。

第二节　胃大部切除术后与骨质疏松

一、概述

胃大部切除后及胃全切除后，由于消化吸收功能障碍可引起明显的骨代谢异常，统称为胃切除术后骨病。

二、流行病学研究

Bauer 等报道，在一组老年女性（共约 9704 例）中，胃切除术后的 BMD 平均下降 8.2%，胃切除术后约有 24% 的患者出现骨量减低，约有 26% 的患者诉骨痛，假骨折和骨折的发生率分别为 2.4% 和 5.2%。如果患者有长期吸烟史，则发生骨质疏松症和骨质疏松骨折的危险性明显增高。脊椎 BMD 降低的发生率可达 60%（女性）和 41%（男性）。因此，胃切除术诱发骨代谢异常并不少见。MEDOS 研究表明，胃切除是骨折的高风险因素之一。由于消化性溃疡主要见于中年人，所以多数患者在胃切除术后需要多年才出现骨病变，临床上以骨质疏松症、骨质软化为常见，BMD 检查可见低骨量或骨质疏松症，部分患者伴骨质疏松骨折，但严重骨痛、骨畸形者少见。如伴有吸收不良综合征或营养不良，患者的症状往往更重。胃切除术后的女性（71%）较男性（18%）更易发生骨质疏松。BMD 的降低与手术的类型似乎无关，而主要与年龄和性别有关。

三、发病机制

胃切除可以诱发骨质疏松。动物实验发现，胃切除均使小梁骨和骨皮质 BMC 下降（胃切除下降 49% 左右）。阿仑膦酸钠可防止胃切除所致的骨丢失。由于胃切除，特别是伴有吸收不良综合征和乳糖不耐受的患者钙及维生素 D 吸收减少；如施行的是 Billroth Ⅱ型手术，因十二指肠对钙和维生素 D 的吸收受到严重干扰，更易发生吸收障碍。胃切除后由于继发性甲状腺亢进和 1, 25- 维生素 D_3 升高，血浆 25- 维生素 D_3 的半衰期缩短，患者易发生骨质疏松症。补充钙剂可抑制 PTH 分泌，延长 25- 维生素 D_3 半衰期，防止发生骨质疏松软化和骨质疏松症。胃切除术患者因为胃酸分泌较少而影响钙的吸收。同样长期服用 H_2 受体拮抗药（如雷尼替丁、西咪替丁等）患者的钙剂吸收亦可受到干扰，但一般不会引起严重的骨质疏松症。

四、临床表现

本病与原发性骨质疏松的临床表现一样。主要表现为胃切除术后的骨痛、骨折、易发脆性骨折等。

五、诊断方法

主要提高对胃切除术后骨质疏松症的认识和警惕性。由于这种并发症早期无症状，后期的表现又无特异性，往往被其他疾病所掩盖，故常被漏诊。有的病例可漏诊达 40 年之久，导致严重畸形和残疾。值得注意的是，BMD 正常甚至骨组织形态计量分析正常并不能完全排除骨质疏松症或骨质软化可能。

六、治疗

如诊断为胃切除后骨质软化症，可适量补充维生素 D 制剂和钙剂，一般疗效满意，但骨质疏松病例的反应较差，因而如发现患者的 BMD 下降，应接受有关的骨代谢生化指标检查，必要时行骨活检，以明确病理诊断。如合并吸收不良综合征，应加强营养，进行综合性治疗。常用的骨质疏松药物可以选择：双膦酸盐类、降钙素、甲状旁腺激素、选择性雌激素调节药、雷奈酸锶、狄诺塞麦等，根据患者情况进行个体化用药防治骨质疏松，提高患者生活质量。

第三节 炎性肠病与骨质疏松

一、概述

炎性肠病（inflammatory bowel disease，IBD）是以反复发作的慢性肠道炎性反应为特点的一组疾病,主要包括溃疡性结肠炎（ulcerative colitis，UC） 和克罗恩病（Crohn's disease，CD）。一般起病缓慢，少数急骤。病情轻重不一，易反复发作，发作的诱因有精神刺激、过度疲劳、饮食失调、继发感染等。临床表现主要包括腹部症状：腹泻、里急后重、腹部包块、肛门症状等。全身症状：贫血、营养不良、肠外表现等。

二、流行病学研究

随着炎性肠病（IBD）发病率和患病率的升高，骨质疏松作为

IBD 的并发症之一，越来越受到重视。骨质疏松（osteoporosis，OP）是一种以骨量下降和骨的细微结构破坏为特征的系统性骨病。研究表明，骨质疏松症发生率为 14% ～ 42%，而 IBD 患者骨密度降低和 OP 的发病率均高于正常人，国外研究认为骨质疏松在 IBD 患者中的发病率高达 70%，IBD 患者比普通人群骨折的风险增加了 40%。IBD 患者由于肠道的广泛炎症，矿物质吸收和蛋白质与维生素的吸收不良，尤其在长期应用糖皮质激素治疗和行部分肠切除后，更易发生代谢性骨病，主要表现形式为骨质疏松症和骨质软化。目前许多研究提示：炎症因子、钙摄入量、维生素 D 水平、体重指数、年龄、性激素、使用糖皮质激素、手术及吸收不良等与 IBD 并发骨质疏松相关。

三、发病机制

1. 皮质类固醇激素与 IBD 相关骨质疏松　皮质类固醇激素是治疗中重度 IBD 和对 5- 氨基水杨酸（5-ASA）治疗无效的轻中度 UC 的重要药物。口服或者静脉应用皮质类固醇激素可使 75% ～ 90% 的患者临床症状缓解。临床研究表明长期使用激素是导致 IBD 患者骨密度下降的原因之一。一项 Meta 分析研究证实，IBD 患者服用糖皮质激素药物后骨折风险增加，尤其是每天使用泼尼松或者等效剂量 > 5mg 的患者，而骨量丢失量在治疗最初的 3 ～ 6 个月中达到最大，停止应用糖皮质激素之后骨折风险显著降低。多项研究表明，糖皮质激素通过破坏成骨细胞功能、诱导成骨细胞凋亡、减少小肠钙吸收、增加肾脏钙排泄、甲状旁腺激素代谢的异常变化等作用参与 IBD 引发骨量减少、骨质疏松症。

2. 炎症细胞因子与 IBD 相关骨质疏松　IL-6、TNF-α 等通过抑制成骨细胞的活性，增强破骨细胞功能而参与骨质重建。炎性肠病患者的这些细胞因子会升高，使得骨质的吸收多于骨质的形成，而使骨质丢失。炎症细胞因子通过多种途径影响骨骼代谢，破骨细胞 / 核因子 - κB 受体活化因子配体 / 破骨细胞因子受体护骨素（osteoprotegerin-receptoractivator of NF- κB ligand-receptoractivator of NF- κB，OPG-RANKL-RANK）是破骨细胞生物学和骨代谢的关键调节因子，在破骨细胞生成、活化、发育、激活、成熟过程中起着调控作用，是非常重要的破骨细胞分化调节信号因子。作为 RANKL 的诱导受体，OPG 竞争性与 RANKL 结合阻止其生物学效应，消除 RANKL 对破骨细胞发生各阶段的支持作用。OPG 可能是 IBD 继发骨质疏松患者的治疗靶点。另外，胰岛素样生长因子（IGF-1）减少或抵抗参与了 IBD 诱发骨质疏松症。IGF-1 是一种促进细胞分化和增殖活性的多肽物质，为生长激素发挥作用所必需，它通过影响成骨细胞和破骨细胞的分化、增生、活化及偶联在骨骼生长发育、骨密度的维持及骨重建中起重要作用。最近，国外研究表明脂肪因子可能参与 IBD 患者骨骼代谢的异常调节，具体作用机制还需进一步研究。

3. 维生素 D、钙、维生素 K 与 IBD 相关骨质疏松　36% 的 UC 患者存在维生素 D 缺乏，30% 的 CD 患者伴有维生素 D 的缺乏，切除小肠的 CD 患者中维生素 D 缺乏的比例高达 62%，且有报道称维生素 D 含量与 IBD 患者骨密度呈正相关，是 IBD 患者罹患骨质疏松独立的危险因素。在 IBD 中，由于病变对肠黏膜的破坏或病变肠段的手术切除，使具有完整功能的肠黏膜减少，常引起钙、维生素 D 等吸收不良。维生素 D 缺乏和钙吸收不良共同参与引发继发性甲状旁腺功能亢进，从而增加骨质丢失（当维生素 D 低于 30ng/ml 时，出现继发性甲状旁腺功能亢进）。研究发现，长期患 IBD 的患者较正常人维生素 K 水平降低，除维生素 K 吸收不良外，使用单克隆抗体治疗 IBD 时，由于对肠道中产维生素 K 的细菌具有杀伤作用，使维生素 K 生成减少，出现维生素 K 缺乏。此外，长期处于缓解期、使用低剂量或未使用激素治疗的克罗恩病患者出现维生素 K 浓度降低，维生素 K 作为骨钙蛋白羧化的辅因子，其水平减低可引起未羧化的骨钙素增高和骨密度下降，进而导致骨折风险增加。

4. 其他因素与 IBD 相关骨质疏松　如年龄、遗传、吸烟、饮酒、手术、营养摄入不足、IBD 患者的炎性活动程度、低体重、家族性骨折史等。骨质疏松受遗传因素的影响在学界已得到公认，但目前尚未完全阐明 IBD 与骨质疏松的关系，对于 IBD 患者罹患骨质疏松的敏感基因（维生素 D 受体基因、Ⅰ 型胶原基因、IGF-1 基因等）正在研究中。吸烟等其他因素也参与了 IBD 诱发骨质疏松症。吸烟是女性 IBD 患者并发骨质疏松的危险因素之一。吸烟破坏内环境稳态，使得 IBD 患者的骨密度下降。在克罗恩病患者中存在生殖功能不良，雌二醇、睾酮的缺乏加重骨密度下降。结肠切除术后回肠肛管后吻合术与 IBD 相关骨质疏松，越来越多的研究证明，结肠袋或者造瘘术的患者骨质减少的风险会增加。前瞻性研究筛选和采用双能 X 射线吸收法（DEXA）监控钙 / 维生素 D 对于这些患者来说是有益的。

四、临床特征

首先，本病具有 IBD 的临床表现，血便、腹泻是 UC 最常见的症状，轻者每日 2 ～ 4 次，严重者每日 10 ～ 30 次。腹泻为 CD 最常见的症状，多数每日大便 2 ～ 6 次，一般无脓血或黏液。UC 常局限于左下腹或下腹部，阵发性痉挛性绞痛，疼痛后有便意，排便后疼痛减轻。绝大多数 CD 患者均有腹痛，性质多为隐痛、阵发性加重或反复发作，部分以右下腹多见，其次为脐周与全腹痛。部分 CD 患者会出现腹部包块，以右下腹或脐周多见。患者常有轻度贫血；发热急性重症患者常伴有发热或全身中毒症状，1/3CD 患者有中度热或低热，为活动性肠道炎症及组织破坏后毒素吸收所致。肠道吸收障碍和消耗过多，常引起患者消瘦、贫血、低蛋白血症等表现，包括口腔、眼部、皮肤、肝胆、骨关节、泌尿系统、血液系统都会出现相关病变。

骨骼方面的临床表现和原发性骨质疏松一样，疼痛、脊柱变形和易发生脆性骨折是 IBD 相关骨质疏松最典型的临床表现。①疼痛：患者可有腰背痛或周身骨骼痛，负荷增加时疼痛加重或活动受限，严重时翻身、起坐及行走困难。②脊柱变形：骨质疏松严重者可有身高变矮、驼背、脊柱畸形和伸展受限。胸椎压缩性骨折可导致胸廓畸形，影响心肺功能；腰椎骨折可改变腹部解剖结构，导致便秘、腹痛、腹胀、食欲缺乏和过早饱胀感。但许多患者病变早期常无明显的自觉症状，往往在骨折发生后经 X 线或骨密度检查时才发现已有严重的骨质疏松改变。③脆性骨折：患者在低能量或非暴力情况下（如轻微跌倒或因其他日常活动）即可发生骨折，即脆性骨折。骨折常见部位为胸椎、腰椎、髋部、桡尺骨远端和肱骨近端。发生过一次脆性骨折后，再次发生骨折的风险明显增加。

五、诊断方法

IBD 相关骨质疏松的诊断应结合患者的年龄、性别、炎性肠病病史、脆性骨折史及临床表现等因素及影像学检查和骨密度检查等结果进行综合分析，做出判断。

1.病史及发病的危险因素评估 包括患者的年龄、性别、炎性肠病病史、脆性骨折史、吸烟、糖皮质激素应用史、绝经期后妇女、手术史等。

2.临床表现 骨与关节的疼痛、脊柱变形和易发生脆性骨折是 IBD 相关骨质疏松最典型的临床表现。但许多患者病变早期常无明显的自觉症状，往往在骨折发生后经 X 线或骨密度检查时才发现已有严重的骨质疏松改变。

3.实验室检查 根据需要可选择检测血、尿常规,肝、肾功能,血糖、钙、磷、碱性磷酸酶、性激素、25-羟维生素 D 和甲状旁腺激素等。常用的血清生化指标检查包括血清钙、磷、25（OH）D、1,25（OH）D；骨形成指标有血清碱性磷酸酶（ALP）、骨钙素（OC）、骨源性碱性磷酸酶（BALP）、Ⅰ型前胶原 C 端肽（PICP）、N 端肽（PINP）；骨吸收指标有空腹 2h 的尿钙 / 肌酐比值、血浆抗酒石酸酸性磷酸酶（TPACP）、Ⅰ型胶原 C 端肽（SCCTX）、尿吡啶啉（Pyr）、脱氧吡啶啉（dPyr）、尿Ⅰ型胶原 C 端肽（U-CTX）和 N 端肽（U-NTX）等。

4.影像学检查 ① X 线摄片法：可观察骨组织的形态结构，是一种将骨质疏松与其他疾病进行鉴别的方法。但受多种技术因素影响，用 X 线摄片法诊断 IBD 相关骨质疏松的敏感性和准确性较低，只有当骨量下降 30% 才可以在 X 线摄片中显现出来（骨密度降低、骨小梁变细、骨皮质变薄、骨髓腔扩大等），故对 IBD 相关骨质疏松早期诊断的意义不大。②骨密度测定：骨矿密度（BMD）简称骨密度，是目前诊断骨质疏松、预测骨质疏松性骨折风险、监测自然病程及评价药物干预疗效的最佳定量指标。测量 BMD 的常用方法有单能 X 线测定仪（SPA）、双能 X 线测定仪（DEXA）、超声测定仪及 QCT、生化鉴别诊断法。双能 X 线吸收法（DXA）是目前国际公认的骨密度检查的方法，其测定值作为骨质疏松症的诊断金标准，在众多的 BMD 测定方法中，QCT 是唯一选择性地测量松质 BMD 的方法。国外研究表明，利用 CT 显示超微结构判断骨折的危险性要比利用双能 X 线吸收仪测定 BMD 有效。它排除了周围骨皮质和邻近骨组织对测量结果的影响，故使研究更有意义，有助于早期诊断，以达到预防和早期治疗，改善预后的目的。临床上常用的测量部位是腰 1～腰 4 及股骨颈。③定量超声测定法（QUS）：对 IBD 相关骨质疏松的诊断也有参考价值，该法在预测骨折的风险性时有类似于 DXA 的效果，但监测药物治疗反应尚不能替代对腰椎和髋部骨密度的直接测定。但目前尚无统一的诊断标准。

六、治疗措施

1.IBD 相关骨质疏松的治疗应在积极治疗 IBD 的基础上进行　IBD 患者常伴有营养不良，主张高糖、低脂饮食，少渣饮食能减少排便次数。适当补充叶酸、维生素和微量元素。必要时予以输血。对于严重性结肠炎患者缓泻药与解痉药禁忌，有诱发中毒性结肠炎的可能。治疗常用的药物：①水杨酸类制剂，5-ASA、SASP、美沙拉嗪；②激素类，糖皮质激素；③免疫调节药，硫唑嘌呤、甲氨蝶呤等可以联合糖皮质激素的使用，从而减少激素的用量，缓解患者应用大量糖皮质激素带来的不良反应；④生物制剂，英利西单抗；⑤抗生素类，甲硝唑等。

2. 骨质疏松常用药物

（1）钙剂及维生素 D：摄入适量钙剂可减缓骨量丢失、改善骨矿化。摄入适量活性维生素 D（如阿法骨化醇、骨化三醇）有利于增进钙在肠道的吸收。一般成人给予钙尔奇 1000～1200mg 和维生素 D 600～800U/d，在 IBD 患者中维生素 D 含量不足，需要补充 1000～2000U/d 维生素 D，有的甚至剂量需要达到 4000U/d。用此药期间亦应注意个体差异和安全性，定期监测血钙和尿钙水平。临床工作中也要避免患者摄入后发生肾结石或心血管疾病。

（2）双膦酸盐类（如福善美或固邦）：能有效抑制破骨细胞介导的骨吸收作用、降低骨转换，对于预防 IBD 患者伴发骨质疏松有效。双膦酸盐可以每日、每周或每月口服，或每 3 个月或 1 年静脉输注。伊班膦酸钠 1mg 加入 0.9% 氯化钠溶液 200ml 内缓慢静脉滴注，每 3 个月一次。但应用时应根据各种制剂的特点，严格遵照正确的用药方法，阿仑膦酸和利塞膦酸要求服药后 30min 禁食，伊班膦酸要求服药后 60min 禁食。因食管刺激常见，双膦酸盐必须由大量水送下，服药后患者必须直立坐位至少 30min。有食管炎、反流性食管炎、活动性胃及十二指肠溃疡患者慎用。

（3）降钙素类（如鲑鱼降钙素、鳗鱼降钙素等）：能抑制破骨细胞的生物活性和减少破骨细胞的数量，它不但可提高骨密度、改善骨质量、增强骨的生物力学性能，还具有较好的中枢镇痛作用，因而更适合有疼痛症状的 IBD 相关骨质疏松症患者。但有少数患者可有面部潮红、恶心等不良反应，偶有过敏现象。

（4）甲状旁腺激素 [PTH（1-34）]：小剂量 rhPTH（1-34）有促进骨形成、增加成骨细胞分泌胶原、促进基质形成及基质矿化等作用，但用药期间要监测血钙水平，防止高钙血症的发生。

（5）雌激素、雌激素受体调节剂（SERM）及锶盐类：雌激素治疗骨质疏松症的机制包括对钙调节素的影响、对破骨细胞刺激因子的抑制及对骨组织的作用。SERM 对骨的作用在于针对雌激素受体发挥类似雌激素样作用，抑制破骨细胞的活性。锶盐类在抗骨吸收的同时也有促进成骨的作用，有助于恢复骨转化的动态平衡，可改善股质量，提高骨强度，降低椎体及髋部骨折的风险。这几类药仅限用于绝经后的女性患者。

（6）中药：经临床证明某些中草药制剂（如强骨胶囊等）能改善患者的疼痛等相关症状、增加骨矿密度、减少骨丢失、降低脆性骨折发生率，可按病情选用。

七、预防策略

本病与原发骨质疏松症患者不同的是，本病患者的预防与调护要兼顾原发病的特点，一方面要摄入富含维生素 D、低盐和适量蛋白质的均衡膳食，坚持日常适度的肌力锻炼，适当户外活动以增加日照，慎用影响骨代谢的药物；另一方面要保持乐观情绪，注意饮食卫生，忌食生冷、油腻、辛辣刺激之品。

第四节　慢性胰腺炎与骨质疏松

一、概述

慢性胰腺炎（CP）是由于各种不同原因所致的胰腺局部、节段性或弥漫性的慢性进展性炎症。其典型的临床表现可出现五联征：腹痛、胰腺钙化、胰腺假性囊肿、脂肪泻及糖尿病。CP 作为一种慢性进展性炎症疾病，可导致胰腺组织和胰腺功能不可逆的损害。

二、流行病学研究

流行病学发现在 CP 患者中骨质疏松和骨折的发生率高于正常人，许多研究表明，在 CP 患者中骨质疏松的发病率为 5% ～ 39%。CP 后骨质疏松的发生机制可能与胰腺外分泌功能的损害有关。同时，多种因素诸如吸烟、疾病严重程度、患病时间、病因、体重指数（BMI）、年龄及性别等都可影响 CP 后骨质疏松的发生。最近 2013 年的一项 Meta 分析表明，CP 患者中骨质疏松的发生率较高。很多指南提出，对于腹腔疾病及炎性肠病导致吸收功能不良的患者，有必要进行常规的骨密度（BMD）检测及钙和维生素 D 的补充。然而，对于同样可以导致吸收功能不良的 CP，目前仍没有相关指南。

三、发病机制

CP 后骨质疏松的发生机制如下。

1. 外分泌功能障碍　CP 可导致胰腺外分泌功能障碍，表现为胰酶的分泌不足。多项研究表明，BMD 的降低与排泄物中弹性蛋白酶 -1 的降低或排泄物中脂肪含量的升高存在正相关。结果表明，胰腺的外分泌功能障碍可导致 BMD 的下降，究其原因可能为胰酶分泌不足导致糖类、蛋白质及脂肪等营养物质消化及吸收过程受阻，而营养物质的缺乏不利于骨形成的发生。脂肪的消化吸收障碍所导致的脂肪泻是 CP 的常见临床表现。脂肪吸收不良将导致包括维生素 D 在内的脂溶性维生素缺乏。维生素 D 可促进钙磷吸收，在骨代谢的过程中起到重要作用。维生素 D 的缺乏可导致钙磷吸收不良，从而导致骨质疏松的发生。临床研究表明，CP 患者血浆中维生素 D 的含量低于对照组，说明维生素 D 的缺乏可能是 CP 后骨质疏松发生的重要因素。

2. 内分泌功能障碍　本病患者可由于近端肠段的营养物质消化过程受阻出现促胰岛素的分泌不足，从而导致胰岛素的分泌受损。同时，CP 可致胰腺钙化，使得具有内分泌功能的胰岛数目减少，而胰岛受损的结果可出现胰岛细胞破坏。CP 所致的糖尿病类型被划归为胰源性糖尿病，也被称为特殊类型的糖尿病。这类糖尿病占糖尿病总数的 5%～10%，并且 85% 左右与 CP 有关。

3. 吸烟　影响 BMD 的下降可能有以下几个方面的因素：烟草对骨细胞有直接的毒性作用，可破坏成骨细胞的增殖、分化及功能；吸烟可影响钙离子的代谢进而影响骨代谢；吸烟可以抑制雌激素的合成、影响雌激素的转运并加速雌激素的分解代谢，而雌激素的缺乏可导致破骨细胞的骨吸收大于成骨细胞的骨形成；吸烟可引起骨代谢相关细胞因子的改变；吸烟导致骨骼肌肉的广泛损伤，而肌力的降低可影响骨量的增加；吸烟引起的诸多疾病如慢性器官炎、慢性阻塞性肺疾病、肺气肿等可间接引起骨量的较少。然而，也有临床研究发现，严重吸烟与 BMD 下降不存在联系。

4. 疾病严重程度　目前，评价本病严重程度可采用剑桥分类标准，此标准充分整合了 CT 及内镜逆行胰胆管造影等影像学指标评价疾病严重度分级体系。但是该标准没有从病因层次对 CP 做出分级的评价。在采用此标准对 CP 严重程度进行分级的临床研究中，一项研究报道在 CP 患者中，随着疾病的严重性增加，患者 BMD 下降程度越严重。目前评价 CP 的严重程度只根据内镜胰管造影的检查结果，并没有结合胰腺内外分泌功能障碍及胰腺外并发症的情况。仅仅依靠影像学的检查结果难以全面反映疾病的严重程度。鉴于有学者对疾病严重程度的评价标准存在质疑及临床研究之间存在分歧，疾病严重程度对 CP 后骨质疏松的影响需要研究者更深入的研究。

5. 患病时间　CP 患者时间与 BMD 的下降存在统计学意义上的相关性，患者患病时间越长，BMD 下降程度越厉害。但也有研究表明，患病时间与 BMD 下降之间不存在明确的关系，因此这个因素对骨质疏松的影响仍然存在争议。

6. 其他相关的危险因素　包括年龄、低体重等，许多研究表明与 CP 伴发骨质疏松有关。

四、临床特征

CP 的临床表现：腹痛占 60% ～ 100%，疼痛是间歇性或慢性，部位常在上腹部，可放射至左右季肋部、左侧肩部及背部。腹痛在仰卧位的时候加剧，坐位、前倾位、屈膝位或俯卧位时缓解，饮酒、进食油腻食物可诱发腹痛。胰腺外分泌功能不足表现为轻到中度 CP 患者仅有食欲缺乏、腹胀等消化不良的症状。胰腺内分泌不足的表现为 6% ～ 46% 的患者有糖尿病或糖耐量异常。

骨骼方面的临床表现和原发性骨质疏松一样，疼痛、脊柱变形和易发生脆性骨折是 CP 相关骨质疏松最典型的临床表现。

（1）疼痛：患者可有腰背痛或周身骨骼痛，负荷增加时疼痛加重或活动受限，严重时翻身、起坐及行走困难。

（2）脊柱变形：骨质疏松严重者可有身高变矮、驼背、脊柱畸形和伸展受限。胸椎压缩性骨折可导致胸廓畸形，影响心肺功能；腰椎骨折可改变腹部解剖结构，导致便秘、腹痛、腹胀、食欲缺乏和过早饱胀感。但许多患者病变早期常无明显的自觉症状，往往在骨折发生后经 X 线或骨密度检查时才发现已有严重的骨质疏松改变。

（3）脆性骨折：患者在低能量或非暴力情况下（如轻微跌倒或因其他日常活动）即可发生骨折，即脆性骨折。骨折常见部位为胸椎、腰椎、髋部、桡尺骨远端和肱骨近端。发生过一次脆性骨折后，再次发生骨折的风险明显增加。

五、诊断方法

CP 相关骨质疏松的诊断应结合患者的年龄、性别、CP 病史、营养不良病史、脆性骨折史及临床表现等因素及影像学检查和骨密度检查等结果进行综合分析，做出判断。

1. 病史及危险因素的评估　结合患者的年龄、性别、CP 病史、脆性骨折史、吸烟、饮酒、疾病的严重程度、患病时间、糖皮质激素应用史、绝经后妇女、营养不良史等。

2. 临床表现　除 CP 的临床表现外，患者伴发骨质疏松最典型的临床表现与原发性骨质疏松一样，包括疼痛、脊柱变形和易发生脆性骨折。

3. 实验室检查　根据需要可选择检测血、尿常规，肝、肾功能，血糖、钙、磷、碱性磷酸酶、性激素、25- 羟维生素 D 和甲状旁腺激素等。常用的血清生化指标检查包括血清钙、磷、25 (OH) D、1, 25- 羟维生素 D。血清钙降低，而 ALP 升高，活性维生素 D 降低，PTH 升高。

4. 影像学检查　① X 线片测量是定性的而不能定量。可观察骨组织的形态结构，是进行骨质疏松骨折定位和定性诊断的一种较好的方法。此法简便易行，但不适于早期的骨质疏松的诊断。② X 线测量方法，最常用的是双能 X 线吸收法，因为其辐射量低、精确度高及操作简便易行等优势，已经广泛地应用于骨质疏松的筛查、临床疗效观察和流行病学调查的骨密度测量工作中。

六、治疗

1. 一般治疗　戒烟，戒酒，适量的运动，加强营养，注意休息，合理饮食等。病因治疗：对于 CP 患者，给予对症治疗与支持治疗。

2. 骨质疏松可选用的药物

(1) 双膦酸盐：可以每日、每周或每月口服，或每 3 个月或 1 年静脉输注。但应用时应根据各种制剂的特点，严格遵照正确的用药方法，阿仑膦酸和利塞膦酸要求服药后 30min 禁食，伊班膦酸要求服药后 60min 禁食。因食管刺激常见，双膦酸盐必须由大量水送服，服药后患者必须直立坐位至少 30min。有食管炎、反流性食管炎及活动性胃及十二指肠溃疡患者慎用。

（2）推荐每天口服补充钙（1000 ～ 1200mg/d），如果有脂溶性维生素吸收不良引起的维生素 D 缺乏，建议在检测血清浓度低于正常时给予口服维生素 D（25 000 ～ 50 000U，每周 2 ～ 3 次）治疗。

（3）降钙素：可抑制破骨细胞活性，促进钙在骨质上沉着，对于双膦酸盐不能耐受的慢性肝病患者，可考虑经鼻或皮下给予降钙素。

（4）甲状旁腺激素 [PTH（1-34）]：小剂量 rhPTH（1-34）有促进骨形成、增加成骨细胞分泌胶原、促进基质形成及基质矿化等作用，但用药期间要监测血钙水平，防止高钙血症的发生。

（5）雷奈酸锶干混悬剂：是一种兼有抗骨吸收及促骨形成作用的药物。SOTI 研究（一项双盲对照研究）表明，雷奈酸锶可显著升高腰椎骨密度（比安慰剂组高 14.4%）和股骨颈骨密度（比安慰剂组高 8.3%），并显著降低椎体骨折及髋骨骨折的风险。雷奈酸锶安全性较好，不良反应轻微而短暂，偶见恶心、腹泻，是一种应用价值较高的药物，有重要的临床价值。

第五节　乳糜泻与骨质疏松

一、概述

乳糜泻（celiac disease，CD）是一种对麸质过敏的导致小肠功能失调伴有其他器官功能障碍的疾病，属于自身免疫性炎性肠病。通常以多种营养物质的吸收不良、小肠绒毛的萎缩和饮食中去除谷蛋白（麦角蛋白）后临床症状改善为特征。本病在国内少见，其临床特征为营养物质消化吸收障碍而致的营养不良综合征。它发生在携带 HLA- Ⅱ类分子 DQ2 或者 DQ8 的单倍体基因，而且以多变的特异性抗体滴度升高为特征，胃肠道存在不同程度的炎症，而且伴发多种肠道内与肠道外的问题。

二、流行病学研究

CD 是世界上最常见的食物耐受性疾病，在人群中的发病率接近1%。这种肠道疾病可以见于任何年龄段，具有一系列的临床表征与症状，远远超过单独的胃肠道症状。儿童胃肠道表现很常见，包括慢性腹泻、消化不良、腹部不适，然而肠外的表现越来越常见，如疱疹样皮炎、贫血、牙釉质发育不全、复发性口腔口疮、身材矮小、骨质疏松症、关节炎、神经病学问题、难以解释的转氨酶水平的升高、妇女不育等。因此，诊断乳糜泻需要很高水平的评估，需要对肠组织进行监督与明确的活检。在诊断后，避免再次食入麸质，可以明显改善患者的症状。然而，尤其是对于成年人，有很重要的伴发症状与生活质量问题。是否合并骨病主要取决于患者的年龄和有效治疗的时间。

三、发病机制

（1）本病由于营养物质消化吸收障碍而致营养不良，肠道吸收钙、维生素 D 障碍，维生素 D 缺乏和钙吸收不良共同参与引发继发性甲状旁腺功能亢进，从而增加骨丢失。机体蛋白质、脂肪吸收障碍，营养不良引起骨代谢异常，造成骨质疏松，从而增加了骨折的风险。

（2）脂肪和水溶性维生素的缺乏，能够影响正常的骨代谢。

（3）锌含量的降低在 CD 患者中参与了骨代谢的异常。

（4）胰岛素样生长因子在 CD 患者中相关的低水平影响骨骼代谢，IGF-1 是一种促进细胞分化和增殖活性的多肽物质，为生长激素发挥作用所必需，它通过影响成骨细胞和破骨细胞的分化、增生、活化及偶联在骨骼生长发育、骨密度的维持及骨重建中起重要作用。

（5）OPG-RANKL-RANK 是破骨细胞生物学和骨代谢的关键调节因子，在破骨细胞生成、活化、发育、激活、成熟过程中起着决定作用，是非常重要的破骨细胞分化调节信号因子。作为 RANKL 的诱导受体，OPG 竞争性与 RANKL 结合阻止其生物学效应，消除 RANKL 对破骨细胞发生各阶段的支持作用。在 CD 患者中，存在 OPG 水平的升高和RANKL 的降低，与 IL-6 共同参与了 CD 患者骨质疏松的发生。

（6）内分泌因素与生殖系统的紊乱参与了 CD 患者骨质疏松的发病机制，尤其是更年期提前的闭经期的女性患者，部分营养不良与雌激素的失衡能够加重骨质疏松的严重程度。

（7）炎症因子参与了 CD 患者骨质疏松的发生，如 IL-6、IL-1 β、TNF-α、TNF-β、IL-12、IL-18、RANK-L、OPG 等炎症因子发挥了介导作用。

四、临床表现

CD 患者的临床表现主要包括腹泻、腹痛。其中，80%～97% 的患者有腹泻，典型者呈脂肪泻。体重减轻、倦怠乏力，程度不一，但几乎全部存在，消瘦、乏力主要是因为蛋白质、脂肪等的吸收障碍，严重的患者会出现恶病质。维生素缺乏及电解质紊乱，钙和维生素 D 缺乏可导致感觉异常、骨质疏松、骨软化并可引起骨痛。另外维生素 B、维生素 A 缺乏会引起相应的症状。水肿、发热及夜尿增多。骨骼方面的临床表现和原发性骨质疏松一样，疼痛、脊柱变形和易发生脆性骨折是 CD 伴发骨质疏松最典型的临床表现。

五、诊断方法

（1）结合患者的病史、临床表现、实验室检查、影像学资料及骨密度测量等进行综合分析，做出判断。

（2）临床表现：CD 是一种全身性的营养不良性疾病，主要表现为腹泻、腹痛、乏力、体重减轻、维生素缺乏及电解质紊乱等。

（3）实验室检查：根据需要可选择检测血、尿常规，肝、肾功能，血糖、钙、磷、碱性磷酸酶、性激素、25-羟维生素 D 和甲状旁腺激素等。常用的血清生化指标检查包括血清钙、磷、25-羟维生素 D、1，25（OH）$_2$D$_3$ 等，血清钙、25-羟维生素 D 和甲状旁腺激素需要在明确 CD 合并骨质疏松的诊断后需要每 6 个月进行复查，直至恢复正常。

（4）影像学检查：最近加拿大的研究表明，对于经典的 CD 成年患者需要进行骨密度测量（BMD），而对于无症状的 CD 患者在 1 年后需要进行骨密度的测量。在明确的合并骨质疏松的 CD 患者需要在一年后再次检测骨密度。

六、治疗

（1）首先应针对病因进行治疗。

1）饮食疗法：避免食用含麦胶的饮食（如各种麦类），原则上以高蛋白、高热量、低脂肪、无刺激、易消化的饮食为主。

2）对症治疗和支持治疗：包括补充各种维生素（A、B、C、D、K）及叶酸，纠正电解质失衡，必要时输入白蛋白或输血。

3）肾上腺皮质激素：危重患者可静脉滴注 ACTH，或口服泼尼松，但对于合并骨质疏松的患者禁忌长期应用激素，因为其会加重低钾和骨质疏松。

（2）临床应用中对于 CD 患者伴发骨质疏松的诊疗指南有限。常用药物主要包括以下几种。

1）钙剂：摄入适量钙剂可减缓骨量丢失、改善骨矿化。给予钙尔奇和维生素 D 400U/d 治疗。临床工作中也要避免患者摄入后发生肾结石或心血管疾病。

2）维生素 D：摄入适量活性维生素 D（如 α 骨化醇、骨化三醇）有利于增进钙在肠道的吸收。

3）双膦酸盐类：对于骨质疏松患者应用比较广泛。双膦酸盐可以每日、每周或每月口服，或每 3 个月或 1 年静脉输注。有食管炎、反流性食管炎、活动性胃及十二指肠溃疡患者慎用。对于 CD 患者双膦酸盐类药物的应用安全性尚未明确。

4）降钙素类：能抑制破骨细胞的生物活性和减少破骨细胞的数量，它不但可提高骨密度、改善骨质量、增强骨的生物力学性能，还具有较好的中枢镇痛作用。但其对 CD 患者安全性尚需临床试验明确。

5）甲状旁腺激素 [PTH（1-34）]：小剂量 rhPTH（1-34）有促进骨形成、增加成骨细胞分泌胶原、促进基质形成及基质矿化等作用，但用药期间要监测血钙水平，防止高钙血症的发生。

6）雌激素、雌激素受体调节剂（SERM）及锶盐类：雌激素治疗骨质疏松症的机制包括对钙调节素的影响、对破骨细胞刺激因子的抑制及对骨组织的作用。SERM 对骨的作用在于针对雌激素受体发挥类似雌激素样作用，抑制破骨细胞的活性。锶盐类在抗骨吸收的同时也有促进成骨的作用，有助于恢复骨转化的动态平衡，可改善骨质量，提高骨强度，降低椎体及髋部骨折的风险。这几类药仅限用于绝经期后的女性患者。

七、预防

饮食疗法对于 CD 患者最为重要。不仅可以避免引起的腹痛、腹泻，而且能增加营养，促进肠道的吸收功能，防止由于营养不良引起的一系列的症状。

（张　洁　王永娟）

主要参考文献

[1] 谢芳，许岸高，白岚.炎症性肠病诱发骨质疏松症发病机制的研究进展.中国骨质疏松杂志，2012，18（12）：1167-1170.

[2] 周彬，陈志浩，田京.慢性胰腺炎与骨质疏松相关性研究进展.中国骨质疏松杂志，2014（8）：994-997.

[3] 杨涛.活动期炎症性肠病患者骨密度和血清 1,25-（OH）D$_3$ 水平检测分析.全科医学临床与教育，2014（1）：36-38.

[4] 张瑜.伊班磷酸钠联合钙剂和维生素 D 治疗炎症性肠病性骨质疏松的疗效观察.中国医药指南，2011：181-182.

[5] 龙利民，刘幼硕，黄国庆.不同类型慢性胃病病人骨密度的比较及分析.中国老年学杂志，2006，26（4）：435-437.

[6] 郑艳，孙云松.127 例慢性萎缩性胃炎伴骨质疏松症的中医证候分布回顾性分析.中国中医药信息杂志，2013（9）：13-15.

[7] Targownik L E, Bernstein C N, Leslie W D, Risk factors and management of osteoporosis in inflammatory bowel disease.Current Opinion in Gastroenterology, 2014, 30（2）：168-174.

[8] Duggan S N.et al.High Prevalence of Osteoporosis in Patients With Chronic Pancreatitis：A Systematic Review and Meta-analysis, 2014, 219-228.

[9] Gupta S, Shen B, Bone loss in patients with the ileostomy and ileal pouch for inflammatory bowel disease.Gastroenterology Report, 2013, 1（3）：159-165.

第12章

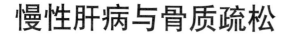

慢性肝病与骨质疏松

　　骨质疏松是一种以骨量减少、骨组织显微结构退化为特征，导致骨的脆性增加及骨折危险性增加的全身性疾病。一般男性和女性几乎在30～35岁达到一生中的最高骨量，此后骨量逐渐减少，女性在绝经后减少加快。骨质疏松症表现为骨结构破坏引起的骨强度降低，骨折危险性增加。患者在毫无知觉中发生骨质流失，而一旦在轻微撞伤甚至日常活动时发生脆性骨折，往往为时已晚。自2008年美国国家骨质疏松症基金会（VOF）公布的指南就指出，骨质疏松症的危险因素判断和鉴别诊断对该病诊治具有重要意义，应引起重视。

　　骨量的峰值受遗传、激素水平、饮食、运动等多种因素影响，男性的骨量高于女性，年龄的增长与骨量呈负相关，老年人中骨质疏松的发生率明显升高。其中，继发性骨质疏松的常见原因包括内分泌代谢疾病、结缔组织病、多种慢性肾脏疾病所致的肾性骨营养不良、胃肠营养性疾病（消化道疾病）和肝病、血液系统疾病、神经肌肉系统疾病、长期制动或太空旅行、器官移植术后和一些药物、毒物作用等。除绝经期妇女以外，消化系统疾病如炎性肠病、乳糜泻及慢性肝病等也可导致骨量减少及骨折风险增加。其发生机制与绝经期妇女不同，很多因素参与了消化系统疾病患者骨质疏松的发生。

一、流行病学

　　慢性肝病（终末期肝病）易发生代谢性骨病，其患病率为9%～60%。大量骨组织学检查研究发现，慢性肝病骨钙物质含量明显低于正常人，男性骨质疏松发生率为11.4%，女性为18%，低血钙率占37.6%。随着医疗技术水平的提高，慢性肝病患者的生存时间不断延长，肝病引起的其他器官系统损害逐渐成为临床医生关注的问题。研究发现，各种病因导致的慢性肝病、肝硬化及终末期肝病、肝移植术后均可并发不同程度的骨营养不良，主要表现为骨质疏松症，且以原发性胆汁淤积性肝硬化（primary biliary cirrhosis，PBC）、酒精性肝硬化、慢性活动性肝炎及肝移植最常见。有资料显示，肝炎肝硬化并发骨质疏松的发病率为 20% ～ 53%；原发性胆汁性肝硬化则为 15% ～ 56%，骨折发生率为 5% ～ 20%。慢性肝病合并骨质疏松患者可发生椎体压缩性骨折、桡骨及股骨骨折等，是致残、致死的重要原因，严重影响了慢性肝病患者的生存质量及长期预后。因此，正确认识、积极防治骨质疏松，对于提高慢性肝病患者的生活质量具有重要意义。

以往研究认为，PBC 患者女性居多，其易出现骨质疏松可能与绝经期雌激素水平下降有关。但近年的研究显示，骨质疏松和慢性肝病之间有着更多的关系。不仅仅是 PBC 患者，在原发性硬化性胆管炎（primary sclerosis cholangitis，PSC）患者、慢性胆汁淤积患者中，都可以出现骨质疏松；不仅是女性患者，男性患者也可以出现明显的骨质疏松。与绝经期妇女的雌激素减少相关的骨质疏松发病机制不同，慢性肝病和胆汁淤积患者出现骨质疏松的原因包括营养不良性体重下降，活动减少，性腺功能减退，服用一些药物（如糖皮质激素、甲氨蝶呤等）及慢性胆汁淤积时出现的胆红素和胆酸水平升高等。

慢性肝病的骨质疏松与绝经后骨质疏松的发生机制不同。形态学研究显示，成骨细胞功能受损，导致骨质形成减少，是慢性肝病患者发生骨质疏松的重要环节。因慢性肝病导致的骨质疏松多见于胆汁淤积性肝病和肝移植前后，慢性病毒性肝炎、酒精性肝病和血色病患者也可发生。特别的是 PBC 发生骨质疏松的危险因素包括年龄、绝经期、低体质指数、肝损害严重程度、胆汁淤积持续时间、有骨折史等。肝移植患者的骨质疏松危险因素包括术前已存在骨质疏松、脊椎骨折、肝病原因，还包括术后的免疫抑制药治疗。

二、发生机制

1. 钙代谢　骨代谢的主要调控激素为甲状旁腺素（parathormone，

PTH）和降钙素。现一般认为慢性肝病使外源性维生素 D_3（$VitD_3$）吸收减少。有研究显示，低血钙或维生素 D_3 下降使 PTH 继发性增高，从而使骨吸收增加，导致骨质疏松。肝内胆汁淤积使肠腔内胆盐减少，引起维生素 D 和钙吸收障碍，导致骨化不良，但慢性肝病发生骨软化者极少。轻度钙和维生素 D 缺乏所导致的高甲状旁腺素血症也可能影响 PBC 患者的骨代谢。鉴于石胆酸（lithocholic acid，LCA）可作为 VDR（vitamin D receptor）的配体，有研究者探讨了 LCA 对 VDR 介导的基因表达的影响，发现维生素 D 代谢途径的几种基因包括 CYP24A、骨钙蛋白（BGLAP）和核因子 - κ B 受体活化因子配体（RANKL）的表达均受到不同程度的影响。

2. 胆汁酸　LCA 也可能影响人成骨细胞活力，并可通过 VDR 而影响维生素 D 的信号通路。在成骨细胞培养基中加入 LCA，成骨细胞活性显著降低，即使 LCA 浓度低到 $100\ \mu mol/L$，仍可观察到这一作用。

3. 维生素 D_3 途径　维生素 D_3 和甲状旁腺激素是调节血钙磷及骨骼代谢的重要激素。1，25- 二羟维生素 D_3 除能促进肠钙吸收及肾小管对钙的重吸收外，还有动员骨钙入血和钙在骨中沉积的双重作用。现一般认为慢性肝病使外源性维生素 D_3 吸收减少，甲状旁腺素具有动员骨钙入血升高血钙降低血磷及激活 1- 羟化酶催化 25- 羟维生素 D_3 转化为 1，25- $(OH)_2D_3$ 的作用，且 1，25- $(OH)_2D_3$ 与甲状旁腺素两者亦相互影响。慢性肝病患者血钙降低，血磷升高，血维生素 D_3 下降，血甲状旁腺激素继发性升高，从而使骨吸收增加，导致骨质疏松。其他因素如抗病毒药物的应用，糖皮质激素的应用，营养不良日光暴露时间短等也可参与血钙磷 - 维生素 D_3- 甲状旁腺激素轴代谢紊乱。

4. 骨保护素（OPG）　破骨细胞可被炎症介质激活。成骨细胞可表达一种刺激破骨细胞的表面配体 RANKL，且抑制成骨细胞骨保护素，而 OPG 通过抑制破骨细胞成熟减少骨吸收。在理论上，肝功能不全患者骨髓基质细胞表面核因子 κ B 受体活化因子配体减少，转录及结合的骨保护素数量也减少，增加破骨细胞介导的骨质吸收。PTH、前列腺素及 1，25- $(OH)_2D_3$ 可刺激 RANKL 表达并抑制 OPG 的产生。

5. 免疫系统　多种免疫细胞，包括循环单核细胞、巨噬细胞和淋巴细胞均可产生破骨细胞功能的主要调节因子——RANKL。慢性炎症状态（如炎性肠病）、自身免疫性疾病状态（如类风湿关节炎）或感染性疾病 [如人免疫缺陷病毒（HIV）感染] 等均可能刺激机体免疫系统，诱导破骨细胞分化。多种细胞因子如肿瘤坏死因子（TNF）、IL-1、IL-13、IL-6、IL-7、IL-11、IL-15 和 IL-17 或直接激活破骨细胞前体，或诱导成骨细胞产生 RANKL，也可能诱导骨质丢失。此外，有骨质疏松的病毒性肝炎肝硬化患者血清中可溶性 TNF 受体 p55 水平显著增高，抑制了骨吸收，与腰椎和股骨颈骨密度呈负相关。

6. 维生素 K（Vit K）　维生素 K 可介导骨蛋白如骨钙素的谷氨酰残基羧基化，而慢性肝病患者当肝细胞严重受损时，胆汁酸合成减少，使脂溶性维生素吸收障碍，多存在维生素 K 缺乏。初步研究显示，部分 PBC 患者血清中低羧基化的骨钙素增高，而给予维生素 K 后，升高的骨钙素水平可降低。

7. 胰岛素样生长因子 1（IGF-1）　一般情况下，肝硬化患者体内 IGF-1 水平是降低的，这可影响成骨细胞功能。对肝硬化动物模型给予小剂量 IGF-1，可增加其骨量和骨密度（bone mineral density，BMD）。有研究报道，肝炎肝硬化患者中并发骨质疏松者的 IGF-1 比无骨质疏松者明显要低，但 IGF-1 缺乏的确切致病机制尚不清楚。

8. 胆红素　非结合胆红素可以剂量依赖性形式抑制成骨细胞增殖，但不影响成骨细胞活性。非结合胆红素对培养的原代人成骨细胞的存活可产生显著影响。但也有研究显示，血清胆红素水平与终末期肝病患者的 BMD 下降无关。

9. 降钙素代谢　降钙素使溶骨作用减弱，成骨作用增强，能降低血钙磷，还能抑制肾小管对血钙磷的重吸收。肝硬化组降钙素降低发生率高于慢性肝炎组，与肝硬化组骨密度降低发生率高于慢性肝炎组一致。感染是慢性肝病中晚期常见并发症之一，细菌内毒素成为降钙素原主要的刺激剂，所以降钙素原的测定可用来评价系统炎症反应，干扰了关于降钙素与骨质疏松关系的研究结论。

10. 遗传易感性　加拿大的一项研究显示，VDR 基因型是 PBC 患者 BMD 降低的独立预测基因，但其他学者的研究未能证实这一发现。

IGF-1 基因微卫星重复多样性与 PBC 骨质疏松关系的研究还没有一致结论。

11. **性腺功能减退** 慢性肝病可致下丘脑释放促性腺激素减少，加速性腺功能的减退。雌激素减少可致骨量丢失，雌激素除了能直接抑制破骨细胞的活性外，还能通过抑制 IL-1、IL-6 和 TNF 等发挥对骨吸收和形成的调控作用，这可能是绝经后易致骨质疏松的原因。男性慢性肝病晚期肝硬化可致性腺功能减退，睾酮下降，对男性酒精性肝硬化患者的研究显示，骨形成障碍和破骨细胞侵蚀骨质与睾酮水平降低有关。嗜酒可导致性腺功能减退，而且乙醇与铁负荷过高可损伤成骨细胞的活性，通过激活自由基相关凋亡信号通路诱导成骨细胞凋亡。对饮酒者进行骨活检发现其骨形成减少，骨钙素降低，戒酒后上述改变可以恢复正常。

12. **皮质激素治疗** 皮质激素在治疗 PBC 中及原位肝移植后起着重要的作用，但皮质激素能抑制成骨细胞活性、增强破骨细胞活性、减少性激素的形成，促进 PTH 的分泌，减少钙的吸收、促进钙的排泄，从而加速骨丢失、减缓骨形成。因此 PBC 患者给予皮质激素治疗可能也是骨质疏松发生率高的原因之一。

13. **其他** 营养不良等因素对于骨病的发生也有一定影响。维生素 K 缺乏、毒物积累、缺乏活动、吸烟等不良生活习惯加重骨质疏松。血色病患者铁的沉积也可通过抑制成骨细胞活性影响骨的形成。最近的研究显示，瘦素也与骨质疏松有关，这可部分解释为什么过于消瘦的患者易出现骨质疏松。

三、各类型肝病与骨质疏松

1. **病毒性肝炎** 病毒性肝炎肝硬化患者骨质疏松发生率高，并且其发生率随着肝功能的损害加重而逐步升高。近来年报道乙型肝炎和丙型肝炎引起的肝硬化患者中骨质疏松患病率也高达 53%，其中嗜肝病毒在慢性肝病骨质疏松发病中起重要作用，研究发现，骨骼内发现此种病毒含量较低，而病毒诱导机体产生的细胞因子，维生素 D 缺乏和肝内胆汁排泄障碍影响钙质吸收会引起骨质疏松。慢性病毒性肝炎、肝硬化引起的骨密度下降，骨密度降低与低体重指数、胆汁淤积、Child-Pugh C 级、较长病程（＞10 年）等因素存在明显相关性。骨质疏松，表现为骨细胞萎缩、减少或消失，骨小梁变细、断裂，骨小梁间隙增宽。其中 Child-Pugh 评分 C 级与骨密度降低存在相关性。

肝硬化患者肝脏活化维生素 D 的功能出现障碍，从而影响钙吸收；由于肝功能障碍致血清白蛋白减少，患者出现低蛋白血症，钙与蛋白结合减少，致血清总钙浓度下降；由于肝硬化患者血钙浓度降低，促使血清甲状旁腺素分泌增加，进一步使破骨细胞活跃，骨的分解代谢增强，致骨钙素水平下降；肝硬化患者存在胆汁分泌障碍，影响肠道吸收，引起维生素 D 吸收减少，维生素 D 缺乏时，可致正常骨小梁被非矿化的骨组织代替，出现骨质软化；肝硬化患者血清中活性维生素 D 减少，可致成骨细胞合成和分泌骨钙素减少。

维生素 D 和钙代谢异常、营养不良、性腺功能减退，多种细胞因子如 IL-1、IL-6、TNF-α、IGF-1 参与了骨代谢过程。IL-1、IL-6、TNF-α 是较强的骨吸收因子，可共同促进破骨细胞形成，诱发骨吸收，影响正常骨重建，IGF-1 是主要在肝脏合成的骨形成强刺激因子。乙型肝炎肝硬化患者血清 IL-1、IL-6、TNF-α 明显升高，IGF-1 明显降低，均可引起骨吸收增加、骨形成减少，从而导致骨质疏松。细胞因子可能在病毒性肝炎肝硬化患者并发骨质疏松的发病机制中扮演重要的角色。

2. 免疫相关肝病　PBC 是一种慢性进行性以胆汁淤积为特征的自身免疫性肝病，约 1/3 的患者会发生骨质疏松。早期英国、加拿大、美国进行的流行病学调查显示，PBC 患者 OP 发生率约为 30%。

关于骨骼疾病的发生是否为 PBC 的一个特异性并发症这一问题，颇具争论。早期对这两种疾病关系的描述关注于代谢性骨病的发病率。随后的研究证实，PBC 患者是发生骨质疏松及其并发症（尤其是骨折）的高风险群体。提出的机制包括大量胆汁淤积所致的钙与维生素 D 吸收障碍和高胆红素血症损伤成骨细胞的增殖能力等。其他因素还包括调节骨骼生长的细胞因子水平异常、维生素 D 受体基因型分布差异、皮质激素的应用、维生素 K 的肠 - 肝循环作用障碍、高胆红素血症、成骨细胞功能缺陷、营养失调及瘦素对骨形成的抑制作用等。PBC 患者，尤其是进展期患者，是发生骨质疏松及脆性骨折的高危人群。

目前调查研究中关于 PBC 骨质疏松的发病率是否比非 PBC 对照组更高这一点上仍有分歧。对此分歧的一种解释是英国、加拿大、美国的研究在样本年龄及病例选择上有极大的区别。英国的研究所选病例年龄较大且症状较轻，此外，英国的研究样本包含了大批的早期 PBC 患者，因此有研究者提出 PBC 的病程阶段与骨质疏松症有特异性的因果联系，认为 PBC 的组织学阶段是骨质疏松症的危险因子。因此，进展期的 PBC 患者并发脂肪泻是骨质疏松症的一个显著的危险因子；PBC 加速因非 PBC 相关因素而处于高风险的患者发生骨质疏松或在一定程度上增加整个 PBC 患者群体并发骨质疏松的风险；或者 PBC 疾病本身即是骨质疏松发生的危险因子。

PSC 患者骨质疏松的发生率也比健康人群明显升高。其中，年龄 ≥ 54 岁、体质指数 ≤ 24kg/m^2 及炎性肠病病史 ≥ 19 年是 PSC 患者发生骨质疏松的危险因素，PSC 患者腰椎、股骨颈及全身骨量每年减少 1%，骨量丢失率与炎性肠病病史长短显著相关，是同样年龄健康人群的 2 倍，与绝经期妇女相当。因此，对于存在骨质疏松危险因素的 PSC 患者，在首诊时有必要对其进行骨密度筛查。

3. 酒精性肝病　包括酒精性脂肪肝、酒精性肝炎、酒精性肝硬化，是欧美国家最常见的肝病。中青年非硬化性酒精性肝病患者发生骨密度降低的比例明显高于同年龄的对照组。这些患者病情的发生与营养不良、酒精对成骨细胞的毒性作用有关，在未发生肝硬化之前就已经发生，进展到肝硬化后，病情往往加重，发生骨折的概率增加。酒精还可通过 IL-6 诱导激活 RANKL 途径来诱导骨量丢失。

4. 非酒精性脂肪性肝病　作为代谢综合征的一种组成成分，与 2 型糖尿病密切相关，而 2 型糖尿病患者骨质疏松患病率较高，提示非酒精性脂肪性肝病与骨质疏松可能存在相关性。2 型糖尿病合并脂肪肝的患者骨质疏松患病率明显高于不合并脂肪肝的 2 型糖尿病患者。骨钙素（反映成骨细胞活性的小分子蛋白）可促进胰岛素分泌、改善胰岛素抵抗、阻止脂肪累积，还可促进脂肪细胞分泌脂联素，提示骨质疏松的发生与糖、脂代谢紊乱密切相关。

5.Wilson 病　肝脏内铜的累积是 Wilson 病的重要特征，同样会对骨骼健康造成损害。而驱铜治疗并不能有效改善矿物质代谢，并且要密切监测药物对钙磷代谢的影响。Wilson 病的异常骨代谢可能与以下机制有关：① Wilson 病由于铜蓝蛋白合成障碍，体内大量铜离子与白蛋白结合疏松，易于脱落而沉积于组织中。若铜离子沉积于骨组织中即影响正常钙、磷结晶的形成，使钙、磷不能正常沉积，导致骨骼代谢异常。②铜离子作为酶的辅助因子参与骨组织有机合成过程中酶蛋白的催化反应，Wilson 病由于体内铜蓝蛋白合成障碍，铜离子生物利用不良，铜氧化酶的活性降低，致使胶原分子内交联受阻，造成骨胶原结构和功能的异常。③铜离子造成肝脏、肾脏功能异常，影响骨骼代谢。肝脏 25- 羟化酶活性变化影响维生素 D 的代谢。铜过多沉积于肾小管上皮细胞内，引起近端小管对钙、磷酸盐、葡萄糖等的吸收障碍，并影响维生素 D 的代谢。继发于肾脏受损的肾小管酸中毒进一步加重骨病。④可通过性激素、甲状旁腺激素、降钙素水平的变化影响骨骼代谢。

6.肝移植术　肝移植术作为终末期肝病的有效治疗措施已被广泛接受，研究发现，肝移植患者术前多已存在骨量减少或骨质疏松。肝移植患者在移植术后 3 ～ 6 个月骨量减少达 15% ～ 24%，导致在肝移植术后 1 年内骨质疏松发生率高达 30%～ 50%。移植术后由于免疫抑制药的使用、遗传及手术相关因素，患者易出现骨量丢失甚至脆性骨折。早期研究认为，肝移植术后骨密度的明显下降发生在术后前 3 ～ 6 个月，常见骨折部位为肋骨、椎体。

四、肝病患者的临床监测

一般骨质疏松多发生在慢性肝病的中晚期，除了肝病本身的症状外，轻度骨质疏松可无临床症状，病情较重者可出现骨痛，这些患者常在轻微碰撞、跌倒，甚至日常行动中即发生骨折。对骨质疏松患者治疗的目的是预防或降低骨折发生的风险，监测的目标是在发生骨折前就能确定高风险的个体，从而确定治疗方案。监测骨密度的关键性问题在于，确定筛查的对象和检测的频率，至今尚无在临床使用的标准。英国的研究者早期就提出了针对 PBC 患者进行骨密度测定的指导原则。

1. 骨密度（BMD）测定　是肝病并发骨质疏松的诊断依据，早期诊断需做 BMD 测定，而骨 X 线检查缺乏早期诊断价值，方法包括单光子吸收测定、双光子吸收测定、CT 定量测定等，检查部位是椎体骨小梁、股骨颈皮质部和骨小梁。慢性肝病的 BMD 检查适应证：①有脆性骨折史、已绝经及需长期皮质激素治疗（＞ 3 个月）等高危因素者；②已确诊的各种原因所致的肝硬化或肝移植术前者。具有上述危险因素而骨密度正常者应 2 ～ 3 年后复查，应用大剂量糖皮质激素者，应 1 年后复查。

2. 生化指标　①间接指标：对骨转换有明显作用，但对于成骨或破骨作用的直接效果受多种因素影响，包括血 PTH、1,25-$(OH)_2D_3$、降钙素等。②直接指标，反映骨形成的指标如 BGP、Ⅰ型前胶原 C 端肽分别是成骨细胞前期、成熟和分泌胶原的功能指标；反映破骨功能的指标包括血酒石酸酸性磷酸酶是破骨细胞活动时分泌的酶，尿钙排泄率、羟脯氨酶胶原分解产物包括尿吡啶酚、尿脱氧吡啶酚、胶原交联相关肽等。但用生化指标估计肝脏疾病时骨形成和骨吸收还存在不确定性，可能受肝病本身的影响。

五、治疗原则

1. 危险因素处理和骨质健康支持措施　主要是戒烟戒酒，加强锻炼，防治跌倒损伤。但目前最佳的锻炼方式尚无定论。对于急性脊柱压缩性骨折者，主要给予镇痛治疗。慢性肝病并发骨质疏松的治疗应一方面治疗慢性肝病本身；另一方面治疗骨质疏松，主要给予骨吸收抑制药和骨形成促进剂。

2. 预防为先　慢性肝病合并骨质疏松患者早期症状如腰背酸痛等是非特异性的，不易引起重视，一旦发生脆性骨折，可致死或致残，严重影响生活质量。因此预防比治疗更为现实和重要。疾病活动度也与骨质疏松有关，例如，PSC 患者合并炎性肠病的患者易出现骨质疏松，且与炎性肠病活动度有关。这为骨质疏松治疗提供了一个新的思路，即有效控制疾病的炎症活动度，可能有助于改善骨质疏松。这种综合治疗可能比单纯应用抗骨吸收的药物如双膦酸盐化合物更为有效。强调积极治疗原发病，例如，肝炎患者抗病毒治疗期间骨密度较治疗前明显增加，如能获得持续病毒学应答，该效应还可持续。对于PBC患者，使用熊去氧胆酸可以减轻胆汁淤积，增加维生素D及钙的吸收。酒精性肝病患者通过戒酒，可改善肝功能，有利于预防骨质疏松。但应注意，个别抗病毒药物使用期间可出现骨密度下降，因此治疗期间应注意密切监测。

3. 糖皮质激素相关骨质疏松监测　激素性骨质疏松具有发病早、程度重、易骨折、可逆性等特点，大多发生在用药的6～12个月，以代谢活跃的小梁骨疏松为主。其骨量丢失的速度与其使用量成正比，即随着激素用量的增大，骨质疏松程度越重，骨折的风险也呈现增加趋势。研究表明当每日服用泼尼松大于5mg时，椎体骨和髋骨的骨折危险性则高达20%，与老年骨质疏松的最大区别在于，激素性骨质疏松具有可逆性，一般可在停药6个月后骨量明显恢复。如果是短期使用激素，无须担心骨质疏松；但长期用药患者应从激素治疗早期就开始进行干预，包括尽量使用小剂量，一旦病情得到控制就应递减至维持量；合理选择给药途径；同时注意补充维生素D和钙（含食物来源）；改善生活方式，戒烟戒酒，进行适当运动，防止任何剧烈运动，防止过度劳累和跌倒；在治疗初始的一年中要注意进行危险因素筛查，并定期检测用药的骨量改变，必要时对具有高危险因素的患者，如肥胖、老年、绝经后的女性患者等，可以考虑使用骨吸收抑制药或骨形成促进剂进行预防治疗，以降低激素性骨质疏松的发生率，避免骨折的发生。

4. 补充钙和维生素D　慢性肝病患者胆汁淤积、营养不良需补充维生素D_3及钙剂，尤其在BMD测定有骨质减少时使用。现一般用维生素D和钙剂治疗慢性肝病患者的骨量减少，且提倡用活性维生素D_3。对于接受考来烯胺治疗的患者，补充钙和维生素D更应注意。骨化三醇不受肝肾功能的影响，更适用于慢性肝病患者，治疗期间应监测血钙，对高危人群进行骨密度检查是早期发现骨质疏松的前提。

5. **药物治疗** 现有的药物治疗研究病例数均较少，因此尚无明确结论，何时开始治疗也无统一意见。

一般认为双膦酸盐对预防使用皮质激素所致骨质疏松的 PBC 患者是有效的。双膦酸盐可有效抑制破骨细胞活性，降低骨转换，常见药物包括依替膦酸二钠、阿仑膦酸钠、利塞膦酸钠等。依替膦酸二钠可降低慢性肝病合并骨质疏松患者骨折的风险，治疗 2 年可预防骨丢失，但此类药物存在不同程度的消化系不良反应，可导致食管炎、食管溃疡，对于合并食管静脉曲张的慢性肝病患者，其应用受到限制。唑来膦酸对食管黏膜无不良反应，用于治疗骨质疏松 1 年仅需静脉滴注 1 次，可连续用药 3 年，是目前较新的双膦酸盐制剂。帕米膦酸在终末期肝病和肝移植前后骨质疏松患者中的疗效也有研究，但在预防骨丢失和减少骨折方面结果不一致。

6. **性激素** 雌激素（常用药为己烯雌酚）治疗有利于预防和阻止骨吸收，对停止或减轻症状，特别对镇痛有良好作用，并能增强肠管对钙的吸收能力，促进钙、磷的储存，增加蛋白质的合成，使骨形成旺盛。雄激素比雌激素效果更为可靠，能使骨质疏松患者在短期内腰背痛及疲劳感消失，食欲增加，体重增加。雌激素治疗可预防 PBC 或自身免疫性肝硬化患者骨丢失，甚至可能增加 BMD。肝移植术后、绝经后妇女接受雌激素治疗，BMD 可增加。对于绝经后的骨质疏松患者，雌激素替代治疗是一种较好的选择。特别是经皮的雌激素替代治疗可减少潜在的肝脏毒性。对于血色病和性腺功能减退男性患者，睾酮有一定治疗作用。但在肝硬化患者中应用睾酮治疗可能增加肝癌风险，因此尚存在争议。雌激素可能有恶心、食欲缺乏、头晕等反应，对乳房和子宫有刺激作用，有肝脏病、子宫肌瘤及乳房肿瘤患者忌用。雄激素可有男性化等不良反应。苯丙酸诺龙也可有轻微男性化等。

7. **降钙素** 降钙素、钙、维生素 D 联合应用可能使患者的骨质流失减少。降钙素在治疗绝经后的骨质疏松患者中已证实有效。在绝经后的慢性肝病并发骨质疏松患者中，特别是绝经后 PBC 合并骨质疏松妇女的骨质丢失，降钙素能降低脊柱压缩性骨折的发生率，缓解疼痛。降钙素可抑制破骨细胞活性，促进钙在骨质上沉着，对于双膦酸盐不能耐受的慢性肝病患者，可考虑经鼻或皮下给予降钙素。

8.雷洛昔芬　雌激素替代治疗可抑制骨转换，阻止骨量丢失，但可增加乳腺癌、子宫内膜癌、出血及血栓性疾病的风险，还可引起胆汁淤积，因此慢性肝病患者应慎重使用。选择性雌激素受体调节剂如雷诺昔芬，则可选择性作用于雌激素靶器官，在骨组织中呈现雌激素样活性，抑制破骨细胞的骨吸收活性，且不会增加乳腺癌的发生率。有研究显示，PBC患者接受雷洛昔芬治疗1年后，患者BMD显著改善，未见不良反应发生，耐受良好。

9.其他药物　维生素K被证实可有效提高BMD；PTH及PTH片段间断应用小剂量有刺激骨重建的作用，PTH片段能消除对骨形成的抑制作用，显著促进骨形成，增加骨密度，降低骨折发生率，但目前在慢性肝病合并骨质疏松患者中的应用尚无报道；此外，雷奈酸锶干混悬剂兼有抗骨吸收及促骨形成作用，可显著升高腰椎骨密度和股骨颈骨密度，并显著降低椎体骨折及髋骨骨折的风险，雷奈酸锶安全性较好，不良反应轻微而短暂，偶见恶心、腹泻，为慢性肝病合并骨质疏松患者的治疗提供了新的方向。

10.肝移植术　晚期慢性肝病合并骨质疏松患者在肝移植术后1～7年的随访中显示，骨量丢失减缓，BMD有所增加。肝移植术对骨质疏松的影响在PBC患者中主要为两个方面：肝移植与急性短期的加速性骨质疏松有关。这种急性的退变可能是与长期卧床和肝移植术后早期的激素治疗有关。最近研究报道移植术前预防性应用双膦酸盐可降低患者移植术后骨折的风险。

首先，所有进行肝移植术的PBC患者都应对骨质疏松进行筛查，以及对手术造成的影响进行合适的补救治疗。其次，通过对行肝移植术后的PBC患者长期观察，发现经过短期的骨密度下降后，在术后2～3年，患者的骨密度值趋向恢复正常，骨折风险也降低了。推测可能是术前骨质疏松的危险因子得到了纠正。所以，从肝移植术的长期效果考虑，骨质疏松症患者肝移植的风险和获益应该慎重评估。

慢性肝病在骨质疏松的发病过程中起到了重要作用。特别是对于因治疗肝病需要使用大剂量皮质激素的患者，应每年随访骨密度。对患者应进行卫生宣教，首先改变不良的生活方式。临床上采用适当的指导原则，对肝病患者骨质疏松的危险因素进行评价，以及决定是否进行骨密度测量和给予药物治疗，甚至行肝移植术治疗，对预防肝病患者骨折的发生具有重要的意义。

（焦国慧　张　洁）

主要参考文献

[1] 付士武．肝硬化、肝癌患者骨代谢生化指标与骨质疏松的临床研究．中国骨质疏松杂志，2013，11：1177-1179.

[2] 张兰凤，张文臣，张鹏．病毒性肝炎肝硬化患者骨质疏松症的临床研究．中国骨质疏松杂志，2012，11：1042-1044.

[3] 王蕊，张福奎，马佳丽，等．原发性胆汁性肝硬化失代偿期的临床特征．肝脏，2012，04：233-236.

[4] 段志军，郑淼磊，李钰伶，等．慢性肝病致骨质疏松症的机制及防治．临床肝胆病杂志，2012，08：633-636.

[5] 赵昌松，张强，成军，等．慢性肝病骨质疏松流行病学研究．中华临床医师杂志（电子版），2013，09：3798-3801.

[6] 段雪飞，范小玲．慢性肝病与骨质疏松症．世界华人消化杂志，2010，27：2841-2845.

[7] 付明生，黄英，祝杰，等．乙型肝炎肝硬化肝性骨营养不良的临床研究．胃肠病学和肝病学杂志，2011，02：142-144.

[8] 陶坤明，姚定康．原发性胆汁性肝硬化并发骨质疏松的研究进展．国际消化病杂志，2009，01：55-57+76.

[9] 梁碧彦，钟伟湘，李尚，等．评价阿仑膦酸钠联合注射用骨肽及碳酸钙 D_3 片治疗骨质疏松症的疗效及安全性．中国现代药物应用，2015，09：112-113.

[10] 李德亮，刘冰熔．男女肝硬化的差异及女性肝硬化的特点．世界华人消化杂志，2015，11：1763-1769.

[11] 志芳，冯成龙，史晓霞，等．免疫与骨质疏松的研究进展．中国骨质疏松杂志，2015，04：508-513.

[12] 刘媛，王永福，刘忠厚，等．骨质疏松治疗的直接目标．中国骨质疏松杂志，2015，03：249-252.

[13] 俞海燕，唐伟，王尧．骨质疏松性骨折风险预测方法的研究进展．中国骨质疏松杂志，2015，03：372-375.

第 13 章
维生素 D 和骨质疏松

维生素 D 不但是调节体内钙、磷代谢的重要激素，而且还是各组织细胞中重要的旁分泌／自分泌因子，广泛参与细胞代谢与组织功能的调节。维生素 D 的活性形式 1α，25- 羟维生素 D_3，已被公认是一种调节钙磷代谢的激素，但维生素 D 的作用远不止这些。目前认为，它是调节细胞生长、发育、增殖、中枢神经系统功能和免疫功能的最主要的旁分泌激素之一。

一、体内维生素 D 的来源

人类可从两个途径获得维生素 D，即经口从食物中摄入与皮肤内由维生素 D 原型成并吸收：① 人类皮肤内维生素 D 的形成与吸收，如前所述，人体表皮及皮肤组织内的 7- 脱氢胆固醇经阳光或紫外线照射时，发生光化学反应而形成维生素 D_3 原，约经 3 天时间可转化成维生素 D_3。高强度紫外线照射 15min 后，每克皮肤可形成 12.8U（0.32pg）维生素 D_3。所形成的维生素 D_3 与血浆中维生素 D_3 结合蛋白（DBP）相结合，从皮肤输送至肝脏为机体所利用，皮肤中维生素 D_3 的转化过程较慢，因此不易达到中毒剂量。② 消化道内维生素 D 的吸收，食物中的维生素 D 与脂肪一起吸收，吸收部位主要在空肠与回肠。因维生素 D 与油脂并存，故胆汁是达到最大吸收所必需的。当脂肪吸收受到干扰时，如慢性胰腺炎、脂肪痢及囊性纤维化等疾病时，均影响维生素 D 的吸收。肠道吸收的维生素 D 主要与乳糜微粒相结合，由淋巴系统运输，但也可与 DBP 结合，或与血浆中 p- 脂蛋白结合转运至肝脏。口服维生素 D 与乳糜微粒的结合，比从皮肤中转化而来的维生素 D_3 与 DBP 结合者易于分解。

在中国人的饮食当中，富含维生素 D 的食物极少，我国也未像欧美国家一样在食物中进行维生素 D 的强化，所以对于中国人来说，食物中获得的维生素 D 很少，而通过体内合成来满足机体的需求更为重要。

二、维生素 D 的结构、转化和代谢

维生素 D 又名钙化醇，主要包括维生素 D_2（麦角钙化醇，ergocalciferol）及维生素 D（胆钙化醇，cholecalciferol）。维生素 D_2 是由酵母菌或麦角中的麦角固醇（ergosterol）经紫外光辐照后的产物（照射麦角固醇是多年来人工合成维生素 D_2 的主要途径）。大多数高等动物表皮和皮肤组织中的 7- 脱氢胆固醇在阳光或紫外光照射下，经光化学反应可转化成维生素 D_3。因此，麦角固醇和 7- 脱氢胆固醇又被称为维生素 D 原（provitamin D）。只要动物或一般成年人经常接受日照，活性维生素 D 就能内源生成而无须由膳食供给。

维生素 D_3 实际上是一种激素原，其本身无生物活性。只有首先在肝脏代谢为 25- 羟维生素 D_3，然后在肾脏转化为 1α，25- 羟维生素 D_3 及 24R，25- 羟维生素 D_3 才生成具有生物活性的分子。

维生素 D_3 的作用途径：①在皮肤中，7- 脱氢胆固醇经光化学作用转化成维生素 D_3 或由膳食摄入维生素 D_3。②维生素 D_3 在肝脏中被代谢成 25- 羟维生素 D_3，后者为血液循环中维生素 D 的主要形式。③肾脏将 25- 羟维生素 D_3 转变为 1α，25- 羟维生素 D_3 和 24，25- 羟维生素 D_3 两种主要的二羟代谢物。④通过血液转运将上述两种代谢物送至远端靶器官。⑤维生素 D 的代谢与转化主要通过三种细胞色素 P450 羟化酶的催化，其中生物活性形式由 P450C25 和 P450C1 催化，合成 1α，25- 羟维生素 D_3。⑥两种二羟代谢物，尤其是 1α，25- 羟维生素 D_3，与靶器官的核受体或膜受体结合，发挥相应的生物学效应，DBP 是携带维生素 D 及所有维生素 D 代谢产物到达各种靶器官的转运蛋白。1α，25- 羟维生素 D_3 可调节 60 多种靶基因的表达，涉及体内的钙磷代谢、免疫作用和各组织细胞的生长分化与凋亡。⑦ 1α，25- 羟维生素 D_3 的灭活途径是 C23/C24 位氧化，此过程

由 P450C24 酶催化。

三、维生素 D 的作用

1α，25- 羟维生素 D_3 的主要生理作用是升高血钙和血磷，有利于类骨质矿化和骨形成。维生素 D 代谢物的这些作用是通过特异的受体调节肠、肾和骨组织的矿物质代谢的。但近年发现，维生素 D 是一种作用广泛的内分泌激素和旁分泌激素，尤其在细胞的分化增殖中起着十分重要的调节作用。

（一）对肠钙吸收的作用

肠钙吸收主要由 1α，25- 羟维生素 D_3 调节，可以通过旁细胞途径，经细胞途径和囊泡转运途径促进肠钙吸收。在 1α，25- 羟维生素 D_3 的作用下，一些参与肠钙吸收的酶类或蛋白质合成增多，钙结合蛋白（calbindin，CaBP）、碱性磷酸酶、Ca^{2+} -ATP 酶和 Mg^{2+}-ATP 酶生成增多（一分子钙结合蛋白可结合两个 Ca^{2+}），ATP 酶依赖性 Ca^{2+} 泵将肠细胞内钙转出肠细胞，进入血液循环。此外，维生素 D 还可增加钙在肠道的被动吸收过程。

（二）对肾小管钙重吸收的作用

近年来发现，肠和肾上皮细胞中的上皮钙通道（epithelial calcium channels，ECaC）在钙的主动吸收中起着重要作用。现已确定，在肾小管的 1α，25- 羟维生素 D_3 敏感细胞中，同时表达 ECaC、CaBP-D、Na^+／Ca^{2+} 交换蛋白及 Ca^{2+}-ATP 酶，其中 ECaC 是钙重吸收的限速步骤。ECaC 的生理特点是可被激活，Ca^{2+} 依赖性 Ca^{2+} 通透作用及对 Ca^{2+} 的高度选择性与高度特异性。ECaC 基因可被 1α,25- 羟维生素 D_3 激活。1α，25- 羟维生素 D_3 主要由肾近曲小管细胞合成。另一方面，肾小管细胞中的 CaBP 主要由 1α，25- 羟维生素 D_3 和 PTH 调节，两者都可上调 CaBP 的表达。

肾病综合征患者，即使在肾功能和血清 PTH 正常时，也常常伴有单纯性骨质软化症（isolated osteomalacia），骨质软化的严重程度与蛋白尿的严重性和病期相关，其原因可能主要与肾脏生成 1α，25- 羟维生素 D_3 不足有关。

（三）对甲状旁腺和 PTH 的调节

1α,25- 羟维生素 D_3 抑制 PTH 的基因转录，抑制主细胞的分化和增殖。甲状旁腺的主细胞、甲状腺的 C 细胞和肾小管细胞均可表达钙受体（CaR），在 CaR 基因中存在维生素 D 反应元件（VDRE）。1α,25- 羟维生素 D_3 通过此途径上调甲状旁腺、甲状腺 C 细胞和肾脏 CaR 的表达。

1α,25- 羟维生素 D_3 能显著抑制 PTH 的基因转录活性，减少 PTH 的合成和分泌，同时也抑制 PTH 细胞的增生，有些 1α,25- 羟维生素 D_3 类似物对血钙磷无作用，而保留其对甲状旁腺的作用。

（四）对骨的作用

综上所述，维生素 D 代谢物对骨组织的作用可归纳为如下几点：①作为骨基质蛋白基因转录的调节因子，调控 I 型胶原和骨钙素等的合成。②促进破骨细胞前身细胞分化为破骨细胞，促进破骨细胞的骨吸收作用。动物实验表明，维生素 D 对卵巢切除大鼠有逆转骨质疏松的作用，抑制骨转换，改善骨小梁微结构，增加骨盐沉积，在骨量增加的同时还可改善骨的力学指标。适量的维生素 D 既刺激成骨（以骨皮质为主），也抑制破骨（以骨松质为主），可防止骨丢失。③以升调节（up-regulation）方式促进破骨细胞整合素基因的表达，维生素 D 代谢物对骨组织的作用可能主要是为骨的矿化提供合适的微循环。④ 1α,25- 羟维生素 D_3 通过活化和抑制相关的转录因子，调节成骨过程。⑤防止成骨细胞衰老，同时对老化的成骨细胞有增强成骨作用。另一方面，破骨细胞的功能维持与分化也需要维生素 D 的调节，一般认为这是通过破骨细胞上的膜结构信号传导物 RANKL 来实现的，而 RANKL 基因为 1α,25- 羟维生素 D_3 的靶基因。⑥同样，基因 - 环境相互作用（如携带特殊 VDR 基因类型的绝经后妇女进行体力活动）对 BMD 有明显的影响。

综上所述，维生素 D 对骨的作用具有两面性。一方面可促进骨形成；另一方面又促进骨吸收。在体内，骨形成和骨吸收依靠 1α,25- 羟维生素 D_3 和 OPG/RANKL/RANK 系统偶联，并在其他生长因子和细胞因子的协同作用下调节骨重建过程。

（五）对皮肤的作用

皮肤既能合成维生素 D，又是维生素 D 作用的靶组织。皮肤上皮层中的角质细胞含有 VDR。皮肤组织能使 25- 羟维生素 D_3 转化为 1α, 25- 羟维生素 D_3（通过 1α - 羟化酶作用），在皮肤上皮的代谢过程中起着重要的稳定和调节作用。在紫外线（300nm）照射下，可使 7- 脱氢胆固醇经过前 D_3 和 D_3 途径生成 1α, 25- 羟维生素 D_3。此外，皮肤角质细胞亦可将维生素 D_3 降解，降解的途径为细胞色素 P450 的 27 位羟化。因此，皮肤组织完全具备独立的维生素 D_3 生成、活化和灭活的代谢系统。

（六）对骨骼肌的作用

维生素 D 是维持骨骼肌功能的重要激素之一，骨骼肌细胞含有 VDR。1α, 25- 羟维生素 D_3 与 VDR 结合后，诱导肌细胞合成许多蛋白质，这些蛋白质均是执行骨骼肌功能的重要组分。1α, 25- 羟维生素 D_3 也可与肌细胞膜上的 "受体" 结合，通过非基因组作用途径调节细胞的各种功能。除 VDR 突变外，近年发现 VDR 基因多态性也与骨骼肌的功能有关。老年人常合并有维生素 D 缺乏，可引起各种肌肉病变。一般认为血清 1α, 25- 羟维生素 D_3 < 50mmol/L 即可出现肌肉病变，< 30mmol/L 可出现严重的顽固性肌痛，肌力显著下降，机体平衡能力差，有的患者甚至生活不能自理。骨骼肌功能异常又可导致或加重老年性骨质疏松的病情，称为骨质软化性肌病。一般每天补充 800U 的维生素 D_3 及适量钙剂，可改善症状或逆转肌病。长期补充钙和维生素 D 还可降低骨折的发生率。

（七）对肿瘤的防治作用

大量的体内和体外试验表明，1α, 25- 羟维生素 D_3 是一种肿瘤细胞生长的强力抑制药。但使用天然维生素 D 制剂可引起高钙血症，而抑制肿瘤细胞生长的剂量均在生理剂量以上，所以必须使用维生素 D 的类似物。VDR 多态性可能与前列腺癌、前列腺增生、甲状旁腺肿瘤、乳腺癌有一定的病因关系。许多肿瘤细胞均可表达 VDR，因而维生素 D 对肿瘤细胞的生物学行为有影响。1α, 25- 羟维生素 D_3 具有抑制肿瘤细胞增生的作用，这一作用主要与维生素 D 抑制细胞生长刺激性信号，增强生长抑制性信号，改变 P21、P27、R6 和细胞周期蛋白的作用，诱导细胞凋亡等有关。

（八）免疫调节作用

维生素 D 具有免疫调节作用，是一种良好的选择性免疫调节剂。T 淋巴细胞和巨细胞均含有 VDR。在防治自身免疫性脑脊髓炎、类风湿关节炎、系统性红斑狼疮、多发性硬化症、1 型糖尿病和炎性肠病中有一定疗效。维生素 D 可促进 TCF-β1 和 IL-4 的合成，这些细胞因子可抑制免疫反应。

四、维生素 D 与骨质疏松症

研究维生素 D 与骨骼健康的关系始于对佝偻病的认识，即维生素 D 不足将导致骨软化、骨矿物质含量降低，补充足量的维生素 D 可预防并治疗骨软化症。就骨质疏松症而言，维生素 D 的作用主要表现在提高骨密度、预防老年人跌倒和降低骨折发生率等几个方面。

（一）维生素 D 缺乏的诊断标准

在不同的地区、不同的人群与不同的季节中，血清维生素 D 水平并不完全一致。据研究报道，当 25-羟维生素 D 水平在 75nmol/L（即30ng/ml）以上时即可接近获得最佳的肠钙吸收效果，而 25-羟维生素 D < 75nmol/L 时 PTH 水平开始升高，因此国际骨质疏松基金会将 25-羟维生素 D 达到 75nmol/L（30ng/ml 作为补充维生素 D 的最低靶目标，其最佳范围为 75 ~ 125nmol/L（30 ~ 50ng/ml）。另外，在 25-羟维生素 D 水平达到 20ng/ml 后，肠钙的转运效率比低于 20ng/ml 时提高45% 以上，因此 20 ~ 29ng/ml 被定义为维生素 D 不足，< 20ng/ml 则为维生素 D 缺乏，< 10ng/ml 则定义为严重缺乏。按照这个标准，全球维生素 D 不足或缺乏的人数将占总人口的 50% ~ 80%。我国现有的流行病学资料表明，北京地区年轻女性维生素 D 缺乏的比例高达90%，50 岁以上男性患严重维生素 D 缺乏的比例为 48%。东亚地区有7196 名绝经后妇女患维生素 D 不足或缺乏。

（二）维生素 D 与骨量

实验研究表明，给予骨质疏松模型（去卵巢）大鼠补充足量的 1-α

羟维生素 D_3，其股骨直径增大，骨密度增加，骨皮质增厚，表明维生素 D 可以用于高转换型骨质疏松症的预防，亦有相关临床研究支持该结论。Kato 等选择了 60 名切除卵巢的妇女随机分成三组，每天分别给予 1-α 羟维生素 D_3 0.25μg、0.5μg、0.75μg 干预 1 年，观察其骨量变化，结果发现，0.25μg 组腰椎骨量下降 3.2%，其余两组 BMD 也有所下降，但仅为 0.8%，表明其能够预防高转换型骨质疏松的骨丢失。1992 年，Chapuy 等报道了一组老年女性使用维生素 D 的研究结果，共入选 3270 例老年女性患者，平均年龄 84 岁，随机分为试验组和对照组，试验组采用维生素 D 800U/d，合并使用钙剂 1200mg/d，安慰剂组则以钙剂为对照，观察 18 个月，结果发现，试验组髋部骨强度升高 2.7%，对照组则下降 4.6%。遗憾的是，本研究纳入的对象年龄太大，各种原因造成的失访较高，总失访率高达 46%，可能造成结果的偏倚。

1994 年，Menczel 等报道了一项 3 年的随机对照前瞻性研究，试验组每日口服 0.5μg 1α-羟维生素 D_3 和 1000mg 钙剂，对照组仅口服 1000mg 钙剂。结果发现，试验组桡骨远端骨矿含量增加了近 2%，而对照组下降了 7.8%，统计学差异明显，但纳入观察的对象仅 66 例，失访率也达到 30%。同年，Orimo H 等也报道采用 1α-羟维生素 D_3 1μg /d 治疗与安慰剂对骨质疏松症患者治疗效果的随机对照前瞻性研究试验。试验组与对照组均同时每日补充钙剂 300mg，疗程 1 年，结果表明，采用维生素 D 治疗组腰椎骨密度上升 4.2%，对照组则下降 2.4%。但观察数量也仅为 80 例，且观察期限较短。

1997 年，Dambacher 等采用周围骨定量 CT（pQCT）的方法，观察了 31 例高转换型绝经后骨质疏松患者单纯采用 1α-(OH) D_3 治疗的情况，疗程 20 个月。结果发现，未使用 1α-(OH) D_3 者每年骨松质骨量丢失为 6.6%，骨皮质骨量丢失达 1.8%；使用者骨松质骨密度上升 0.01%，骨皮质骨密度下降 0.2%。

2002 年 Pa padimitropoulos 对采用维生素 D 及其活性代谢产物 [1α-羟维生素 D_3、1,25-羟维生素 D_3] 的前瞻性研究进行了 Meta 分析，表明采用维生素 D 及其活性代谢产物可以预防骨量丢失，或具有轻度提高骨密度的作用。

另外，维生素 D 与抗骨质疏松药物联用比单独使用抗骨质疏松药物能够更明显地提高骨密度。Koster、Masud 等分别进行了伊替膦酸钠联合维生素 D 治疗骨质疏松症的临床观察试验。

他们均发现，经过一年的治疗，伊替膦酸钠与维生素 D 联用时腰椎骨密度和股骨骨密度比单用伊替膦酸钠明显增加。

（三）维生素 D 与跌倒

目前研究表明，跌倒频率增加是老年人易于发生骨折的重要原因。而年龄相关性跌倒事件的增多与肌力下降有十分明显的关系，血清维生素 D 水平的降低可能正是其主要的病理生理学基础。

至少有 90% 的髋部骨折是由于肌力下降和（或）骨脆性增加所致，而低维生素 D 水平（包括 1，25- 羟维生素 D_3 水平）在髋部骨折的患者中十分常见，它可能是导致髋部骨折的一个独立危险因素。

1997 年 Glerup H 等报道每日补充维生素 D 与钙剂，治疗 3 个月即可使老年人骨骼肌力量增加 24%，开启了观察维生素 D 治疗与老年人跌倒关系的先河。2001 年，Bischoff HA 等报道了一个随机对照临床试验，他们观察到给福利院中骨质疏松或骨量减少的老年妇女补充维生素 D 和钙剂可以减少跌倒机会。2003 年，Stahelin HB 等也通过随机对照试验观察到单独补充 1，25- 羟维生素 D_3 可以减少跌倒发生的频率，但其没有注意在整个老年人群中进行预防跌倒的研究。2004 年，Laurent D 等观察到使用 1-α 羟维生素 D_3 治疗可减少居住在社区中的老年人跌倒人数和跌倒事件的发生。该试验在瑞士巴塞尔地区进行，是一个随机、双盲、安慰剂对照的干预性试验，共纳入 379 名居住在社区中的老年人（女性 191 名，男性 187 名）。参与者随机分配到接受每日 1μg 1α- 羟维生素 D_3 治疗组或相应的安慰剂组，观察了 36 周。在试验前和试验中每隔 12 周，使用放免法检测血清 25- 羟维生素 D_3 及 1，25- 羟维生素 D_3。每次研究定点随访，用问卷调查跌倒人数和跌倒过程。在试验前用食物频率调查表评价饮食中钙的摄入情况，结果发现，参与者的 25- 羟维生素 D_3、1，25- 羟维生素 D_3 基线血清平均水平处于正常范围。36 周后，治疗组比安慰剂组跌倒人数减少。在每日总钙剂摄入量＞ 512mg 时，治疗组跌倒人数的减少具有统计学意义（OR=0.45，95%CI 0.21 ～ 0.97，*P*=0.042）；但当每日摄入钙剂总量低于 512mg 时，治疗组跌倒人数的减少没有统计学意义（OR=1.00，95% CI 0.47 ～ 2.11，*P*=0.998）。因此，在每日至少摄入 512mg 钙剂的条件下，1- α 羟维生素 D₃ 治疗可明显而且安全地减少居住在社区中的老年人群的跌倒人数。

Bischoff-Ferrari HA 在 2010 年发表的 Meta 分析也表明，维生素 D 能够明显改善肌肉力量，调节运动平衡，补充钙和维生素 D 与单纯补钙或安慰剂相比，跌倒风险可降低 22%。同时，该研究也发现，维生素 D 对跌倒的作用具有剂量 - 效应特点，即每天补充 400U 无法预防跌倒，而每天补充 800U 则可使其减少 35%，特别是在肌力和肌肉功能本来就差的老年人中，补充维生素 D 对跌倒的预防效果更为明显。

（四）维生素 D 与骨折

2003 年，Trivedi 等报道了一个大型的随机双盲安慰剂对照试验（*N*=2686）。该结果显示，在 5 年中每 4 个月补充 100 000U（相当于 800U/d）的维生素 D，可使骨折的相对危险度降低 33%。2004 年，Larsea 等也报道了使用维生素 D 对社区居民的干预研究，共纳入 9605 例 66 岁以上的老年人，试验组每日补充 400U 维生素 D 和 1000mg 钙剂，对照组无特殊干预措施，观察 41 个月。对照组骨折发生率比试验组高 20% 左右。该结果与 Trivedi 等报道的结果相似。

另外，对 3270 名法国女性每天补充 1200mg 钙和 800U 维生素 D，3 年后髋部骨折风险降低 43%，非椎体骨折降低 32%。在 398 名女性中每天补充 500mg 钙和 700U 维生素 D 也能使非椎体骨折降低 58%。

但是，有关维生素 D 与骨折的临床研究结果并非完全一致。

1996 年 Lips 等报道了在荷兰进行的一项随机安慰剂对照研究，共纳入 2578 名 70 岁以上老年人（女性 1916 人，男性 662 人），平均年龄约 80 岁，观察期 3.5 年。试验组给予普通维生素 D 400U/d，两组同时补钙，每日总钙摄入 868mg。随访结束时失访率 24.9%。治疗组与对照组血清 25- 羟维生素 D₃ 水平有明显差异，分别为 60nmol/L 和 23nmol/L；但新发生髋部骨折分别为 58 人次与 48 人次，非椎体骨折分别为 77 人次与 74 人次，两组间没有明显差异。该项研究中维生素 D 的补充没有显示出对老年人骨折的预防作用。

同样，2005 年公布的 RECORD 试验（randomized evaluation of calcium or vitamin D）显示与未补充者相比，每天补充维生素 D 800U,其骨折发生率分别约为 13.3%（353/2649）和 13.1%（345/2643）（RR=1.02，95% CI 0.75 ~ 1.36）。提示单纯补充维生素 D 对骨质疏松骨折的预防可能没有突出的作用。

著名的 Women Health Initiative 研究（WHI）纳入了 36 286 名绝经后妇女，每天补充 1000mg 钙和 400U 维生素 D，与对照组相比却没有发现骨折风险下降。虽然目前有关补充维生素 D 是否减少骨折还存在一定的争议，但是 Bischoff-Ferrari HA 在 2010 年发表的荟萃分析指出，维生素 D 是否减少骨折风险与体内血清 25-羟维生素 D 的水平密切相关。如果受试者每天补充 700 ~ 800U 维生素 D 或更多，其 25-羟维生素 D 水平接近 75nmol/L（30ng/ml），其骨折风险明显减少，而每天补充 400U 的维生素 D，或血清 25-羟维生素 D 远低于 75nmol/L（30ng/ml）的研究就没有发现维生素 D 对骨折的预防作用，这说明，必须在 25-羟维生素 D 水平达到优化值（即 75nmol/L）以上时才能有效发挥维生素 D 减少骨折风险的作用，这也为我们确定维生素 D 的补充量提供了依据。同时该荟萃分析还指出,维生素 D 类似物包括骨化醇、骨化三醇，与普通维生素 D 相比，在疗效与降低不良反应方面并无优势，骨化三醇甚至还可能增加诸如高钙血症等不良反应的发生风险。

五、维生素 D 的使用与注意事项

（一）维生素 D 的制剂种类和推荐剂量

1. 普通维生素 D　维生素 D 对人体的有益作用均与 25-羟维生素 D 水平直接相关,其骨外作用更需要充足的 25-羟维生素 D 作为原料支持。目前市售的维生素 D 制剂有普通维生素 D（D_2 和 D_3）及维生素 D 类似物 [1-α 羟维生素 D_3 和 1, 25-羟维生素 D_3],并无 25-羟维生素 D 制剂出售。因此，提高血清 25-羟维生素 D 水平的最佳途径是补充普通维生素 D。维生素 D_2 或维生素 D_3 经过两次羟化方能成为具有活性的 1, 25-羟维生素 D_3，因此需要肝肾具有正常的羟化功能。另外，目前大部分研究认为补充维生素 D₂ 需要更大剂量才能与维生素 D₃ 等效。

每补充 100U 的普通维生素 D 可提升 2.5nmol/L（0.1ng/ml）的血清 25- 羟维生素 D。要达到 75nmol/L（30ng/ml）的 25- 羟维生素 D 水平通常需要补充 800 ～ 2000U 普通维生素 D。因此，根据美国国家骨质疏松基金会 2008 年及国际骨质疏松基金会 2010 年的指南，维生素 D 推荐补充剂量如下：19 ～ 49 岁健康人补充普通维生素 D 400 ～ 800U/d，50 岁以上的健康人 800 ～ 1000U/d，对于肥胖、骨质疏松症、缺乏日照、吸收不良的人群甚至可补充到 2000U/d。由于 25- 羟维生素 D 的半衰期为 15 ～ 20d，所以对于这些特殊人群应该每 3 个月监测一次，且在达到 75nmol/L 以前应保持监测，达标后的维持量可个体化用药。在没有口服制剂出售的地区，可以在患者肝肾功能正常的前提下选用维生素 D 针剂（每支 300 000U），每 3 个月肌内注射一次。另外，由于维生素 D 为脂溶性，需要脂肪帮助吸收，推荐在饭后服用。

在需要开始用抗骨质疏松药物治疗的骨质疏松症患者中，最好在用药之前将血 25- 羟维生素 D 水平调整到 75nmol/L。维生素 D 不足的患者可按上述方法补充，而维生素 D 缺乏的患者 [25- 羟维生素 D < 20ng/ml] 可每周补充 50 000U，连续补充 4 ～ 6 周，然后开始进行抗骨质疏松治疗。

2. 维生素 D 类似物　骨化三醇是维生素 D 的活性形式，无须在体内转化即可发挥高效的作用。服药 2h 后即可达到作用高峰，血浆半衰期 4 ～ 6h。由于活性维生素 D 与受体的亲和力极强，经外源性过量补充后有发生高钙血症和高尿钙的风险，所以目前推荐慢性肾病 4 ～ 5 期、透析或 GFR ≤ 30ml/（min·1.73m²）的患者使用。然而，根据美国国家肾脏基金会指南，任何阶段的肾病患者的血清 25- 羟维生素 D 必须维持到 75nmol/L 以上，因此这些患者还需要加用普通维生素 D。对于有维生素 D 代谢异常的患者，由于其不能正常的转化 25- 羟维生素 D 和 1,25- 羟维生素 D₃，应该按需补充。用药时应注意监测血钙水平，以防发生高钙血症和高磷血症。

阿法骨化醇是人工合成的拟维生素 D 制剂，它仅需通过肝脏或成骨细胞的 25- 羟化酶作用即可转化为 1,25- 羟维生素 D₃，半衰期为

17.6h。相对于骨化三醇，不易引起高钙血症、高磷血症等不良反应，适合于肾衰竭而肝功能正常的患者。

一般来说，$0.25 \sim 0.5\mu g/d$ 的 1,25-羟维生素 D_3 或 $0.25 \sim 1.0\mu g/d$ 的 1-α 羟维生素 D_3 可用于高龄、高跌倒风险伴有肝肾功能不全的患者，以快速改善症状和肌肉功能。

（二）维生素 D 使用的注意事项

1. 禁忌证　高钙血症，维生素 D 及其类似物过敏，维生素 D 中毒者。

2. 特殊人群　儿童可使用普通维生素 D、鱼肝油，慎用 1-α 羟维生素 D_3、1,25-羟维生素 D_3。孕妇及哺乳期妇女用药与儿童相似。

3. 其他注意事项　摄入的普通维生素 D 可被脂肪组织摄取，不容易发生中毒 [即 25-羟维生素 D 达到 150nmol/ml 以上]。研究显示，连续 6 个月每天摄入 10 000U 或是大于每天 50 000U 才可能导致中毒剂量，因此，现有的推荐量是十分安全的，国际医学学会（IOM）推荐的受全剂量上限为长时间每天补充维生素 D 不超过 4000U。但对于阿法骨化醇和骨化三醇，为防止用药过量，推荐定期测定 24h 尿钙值，男性应 < 350mg，女性 < 300mg 为宜。也可定期测定血清钙值，但是不如 24h 尿钙敏感。对于需要使用维生素 D 的高磷血症患者，主张合并使用降磷措施，如使用铝制剂等。

（三）不良反应

小剂量使用维生素 D 不易导致不良反应，但过量补充维生素 D 则可导致高钙血症及高磷血症，如发生高钙血症或高磷血症，可引起中枢神经系统或消化道症状，如眩晕、头痛、失眠、急躁、肌无力、倦怠、精神错乱、食欲缺乏、恶心、呕吐、腹胀、腹泻、AST 与 ALT 升高等。此外，尚可出现烦渴、多饮、多尿、骨痛、肾钙质沉积、心律失常、皮疹等。

维生素 D 的不良反应十分少见，且常较轻微。但如与其他药物联合使用时，应该注意药物之间的相互影响，因此而产生的不良反应可能危及生命，临床上应给予高度重视。例如，联合使用钙剂，有发生高钙血症的危险；联合使用洋地黄制剂，有发生心律失常的危险。

如果怀疑出现了使用维生素 D 造成的不良反应，首先应当停药，再辅以对症治疗即可。一般在停药 3～5d 其不良反应逐渐消失，半个月以后可完全恢复。

（贾红蔚）

主要参考文献

[1] Kuruar R.lalpba，25-dihydroxyvitamin D（3）-not just a calciotropic Hormone. Nephron，2002，91（4）：576-581.

[2] 闻芝梅，陈君石 . 现代营养学 . 北京：人民卫生出版社，1998：105-115.

[3] Furr H C，Barua A B，Olson J A.Analytic methods.In：Sporn MB，Rabets AB，Goodman DS，et al.the retinoids：biology，chemistry，and medicine.2nd ed.Raven Press，New York，1994：179 -209.

[4] Gronemeyer H.Control of transcription activation by steroid hormone receptors. FASEB J，1992，6：2524-2529.

[5] Falcao Pedrosa Costa A，Machado Dos Reis L，Custodio Ribeiro M，et al.Effects of calciTriol on parathyroid function and on bone remodeling in secondary hyperparathyroidism.Nephrol Dial Transplant，2003，18（4）：743-749.

[6] Wassennan H，Fullmer C S.Vitamin D and intestinal calcium trans- port：facts，speculations and hypotheses.J Nutr，1995，125（7Suppl）：1971S-1979S.

[7] Hoenderop J C，Nilius B，Bindels R J.Molecular mechanism of active Ca^{2+} reabsorption in the distal nephron.Annu Rev Physiol，2002，64：529-549.

[8] Vennekens R，Droogmans G，Nilius B.Functional properties of the epiLheLial Ca^{2+} channel，ECaC.Gen Physiol Biophys，2001，20（3）：239-253.

[9] Weinreich T，Wuthrich R P，Booy C，et al.Suppression of ICAM-1 expression in renal proximal tubular cells by 1，25-dihydroxyvitamin D_3.Kidney BLood Press Res，2001，24（2）：92-98.

[10] Segersten U，Correa P，Hewison M，et al.25-dihydroxyvitamin D3-lalpha-hydroxylase expression in normal and pathologicaL parathyroid glands.J Clin Endocrinol Metab，2002，87（6）：2967-2972.

[11] beckerman P，Silver J.Vitamine D and the parathyroid.Am J Med　Sci，1999，317（6）：363-369.

[12] Kveiborg M，RaiLan S I，Clark B F，et al.Treatment with 1，25-dihydroxy-vitamin D3 reduces impairment of human osteoblast functions during cellular aging in culture.J Cell Physiol，2001，186（2）：298-306.

第 14 章

骨质疏松与甲状腺疾病

　　甲状腺是人体最大的内分泌腺体，位置较为表浅。正常成人的甲状腺形态如字母"H"，或"蝴蝶翅膀"样，分为左右两个侧叶，中间以峡部相连，有的甲状腺峡部向上伸展有一舌状突起，称为锥状叶。正常成人的甲状腺位于气管前甲状软骨下，也就是我们所说的"喉结"下方，紧贴在气管的第 3 ~ 4 软骨环的前面。在吞咽时，甲状腺可随气管上下活动，这也是我们在检查甲状腺时让患者做吞咽动作的原因。正常甲状腺每个侧叶约高 5cm、宽 2.5cm、厚 2cm，峡部高宽各约 2cm。甲状腺由大小不一的滤泡组成，甲状腺滤泡作为甲状腺基本的功能单元，主要功能是摄取碘，进而合成、储存和分泌甲状腺激素。甲状腺激素通过血液循环可作用于全身各个组织和器官，具有十分广泛的生理作用，对于人体的生长发育、体温调节、能量和物质代谢等基本生命过程有着重要的调节作用。对于骨骼的生长、发育和成熟，甲状腺激素也有着决定性的作用，如果母体甲状腺激素低下会影响胎儿的神经系统和骨骼发育，出现"呆小症"，患儿又矮又傻；儿童期甲状腺激素缺乏会出现骨骼发育迟缓、生长停滞，出现身材矮小。除了甲状腺激素，甲状腺组织还分泌另一种称作降钙素的激素，对于钙、磷代谢也有调节作用。这一章内容主要介绍甲状腺激素对骨骼生长发育的作用及常见的甲状腺疾病对骨代谢的影响。

第一节　甲状腺激素对骨代谢的作用

　　甲状腺激素主要包括 T_3（三碘甲状腺原氨酸）和 T_4（四碘甲状腺原氨酸），血液中的甲状腺激素主要有两种形式，一种与血浆中的蛋白质结合；一种为游离状态。其中，结合甲状腺素占大多数，游离部分很少，但真正发挥生理作用的是游离的甲状腺素。甲状腺素的分泌受到促甲状腺激素（TSH）的调节，促甲状腺激素由垂体分泌，可促进甲状腺滤泡细胞摄取碘、合成和分泌甲状腺素。而 TSH 的分泌也受到来自下丘脑的激素促甲状腺激素释放激素（TRH）的调节，TRH 可促进 TSH 分泌，进而促进甲状腺素的合成和分泌。反过来说，过多的甲状腺素可以抑制 TSH 和 TRH 的分泌，由此，形成一个调节网络。甲状腺激素就是在下丘脑 - 垂体 - 甲状腺轴的精细调节下进行合理的分泌，如果某种原因打破了这种平衡，就会出现甲状腺激素过高或过低，也就是我们所说的甲状腺功能亢进和减退。

甲状腺激素的作用是通过与其受体结合实现的，全身重要的组织和器官都有甲状腺激素的受体。骨组织和骨细胞上也有甲状腺激素的受体。甲状腺激素与受体结合后可调节相关基因的表达，从而发挥其生理作用。

甲状腺激素与骨代谢之间的关系最早在 1891 年由 Von Recklingh-ausen 报道过，他发现一名甲状腺功能亢进患者先后发生多处骨折，并怀疑患者的骨折与甲状腺激素过多有关。现代研究证实，甲状腺激素对骨代谢的作用主要分为两大方面，在胎儿期、儿童及青年，骨骼处于生长发育期，这时甲状腺激素与生长激素协同一起调控骨的生长发育和成熟；而对于成人，骨骼已经发育成熟，甲状腺激素主要调控骨转换速率，维持骨质量。

骨的生长发育、成熟是一个复杂的过程，涉及多种因素的共同调控，其中生长激素和甲状腺激素是正常骨骼发育所必需的激素。甲状腺激素缺乏将导致新生动物和儿童的骨骼发育障碍。正在生长发育中的动物切除甲状腺后，可出现生长发育完全停滞，给予甲状腺激素后可再生长。儿童缺乏甲状腺激素，表现为骨的软骨骨化生长和牙齿发育受阻。患儿出现身材矮小，生长迟缓，骨骺闭合减慢，骨龄大大落后于实际年龄，出牙迟，牙质发育不良，换牙晚等。年龄越小，甲状腺激素不足导致的生长发育迟缓越明显，而成人甲状腺功能减退则无此表现。甲状腺激素与生长激素协同作用，生长激素促进骨骼的生长，甲状腺激素促进软骨骨化，促进骨的成熟，两者缺一不可。

研究发现，在成骨细胞和骨生长板的软骨细胞表面都有活性的甲状腺受体，将甲状腺受体基因敲除后的小鼠虽然甲状腺功能正常，但因受体缺失，会出现生长发育迟缓，骨化延迟，骨骼的矿化受损。

对于成人骨骼细胞的分化和成熟，甲状腺激素也有着决定性的影响。其对于成人峰值骨量的建立，骨转换和骨微结构的维持非常重要。同其他组织一样，骨组织也处于不断的新陈代谢中，这种代谢过程，我们称为骨重建。骨重建的过程是破骨细胞吸收旧骨和成骨细胞形成新骨的过程，这两个过程相互偶联，成对有序地进行，对维持成人骨结构的完整性、维持骨量、修复微小损伤起重要作用。正常情况下，骨吸收和骨形成保持平衡，一旦平衡打破，骨吸收过快或骨形成低下，就会出现骨量减低，甚至骨质疏松。骨重建受多种因素的调节，甲状腺激素在其中发挥重要作用。研究发现，在人类的破骨细胞和成骨细胞上均存在甲状腺激素受体，甲状腺激素对破骨细胞和成骨细胞的活性均有影响，这种影响主要是通过 T_3 与甲状腺受体结合发挥作用的。T_3 可作用于破骨细胞，使破骨细胞数目增多，活性增强，导致骨吸收增加。T_3 还能刺激成骨细胞增生，合成碱性磷酸酶、骨钙素及 I 型胶原，刺激骨基质的形成，促进骨生长。研究发现，随着年龄的增长，甲状腺激素水平逐渐下降，这种变化始于 45 岁左右，与骨形成和骨吸收的指标如碱性磷酸酶、骨钙素、I 型前胶原羟基肽等水平的下降，两者之间呈现明显的正相关，提示甲状腺激素可能是导致骨代谢随年龄增长而下降的原因之一。此外，甲状腺激素还可促进与骨生长发育、骨转换和骨矿化相关的细胞因子、生长因子的生成，如胰岛素样生长因子、白细胞介素等，间接调节骨的生长发育和骨重建过程。

第二节　甲状腺功能亢进症与骨质疏松

由于甲状腺本身的病变或甲状腺以外的多种原因引起循环血中甲状腺激素过多，过多的甲状腺激素作用于全身的组织和器官，引起的一系列临床症候群统称为甲状腺功能亢进症（简称甲亢）。甲状腺功能亢进是内分泌系统的常见病和多发病。其临床表现多样，主要表现为高代谢综合征，如心悸、气短、怕热多汗、多食易饥、震颤、乏力、消瘦、易怒、失眠等症状。因其对骨代谢的影响较为潜隐，容易被人忽视。但在我科 116 例甲状腺功能亢进住院患者的回顾性分析发现，其中有 55 例存在不同程度的骨量减低至骨质疏松。而复旦大学附属中山医院高鑫等对 165 例甲状腺功能亢进患者调查发现，其中骨质疏松者 37 例，发生率为 22.7%。2004 年国外的一项研究，有学者观察了 164 例女性甲状腺功能亢进患者，患者在诊断甲状腺功能亢进时及治疗后 3 年分别行骨密度检查，并与甲状腺功能正常的对照组人群比较，结果发现，无论是最初诊断时还是治疗后，甲状腺功能亢进患者的骨密度均比正常对照组明显下降。

一、发病机制

骨组织同全身其他组织一样，处于不停的新陈代谢中，骨代谢主要包括骨吸收和骨形成两个方面。在代谢过程中会合成一些中间代谢产物，分泌一些代谢相关的酶。通过这些中间产物和酶的水平，我们可以了解骨代谢水平，因此被称为骨代谢指标。根据其反映骨形成或者骨吸收被分为骨形成指标和骨吸收指标。通过检测甲状腺功能亢进患者的骨代谢指标可了解其骨代谢变化，探讨发病机制。Sabuncu 等研究表明甲状腺功能亢进患者与正常对照组相比，骨吸收及骨形成指标均明显升高，经过一段时间治疗后骨吸收指标可明显改善。Ishihara 和 Olkawa 等通过研究甲状腺功能亢进时的骨代谢发现，骨形成指标骨钙素（BGP）和碱性磷酸酶（ALP）及作为骨吸收指标的尿吡啶啉（Pyr），均较对照组明显升高，且 Pyr 较 ALP 和 BGP 升高更明显，达 2 ～ 13 倍。这些研究表明过量的甲状腺激素使骨代谢加快，骨形成和骨吸收活性均增强，但由于骨吸收增加幅度明显大于骨形成增加幅度，使骨量丢失，出现骨量减低或骨质疏松。根据其加快的骨重建特点，这种骨质疏松称作高转换型骨质疏松。

通过骨组织学检查也证实，甲状腺功能亢进时骨吸收面积扩大，破骨细胞溶解加速，皮质空隙增加，骨小梁和骨皮质体积减轻，在每一个骨重建周期内净骨丢失量约达 10%。

目前研究证实，甲状腺功能亢进时，过量的甲状腺激素一方面通过直接作用于骨细胞上的受体调节成骨细胞和破骨细胞的活性，从而影响骨形成和骨吸收速率；另一方面也通过调节细胞因子和生长因子来调节成骨细胞和破骨细胞的活性。

由于骨吸收活跃，甲状腺功能亢进时从骨骼释放入血的钙、磷增多，同时由于甲状腺功能亢进而加快的血液循环将钙元素带到肾脏经尿排出体外，甲状腺功能亢进时患者尿钙排泄增加，加重钙丢失。同时，由于甲状腺激素增多，患者可出现腹泻及吸收障碍，使食物中的钙、磷、镁等元素吸收减少，骨营养元素缺乏导致骨质量下降。

除此之外，甲状腺激素分泌增多还可使肾小管 1α- 羟化酶活性受损，干扰 1, 25- 羟维生素 D_3 的生成，同时，由于甲亢时代谢加快，1, 25- 羟维生素 D_3 代谢清除率加快，导致体内 1, 25- 羟维生素 D_3 水平下降，从而使肠钙吸收减少，影响骨质矿化。除了钙、磷和维生素 D 之外，由于甲状腺功能亢进时骨骼中蛋白质代谢加快，使骨胶原减少，进一步影响骨骼的矿化，导致骨质量下降，骨折风险增加。

对于青年甲状腺功能亢进患者，过量甲状腺激素的作用会降低患者的峰值骨量，使其发生原发性骨质疏松的风险增加。

总之，甲状腺功能亢进患者因过量的甲状腺激素作用，使骨代谢加快，骨形成和骨吸收均活跃，但骨吸收大于骨形成，可出现骨量减低，骨质量下降，严重者可致骨质疏松和病理性骨折。

二、诊断与治疗

甲状腺功能亢进的诊断并不难，对于出现高代谢综合征如心悸、气短、怕热多汗、多食易饥、震颤、乏力、消瘦、易怒、失眠等症状的患者，均应进行甲状腺功能的检查，如出现血 T_3 和（或）T_4 升高，TSH 水平下降，则可诊断。值得注意的是，有些甲状腺功能亢进患者病情较轻，症状不典型，尤其老年人，可仅表现为不明原因的消瘦或心悸，甚至出现"淡漠型甲亢"，需加强认识，早期发现。对于表现出抽筋、乏力、腰腿疼痛或关节疼痛的患者，或者绝经后女性和老年人，要注意骨密度的检查，及时发现存在的骨病。必要时应进行骨的 X 线和骨转换标志物的检查。及早发现骨病，及时干预，避免骨折。而对于骨密度检查提示骨质疏松的患者也应注意询问有无甲状腺功能亢进相关症状，必要时检查甲状腺功能排除甲状腺功能亢进。

甲状腺功能亢进骨病的治疗主要还是治疗甲状腺功能亢进本身，

使分泌过多的甲状腺激素水平恢复正常。在治疗甲状腺功能亢进的同时，应适当补充营养，保证食物中钙的摄入量，并增加日照，促进维生素 D 的合成。必要时补充钙剂，每日元素钙摄入量 500 ～ 600mg，口服骨化三醇 0.25 ～ 0.5μg/d，或肌内注射维生素 D。部分患者可应用抗骨质疏松药物，具体内容参见原发性骨质疏松治疗章节。

第三节　甲状腺功能减退症与骨质疏松

甲状腺功能减退症（简称甲减）是与甲状腺功能亢进相对应的疾病，是由于各种原因导致血液中甲状腺激素减少，患者出现代谢水平低下，表现为怕冷少汗、面部水肿、声音嘶哑、皮肤干燥、反应迟钝、嗜睡、食欲缺乏、腹胀便秘、睡眠打鼾等症状。胎儿期和儿童期发生的甲状腺功能减退还会出现智力低下和生长发育障碍。甲状腺功能减退最常见的病因包括桥本甲状腺炎、甲状腺手术和放射性碘治疗。

甲状腺功能减退也是内分泌系统比较常见的疾病，其发生率随着年龄的增长而上升。老年人甲状腺功能减退的发病比较隐匿，症状常不典型，有时仅表现为乏力、水肿、打不起精神、情绪低落、食欲缺乏等，这些症状缺乏特异性，很多其他慢性疾病和心理障碍也常有这些症状，容易被忽视。

发生在儿童或者胎儿期的甲状腺功能减退，甲状腺激素的缺乏会导致骨骼发育迟缓，身材矮小。甲状腺激素分泌不足主要影响软骨内骨化，这时骺板的软骨细胞柱生长受阻，骨骺线经久不闭合，骨化中心出现延迟，并呈碎块状，不能进行正常骨化。骨骼生长明显受阻而异常短小。这部分内容不是本节讨论的重点。关于成人甲状腺功能减退与骨代谢、骨质疏松之间关系的研究较少。结果也不一致。在陈慧敏等报道的 158 例成人甲状腺功能减退患者与甲状腺功能正常的人群对比发现，甲状腺功能减退患者的骨密度减低，并且这种减低与甲状腺激素水平相关。刘薇等对 31 例成人甲状腺功能减退患者的骨密度进行分析亦发现男性和 40 岁以上女性患者的腰椎和股骨上端骨密度较正常对照组减低。但也有研究认为甲状腺功能减退患者的骨密度是升高的但是骨的微细结构紊乱，骨质量下降，所以骨折风险增加。这些研究结果的不一致可能与所研究的人群有关。但大多数研究发现甲状腺功能减退患者的骨折发生率较正常对照人群升高。

一、发病机制

综合各个研究，认为甲状腺功能减退时发生骨质疏松可能的发病机制：①甲状腺素缺乏时，成骨细胞和破骨细胞的活性均减退，骨吸收与骨形成低下，骨重建受到抑制，此时发生的骨质疏松为低骨转换型。②甲状腺功能减退时，胃肠道发生黏液性水肿，可导致钙、磷和蛋白质吸收不良。③甲状腺功能减退时，肾脏也发生黏液性水肿，使肾小管 $1-\alpha$ 羟化酶活性受损，干扰 $1, 25-$ 羟维生素 D_3 的生成，从而使肠钙吸收减少，影响骨质矿化。④甲状腺功能减退时，人体内蛋白质合成发生障碍，使骨基质形成受阻，影响骨矿化。⑤甲状腺功能减退时，患者活动减少，可发生失用性骨质疏松。⑥部分甲状腺功能减退患者在应用甲状腺激素治疗时，缺乏监测，使甲状腺激素替代过量，可引起骨质疏松。除此之外，因为甲状腺功能减退患者的常有反应和动作缓慢，并有水肿、乏力等肌肉骨骼系统症状，使跌倒风险增加，从而增加骨折的风险。

二、诊断和治疗

对于出现怕冷少汗、面部水肿、声音嘶哑、皮肤干燥、反应迟钝、嗜睡、食欲缺乏、腹胀便秘等症状的患者需考虑到甲状腺功能减退症的可能，让患者行甲状腺功能的检查就可以确诊。如果患者的甲状腺功能提示血 T_3 和（或） T_4 水平降低，而 TSH 水平升高，则可考虑原发性甲状腺功能减退的诊断。甲状腺功能减退随着年龄的增长发病率逐渐升高，要注意老年甲状腺功能减退患者的识别，对于一些便秘、腹胀、乏力、困倦、反应迟钝的症状，不要仅仅以为是人体"老化"的结果，而要引起重视。对于老年人和绝经后女性应进行骨密度的检查，及时发现骨质疏松的情况。

甲状腺功能减退的治疗主要是甲状腺激素的替代治疗。所谓替代治疗，就是因为人体自身的甲状腺不能合成分泌足够的甲状腺激素，所以要用外源的甲状腺激素补充、替代自身的甲状腺功能。临床上有两种药物，一种是甲状腺素片，是从动物的甲状腺中提取的甲状腺激素，包括 T_3 和 T_4 两种成分，且含量不稳定，代谢较快；另一种是通过生物合成技术合成的左旋甲状腺素片，就是我们常说的左甲状腺素，有效成分是左旋 T_4，含量稳定，起效慢，作用持续时间长，一般空腹服用。治疗时应首选左甲状腺素。大部分甲状腺功能减退患者都需终身服药，不能自行停药。对于出现骨量减低和骨质疏松的患者，应给予钙剂和维生素 D 的治疗，必要时应用抗骨质疏松药物治疗。除药物治疗外，甲状腺功能减退患者往往合并存在神经系统反应迟钝和肌肉无力，这两项是发生跌倒的高危因素，所以对于甲状腺功能减退患者要注意采取防跌倒措施。例如，地板的防滑、屋内光线明亮等。

总之，甲状腺功能减退症与骨代谢关系密切，目前研究较少，某些研究发现甲状腺功能减退可致骨质疏松，并对其发病机制进行了探讨，今后，还需要更多的研究揭示甲状腺功能减退对骨质疏松和骨折发病率的影响。对于老年甲状腺功能减退患者，需注意骨密度的检查，及时干预，避免跌倒和骨折发生。

第四节 亚临床甲状腺疾病与骨质疏松

当人体的甲状腺激素分泌不足时，对垂体和下丘脑分泌 TSH 和 TRH 的负反馈抑制作用就会减弱，这时，TSH 水平会升高。升高的 TSH 会促进甲状腺分泌甲状腺激素。如果患者的甲状腺激素水平维持正常，也就是说血液中 T_3、T_4 正常，而仅仅 TSH 升高时，则称为亚临床甲状腺功能减退症。相反，若 T_3、T_4 水平正常而仅仅 TSH 水平降低时叫作亚临床甲状腺功能亢进症。这两种情况都属于亚临床甲状腺疾病，患者一般无或有轻微甲状腺疾病相关症状。其中，亚临床甲减的发病率较高。60 岁以上的人群约有 10% 的女性和 3% 的男性患有亚临床甲状腺功能减退，并且患病率随年龄的增长而增加。近年来的研究发现，亚临床甲状腺疾病也对骨代谢产生影响。在一项对女性亚临床甲状腺功能异常与骨质疏松的研究中发现，无论是亚临床甲状腺功能亢进还是亚临床甲状腺功能减退都可使患者股骨颈的骨密度下降，而对照组的骨密度无异常。

关于亚临床甲状腺功能亢进与骨质疏松的关系，目前比较一致的观点是认为亚临床甲状腺功能亢进患者的骨密度下降，骨质疏松发生率增加，尤其绝经后女性和病史比较长的患者更是如此。其发生机制与甲状腺功能亢进导致骨质疏松的机制相似。这提醒我们在亚临床甲状腺功能亢进患者中，尤其是老年和绝经后女性等容易发生骨质疏松的人群中，注意骨密度的检查，必要时给予钙剂、维生素 D 等药物治疗。而对于这部分患者是否需要使用抗甲状腺功能亢进药物治疗的问题上应遵从个体化原则，结合患者情况灵活掌握。

目前已有多项临床研究证实亚临床甲状腺功能减退患者的骨密度下降。四川大学华西医院的一项临床研究在比较了 122 例亚临床甲状腺功能减退和 153 名健康成人的骨密度后发现亚临床甲状腺功能减退患者的骨密度较健康对照组下降，血钙水平较健康对照组下降。关于甲状腺与骨代谢之间的关系，既往的研究都把重点放在了甲状腺激素上，而近来的研究发现，TSH 水平可能对亚临床甲状腺功能减退患者骨量减低和骨质疏松的发生发挥了重要的作用。研究人员发现，成骨细胞和破骨细胞均可表达 TSH 受体，TSH 通过与 TSH 受体结合，抑制破骨细胞的合成和寿命，抑制成骨细胞分化，直接影响骨重建。TSH 还可通过结合前成骨细胞和破骨细胞上的 TSH 受体，抑制破骨细胞的形成和存活，并抑制成骨细胞的分化和骨胶原的产生，对骨重建过程发挥负性调节作用。综上研究表明，TSH 可作为一个独立于甲状腺激素外的因子调节骨代谢，而 TSH 的异常也可造成骨代谢障碍，增加骨质疏松和骨折的风险。但目前对 TSH 的研究还比较少，今后还需要更多的研究来证明其调节作用。

除了对骨代谢的影响，亚临床甲状腺功能减退患者还容易出现高血脂、心血管疾病等情况，目前建议若 TSH > 10 μU/ml，则需要补充左旋甲状腺素片，使 TSH 水平下降，改善患者的代谢水平和健康水平。首选药物同甲状腺功能减退治疗一样，也是左甲状腺素。而对于 TSH 虽然高于正常上限但 < 10 μU/ml 者，是否需要补充左甲状腺素则需要遵从个体化原则，按照不同患者的情况灵活掌握。因为，若过度地补充左甲状腺素，也会增加骨质疏松的发病率。而这正是我们下一节要讨论的内容。

第五节 甲状腺激素替代治疗与骨质疏松

看过前几节内容后，我们应该知道，对于甲状腺功能减退患者和部分亚临床甲状腺功能减退患者，需要给予甲状腺素替代治疗。除此之外，分化型甲状腺癌术后患者也需要给予甲状腺素治疗，这主要是为了抑制 TSH 水平，减少肿瘤复发率。治疗首选药物同甲状腺功能减退一样，也是左旋甲状腺素。

在治疗过程中，需要监测甲状腺功能，因为药物过量和不足都会对骨代谢产生不良影响。研究发现，接受甲状腺素治疗的患者，其骨转换率与 TSH 水平有关。在一项对包括绝经前与绝经后女性应用甲状腺素替代治疗的研究中发现，将 TSH 控制在 0.1 ~ 0.7mU/L，甲状腺激素对骨密度没有显著不良影响。Schneider 等发现左甲状腺素的替代剂量为 1.6μg/kg 或以下时，对骨量没有影响，而更高的剂量将导致骨密度的降低。所以，对于接受甲状腺素治疗的患者，尤其是绝经后女性、老年人和骨折高风险的患者，用药前、后需要注意骨密度的监测，必要时给予钙剂、维生素 D 和抗骨质疏松药物治疗。尤其是甲状腺癌术后的患者，因其替代剂量较大，发生骨质疏松的风险更大。

（王坤玲）

主要参考文献

[1] 邱明才，戴晨琳. 代谢性骨病学. 人民卫生出版社，2012：196-204.

[2] 陈芳，尤传一. 甲状腺激素与骨质疏松. 国外医学内分泌学分册，2000,20（6）：297-299.

[3] 袁园，卫红艳，刘萍，等. 甲状腺功能亢进对骨代谢影响. 临床荟萃，2012,27(3)：206-209.

[4] 黄灵，李晓牧，凌雁，等. Graves 病患者骨质疏松患病情况及骨转换指标特征. 中华内分泌代谢杂志，2011，27（11）：906-910.

[5] Vestergaard P，Mosekilde L. Fractures in patients with hyperthyroidism and hypothyroidism：a nationwide follow-up study in 16249 patients. Thyroid，2002，12：411-419.

[6] Karga H，Papanpetrou P D，Korakovouni A. Bone mineral density in hyperthyroidism. Clin Endocrinol（Oxf），2004，61（4）：466-472.

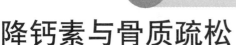

第 15 章

降钙素与骨质疏松

降钙素（CT）是由 32 个氨基酸组成的肽类物质，在哺乳动物中由甲状腺 C 细胞分泌，在低等生物中则来自终腮体。降钙素最初是在用高钙血灌流狗的甲状腺和甲状旁腺时，血钙会迅速下降，其下降程度超过甲状旁腺切除对血钙的作用，故推测这种效应是另一种激素作用的结果。之后的研究证实，这种激素来自甲状腺，并被命名为降钙素。

降钙素可通过抑制破骨细胞性骨吸收发挥其降血钙作用。但是事实上，对于切除甲状腺的患者，采用适量的甲状腺激素替代治疗，虽然血清降钙素水平很低，却无高血钙或骨量的变化。而甲状腺髓样癌的患者，虽然分泌大量降钙素，却无低血钙或骨转换速率减低、骨硬化的表现，事实上，髓样癌患者骨转换速率是加快的。因此，降钙素对人体钙平衡的复杂影响尚未完全阐明。而在海水鱼中，降钙素有重要的稳定内环境的作用，它的主要作用是在周围环境钙浓度很高的情况下维持血液中的钙水平。

许多种生物，包括人类的 CT 结构已被阐明。所有的降钙素均由 32 个氨基酸组成，C 端是脯氨酸，N 端是半胱氨酸，N 端半胱氨酸和肽链第 7 位上的半胱氨酸形成二硫键，故在 N 端形成一个环。不同种属生物此环的氨基酸序列一致性很高。亲缘关系远的生物 CT 的结构差异主要在于 8 ～ 31 位氨基酸序列，但亲缘关系近的，如羊、牛、猪 8 ～ 31 位氨基酸序列却十分相似。人类和大鼠 CT 结构仅有 16 位和 26 位两个氨基酸残基不同。不同种属生物 CT 结构有三个共同点：① N 端 1，7 由二硫键形成的环状结构；②第 28 位甘氨酸残基；③ C 端脯氨酸残基。所有种属生物 CT 肽链氨基端的 9 个氨基酸残基中至少有 5 个相同。

不同结构的 CT 在大鼠体内降低血钙的生物活性高低不等。研究表明，CT 肽链中任何一个氨基酸缺失均可造成其活性几乎完全丧失。但是在鳗鱼降钙素中，若用 C-C 连接代替二硫键形成的环状结构，生物活性仍存在。与甲状旁腺激素（PTH）不同，CT 氨基酸序列中未发现一段生物活性片段。

从进化的观点来看，从鱼到哺乳动物，CT 氨基酸序列有所改变，但氨基酸残基数目未变。研究表明，CT、PTH 和许多其他肽类激素的受体结构类似，提示这些受体可能具有同源性。非哺乳类动物 CT 的降钙活性最强，即使在哺乳动物体内也如此。硬骨鱼类，尤其是鲑鱼和鳗鱼 CT，比人类的 CT 降钙活性强。不同种属生物的降钙素生物活性比较见表 15-1。鲑鱼 CT 在人体内降钙活性最强，比人降钙素的生物活性高 50 倍左右，故广泛应用于临床，治疗一些骨代谢紊乱的疾病，如 Paget 骨病、高钙血症或骨质疏松。哺乳动物的降钙素由甲状腺滤泡旁 C 细胞分泌，低等动物的降钙素则由后腮腺分泌。降钙素是人体三大钙调激素之一，许多因素可刺激降钙素基因的表达和降钙素的分泌。它的分泌受血浆钙离子浓度调节，当血钙浓度升高时，降钙素水

表 15-1　不同种属生物降钙素生物活性比较

降钙素种类	生物活性（U/mg）
鲑鱼 I（sCT I）	4000 ～ 6000
鲑鱼 II（sCT II）	4000 ～ 6000
鸡 CT	4000 ～ 6000
鲑鱼 III（sCT III）	2000 ～ 4000
鳗鱼 CT（eCT）	2000 ～ 4000
大鼠 CT（rCT）	400
牛 CT（bCT）	100 ～ 200
羊 CT（oCT）	100 ～ 200
猪 CT（pCT）	100 ～ 200
人 CT（hCT）	100 ～ 200

平随之上升，而血钙浓度下降时，降钙素分泌受到抑制。降钙素的生物学相关作用主要发生在骨、肾、中枢神经系统、呼吸道、胃肠道和生殖系统等。

第一节 降钙素的生理作用

降钙素降低血钙和血磷的生理作用主要是通过其对不同部位的受体作用而产生，降钙素受体主要分布在骨骼和肾脏，降钙素的降血钙作用比甲状旁腺激素（PTH）升血钙的作用更快，且不受放线菌素的抑制，说明降钙素的作用与酶的合成无关。降钙素可直接抑制破骨细胞的功能，增加肾脏对钙和磷的排泄。

一、降钙素对血钙的调节作用

外源性降钙素调节成人血钙的作用很弱，人体研究发现，降钙素对血清钙的作用会因受试者使用降钙素的种类、剂量、使用方法及骨转换率的不同而有很大变化。事实上，降钙素降低血清钙水平的作用并不明显。而对于那些骨转换率高的代谢性骨病患者，降钙素的使用通常会使血钙降低。

二、降钙素对骨骼的作用

降钙素是骨吸收的关键调节因子，对骨代谢的动态平衡起着十分重要的调控作用。降钙素能有效地降低破骨细胞的活动能力，从而迅速抑制骨吸收，随着降钙素的不断作用，破骨细胞逐渐收缩，降钙素的长期应用不仅能抑制破骨细胞功能，还可减少破骨细胞数目；同时，降钙素还可抑制破骨细胞的其他组成成分，如酸性磷酸酶的释放等。

对于成骨细胞降钙素亦有直接作用，它可提高成骨细胞碱性磷酸酶的活性，促进骨的形成和矿化。研究认为，降钙素对成骨细胞合成代谢的影响可能是在维持骨形成率环节上，间接提高成骨细胞数量，并促进皮质骨的生长。针对细胞凋亡的研究发现，降钙素还有抑制成骨细胞和骨细胞凋亡的作用。

三、降钙素对肾脏的作用

肾是降解降钙素的主要部位。一般认为，生理剂量的降钙素对肾脏的生理功能无影响，只有药理剂量才起作用。在人体，静脉给予降钙素可促进利尿，增加钠、镁、钾、氯化物的分泌率。降钙素抑制近端肾小管 Na^+/PO_4^{3-} 的共同转运，促进尿磷酸盐分泌。降钙素能减少肾小管对钙、磷、钠及氯等离子的重吸收。

四、降钙素对中枢神经系统的作用

研究证明，中枢神经系统有特殊的降钙素作用靶点，动物颅腔注射降钙素可引起痛觉消失。骨转移癌引起骨痛的患者，注射降钙素有良好的快速镇痛作用。降钙素的镇痛机制还不十分清楚，其作用与中枢胆碱能递质及大脑血清素神经递质的整合作用有关。最近还认为，可能包括由降钙素受体直接介导或由内啡肽间接介导的机制。大脑的某些核团，如中缝核和网状核等的 5-羟色胺神经元上含有丰富的降钙素受体，提示 5-羟色胺途径也参与了降钙素的镇痛作用。在大鼠脑内注入降钙素，可抑制食物和水的摄入。实验条件下，降钙素作用于丘脑和下丘脑的特殊区域可使体温增加，动物颅腔注射降钙素可使自发的分泌生长激素的神经冲动减少。在人体，大剂量使用降钙素可能作用于下丘脑，使人血清睾丸激素、泌乳素、黄体生成素和尿促卵泡素的浓度降低。

五、降钙素和呼吸系统

CT 在人体肺组织中的总量超过其他任何组织，包括甲状腺。降钙素存在于肺的神经内分泌细胞中，该细胞位于气道基底膜并延伸至气道腔。降钙素对肺的生长发育成熟和病理生理过程有重要作用。新生儿和胎儿存在大量的分泌降钙素的神经内分泌细胞，降钙素在肺成熟和支气管树的软骨形成中起一定作用。降钙素对前列腺素和血栓素合成的抑制，以及其使内皮细胞产生环前列腺素增加的作用可能调节肺内局部血流。降钙素可加快软骨的生长，因而可影响支气管树状软骨的形成。降钙素还可与其他肽类相互作用，如降钙素可阻断铃蟾肽样肽和 P 物质的支气管收缩作用。

六、降钙素对胃肠道的作用

小剂量降钙素可抑制小肠钙吸收，而大剂量降钙素促进小肠钙吸收，前者可能与 1α-羟化酶活性降低有关。在人类，生理剂量的降钙素不影响胃肠道钙和磷酸盐的重吸收。药理剂量的降钙素可增加胃酸和胃蛋白酶的分泌，减少胰淀粉酶和胰多肽的分泌，调节小肠的蠕动。人降钙素可降低血清促胃液素、胰岛素和胰高血糖素的水平，增加生长抑素水平。生理剂量的降钙素似乎不影响人对钙和磷的吸收。高浓度时，降钙素增加水和电解质从空肠和回肠的分泌。曾有研究表明，8 例绝经后骨质疏松患者，用鲑鱼降钙素肌内注射治疗 1 个月，发现鲑鱼降钙素可以促进钙正平衡，其机制可能与鲑鱼降钙素使肠碱性磷酸酶活性增加，肠钙吸收转运增加有关。

七、降钙素和生殖系统

男性精液中降钙素的浓度比静脉血高 10 倍以上，这提示降钙素很可能由生殖道产生，在尿道内皮和前列腺均发现了神经内分泌细胞。体外未获能的精细胞用降钙素孵育后，精子获能增加，而且不存在抑制精子运动的现象。降钙素能诱发哺乳动物精子在体外的反应，降钙素是体内精细胞受精能力的内源性调节剂。子宫和胎盘中均含有降钙素，研究表明，人胎盘组织也可分泌降钙素。人的胎盘中在面向母体的合体滋养层和面向胎儿的基底膜层均含有降钙素受体。从这一方面看，降钙素可使人胎盘细胞增加绒毛膜促性腺激素的分泌，降钙素在胎盘内的存在及胎盘细胞含有降钙素，提示降钙素对胎盘功能有一定调节的作用。用降钙素孵育乳腺癌细胞导致细胞内 CAMP 迅速且持续增高，这种作用与抑制细胞增殖有关。乳腺可分泌降钙素，但不释放入血浆而仅起旁分泌调节作用，因为大鼠在妊娠及哺乳期降钙素受体的 C1a 亚型都有表达。

综上所述，成熟降钙素是由激素前体，即前体降钙素进一步转化而来，人体甲状腺 C 细胞含有高浓度的降钙素，但在身体其他各处的神经内分泌细胞中降钙素的总量更多。降钙素具有血液分泌、旁分泌、神经分泌和细胞分泌的作用。对其功能研究最多的是其抑制破骨细胞活性的作用及随后的骨稳定作用。降钙素对肾、中枢神经系统、呼吸系统、胃肠道及生殖系统也有一定的作用。然而，由于试验的局限性，很难对这些作用的生理学关系做出评价。

第二节 降钙素的药理学

一、制剂

人类可用的降钙素制剂可从四个不同物种得到，即猪、人、鲑鱼和鳗鱼。降钙素在 32 个氨基酸残基中，大鼠和人的序列有 30 个相同，鲑鱼和鳗鱼有 29 个相同。尽管有这些结构上的相似性，但不同物种的降钙素的生物学特点仍有很大的不同。降钙素的生物学活性传统上是由检测其对大鼠的降钙作用确定的。一个国际单位（U）的降钙素是指年轻、饥饿、150g 重的大鼠，静脉注射 1h 后，使血清钙降低 10% 所需要的降钙素量的 1/100。目前已有的降钙素剂型为注射剂和鼻喷剂。

二、给药途径

降钙素的给药方法目前包括皮下注射、肌内注射、静脉注射和鼻喷几种形式，口服剂型和直肠栓剂正在开发试验中。临床上以肌内注射和鼻喷剂型最常用。降钙素静脉应用时需十分谨慎，严密观察病情变化。降钙素皮下注射的依从性严重限制了对其长期疗效评价的可靠性，喷鼻剂克服了这一障碍。在过去的十多年中已被广泛应用于临床研究，鲑鱼、鳗鱼和人的降钙素均已制成了喷鼻剂，但并没有对所有剂型进行严格的生物利用度方面的药学研究。比较而言，用具有免疫原性的外源性降钙素血浆水平升高。喷鼻剂慢于注射剂，但升高程度和持续时间较注射剂长。虽然喷鼻剂的生物学效应和血浆浓度是剂量依赖性的，但降钙素喷鼻剂的相对生物利用度无剂量依赖性。

三、药物代谢动力学

降钙素就生物学效应而言，200U 鼻喷剂方能达到与 50U 注射剂相当的效价。喷鼻剂的相对生物利用度无剂量依赖性，其生物利用度约为 25%，肌内注射剂的生物利用度达 70%。鼻喷剂在鼻黏膜中吸收时间较长，血药浓度峰值在 30～40min 达到，注射给药的血药浓度峰值在 16～25min 达到。降钙素主要在肾脏和外周组织降解为小片段，血浆蛋白结合率为 30%～40%，注射剂的清除率约为 200ml/min，半衰期为 70～90 min。鼻喷剂的血浆半衰期为 43 min。肾功能不全时，降钙素的清除率为正常人的 1/5～1/3，临床肾功能不全患者应用时应注意剂量的调控。降钙素临床连续应用不会出现药物蓄积现象。

第三节　降钙素治疗骨质疏松

降钙素的临床应用已有 40 多年的历史，近 20 年来降钙素又成功地用于骨质疏松治疗，其主要临床作用表现为抑制破骨细胞，提高椎体骨密度，改善骨质量；缓解骨质疏松疼痛；降低骨质疏松椎体骨折的发生率。

一、抑制破骨细胞，提高椎体骨密度，改善骨质量

降钙素作为一种钙调激素，临床最初用于高钙血症治疗，进一步研究发现，降钙素可以作用于破骨细胞，通过抑制破骨功能治疗骨质疏松，但作用机制不甚明确。目前降钙素已广泛用于各种类型骨质疏松症治疗，降钙素是一种破骨细胞的强烈抑制剂，降钙素治疗骨质疏松的短期作用主要表现在可迅速抑制破骨细胞的活性；而抑制破骨细胞的增殖和减少其数量，从而抑制骨吸收，降低骨转换则是降钙素对骨骼的长期作用，降钙素在血中的半衰期虽短，但在骨组织中可长期维持其生物有效利用度。

降钙素作为抗骨吸收药物在骨质疏松临床治疗中已被广泛应用，但对骨密度的改善情况目前研究的结果不一致，大多数研究认为降钙素对骨密度的提高作用不明显。临床疗效主要表现在抑制破骨细胞，

缓解疼痛。分别口服阿仑磷酸钠 10mg/d 及鼻喷鲑鱼降钙素 200U/d 治疗绝经后骨质疏松 12 个月后，阿仑磷酸钠明显增加腰椎、股骨大转子及股骨颈骨密度。鲑鱼降钙素可增加股骨颈骨密度，但不如阿仑膦酸钠明显。另有研究发现，鲑鱼降钙素对前臂远端及髋骨骨密度无影响。Tiras 等用鼻喷鲑鱼降钙素 100U/d，同时补充元素钙 1000mg/d 治疗绝经后低骨量患者 18 个月，结果显示，椎骨、股骨颈骨密度没有明显改变。最近一项持续 12 个月的随机对照试验证实，鼻喷鲑鱼降钙素 200 U/d 安全有效，可增加特发性骨质疏松患者的腰椎骨密度，降低骨转换。林华等的研究表明，鲑鱼降钙素治疗 12 个月后，患者腰椎骨密度较治疗前有所提高，约为 1%，有统计学意义，但股骨近端骨密度无明显变化。而钙剂治疗组 12 个月后无论是腰椎还是髋部骨密度均较治疗前有明显降低；在骨质量方面，鲑鱼降钙素则取得了明显的疗效：超声骨强度测定提示松质骨桡骨骨质量改善（$P < 0.05$），骨皮质胫骨的骨质量改善更为显著（$P < 0.05$）。而钙剂治疗组 12 个月后骨松质桡骨骨质量和皮质骨胫骨的骨质量均较治疗前有明显下降，比较新骨折发生率，降钙素 + 钙剂治疗组明显低于钙剂治疗组。关于降钙素治疗与骨质量变化的研究尚不多，结果也不尽相同，多数学者的观点一致，认为降钙素治疗骨质量（骨结构、骨力学性能）的提高比骨密度上升明显，且能有效地降低骨质疏松骨折的发生率。但也有个别学者提出不同看法，应用骨质疏松模型狗注射人降钙素 16 周后发现，骨骼的骨形成下降，骨矿化速度减慢。

最近，美国进行为期 5 年的预防骨质疏松骨折再发生（PROOF）的研究显示，在补充元素钙 1000mg/d 及维生素 D 400U/d 的基础上，分别给予鲑鱼降钙素鼻喷剂 100U/d，200U/d，400U/d。其中 200U/d 组明显减少了发生新的椎骨骨折的概率（减少 33%），所有使用鲑鱼降钙素治疗组的腰椎骨密度均增加（1% ～ 5%），而且骨转换指标（Ⅰ型胶原交联末端肽）在鲑鱼降钙素 200U/d 组减少 12%，400U/d 组减少 14%。

Cummings 等指出，PROOF 实验没有揭示 100U/d 及 400U/d 剂量组对骨折的影响，仅 400U/d 剂量组明显增加脊椎骨密度，而且与骨转换的生化标志物有矛盾。事实上，在该研究中，列出的骨密度数据与骨折危险性无关的事实，可能由于鼻喷降钙素并没有减少骨折危险性的作用，或者说骨密度不能作为真正代表骨质量和骨折危险性的指标。由此看来，虽然降钙素减少椎骨骨折发生率已被证实，但降钙素的作用机制还需进一步研究。

二、缓解骨质疏松疼痛

（一）降钙素对骨质疏松骨痛的治疗作用

骨质疏松疼痛的原因归纳为：①破骨细胞溶骨所致；破骨细胞功能亢进，骨量快速丢失是骨质疏松重要的病理改变，这种疼痛通常在下半夜或凌晨时发生，骨量丢失越快，骨量越低，骨痛越明显。②机械应力造成骨微细结构破坏；骨质疏松时骨微细结构病变显著，生活中轻微外力即可造成其结构的破坏，即骨质疏松患者日常最多见的是腰背痛，其与活动程度及负重关系明显。③骨骼变形所致的肌肉疼痛；这种疼痛与体位关系密切，最典型的是翻身痛、起坐痛和某种体位的静息痛。近年来研究认为肌肉因素与骨质疏松疼痛及骨折有很重要的关系。④低骨量全身衰竭，多见于重症骨质疏松患者，表现为长期卧床出现的全身疼痛。从以上的原因可以看出骨质疏松疼痛是由多因素造成的。降钙素不仅可特异性地作用于破骨细胞，减少它的活力和数量；还可激活中枢和外周阿片类受体，抑制疼痛介质及增加 β 内啡肽的释放，直接作用于下丘脑，阻断疼痛感觉的传导。这样的双重镇痛作用机制使降钙素对多种类型的代谢性骨病疼痛有特殊的治疗效果。

治疗骨质疏松使用鲑鱼降钙素常规剂量的注射剂或鼻喷剂都有镇痛效果，认为鼻喷剂比注射剂的镇痛作用更有效的观点还有待阐明。

（二）降钙素对疼痛的缓解作用

降钙素对骨骼外不同性质的其他疼痛亦有改善作用。降钙素可减轻神经性疼痛，对偏头痛、幻觉性肢体疼痛综合征及轻度腰椎椎管狭窄患者的下肢神经痛有良好的缓解作用，降钙素治疗神经源性间歇性跛行是通过"血液分流（shunt mechanism）"的机制。林华等研究发现，鲑鱼降钙素能有效改善椎管狭窄神经源性间歇性跛行的临床症状，提高患者的步行能力，改善率达 72%，对于骨质疏松伴腰椎管狭窄神经源性间歇性跛行，降钙素治疗不仅可缓解骨质疏松骨痛，改善骨质量，还能增加马尾神经血供，提高步行能力，但在椎管内神经受压迫严重的病例中，降钙素的作用不明显。降钙素对所有这些与骨代谢异常无关的疼痛的镇痛作用，进一步表明降钙素的镇痛作用不单纯是由其对骨转换的影响介导的。

（三）降钙素的镇痛机制

降钙素的临床镇痛作用众所周知，已有很多研究试图解释降钙素的镇痛机制，但没有一个被最终证实。降钙素的结合位点不同于降钙素基因相关肽的结合位点，有研究发现在中枢神经系统痛觉控制区域及感知觉传递、调控区域存在大量特异性的降钙素受体，降钙素可以直接对中枢神经系统产生效应，所以有学者推测降钙素可能是直接通过调节中枢神经系统而降低痛觉，其证据是在脑组织中发现了免疫反应性降钙素，并观察到硬膜外直接注射降钙素也能产生镇痛作用，不过后者没有被其他研究者证实。如果降钙素直接作用于中枢神经系统，给药后它必须通过血 - 脑屏障。也有学者研究发现，降钙素可降低脑细胞内钙离子水平而显著提高痛阈，甚至有学者推测，除了脑组织存在降钙素结合位点，以及一些生理作用的证据（如抑制催乳素的分泌）外，只有少量的降钙素肽进入脑组织。但降钙素不会在脑组织中大量积累。

降钙素的抗疼痛作用部分可能是由中枢胆碱介导的，同时降钙素还可作用于阿片系统，与血浆 β_2 内啡肽浓度明显增高有关，β_2 内啡肽为一内源性阿片肽，和吗啡受体特异性结合，具有镇痛作用。另一个领先的假说将降钙素镇痛作用与内啡肽系统相联系，尤其是 β 内啡肽。内啡肽是由垂体中叶分泌的，与促肾上腺皮质激素（ACTH）和促黑素（MSH）相似，需对共同前体进行翻译后加工。一些研究表明，静脉注射鲑鱼降钙素后，外周血 β 内啡肽水平升高，ACTH 和泼尼松的协同分泌也增加，提示降钙素对垂体细胞的分泌可能有调节作用。降钙素有可能作为神经递质是很有趣的，但它如何透过血 - 脑屏障还不清楚。长期使用鲑鱼降钙素可增加偏头痛患者的 β 内啡肽、促肾上腺皮质激素和泼尼松的水平。在一项研究中，鼻腔或肌内一次性给予降钙素，可使循环血 β 内啡肽水平升高，但其他试验却没有发现，只有催乳素明显降低。此外，降钙素的长期应用并不影响 β 内啡肽的基线水平，动物实验显示，中枢直接给予降钙素对内源性阿片也无影响。考虑到外周 β 内啡肽的生物学作用还不十分清楚，所以降钙素通过调节内啡肽系统产生镇痛作用的证据还不充分。

降钙素的镇痛作用可能与抑制疼痛介质前列腺素的合成有关。研究发现，降钙素通过抑制环氧化酶活性，减少前列腺素和血栓素的合成，而前列腺素可增强致痛物质的敏感性，加剧疼痛。鉴于降钙素可抑制血栓素的生成，以及动物局部注射可增加痛阈值的报道，也有学者提出了降钙素具有外周镇痛作用。降钙素可调节前列腺素代谢，可能对局部疼痛或局部骨的破坏起一定抑制作用，如转移性恶性肿瘤。但这一假说仍有争议。总之，大量的实验和临床研究证实，药理剂量的降钙素对缓解骨质疏松性疼痛、骨软化性疼痛及其他与骨无关的创伤性疼痛疗效确切。

第四节　降钙素的临床耐药性

降钙素对骨的作用存在"逃逸现象"。1972 年，一些学者在骨组织器官培养中发现，使用降钙素治疗高钙血症和其他高骨转换状态的骨病如 Paget 骨病也可出现"逃逸现象"。最初认为可能与长期大量应用降钙素导致继发性甲状旁腺功能亢进或抗体产生有关。后来研究发现，破骨细胞对降钙素的反应丧失与破骨细胞的降钙素受体下调及新补充的破骨细胞可能缺乏降钙素受体等有关。Atsuyoshi 等研究小鼠破骨样细胞发现，短暂接触降钙素可导致降钙素结合减少与延迟，可能是由于降钙素抑制了破骨细胞的降钙素受体合成。除此以外，用降钙素预处理的破骨细胞再次用降钙素干预时亦会产生抵抗，此与降钙素受体下调有关。受体表达调控是影响细胞表面上功能性受体数量的主要因素。"逃逸现象"至少部分是由于破骨细胞对降钙素的应答丧失或新形成的破骨细胞有降钙素受体缺陷所致。1995 年，Rakopoulos 及 Takahashi 等从大鼠或人的骨髓培养的破骨样细胞中发现，在持续降钙素的作用下，降钙素受体 mRNA 稳态水平减少及受体内陷导致降钙素受体结合能力下降。降钙素受体 mRNA 稳态水平减少主要与降钙素受体 mRNA 降解率有关。鼠的降钙素受体基因 3′ 端非翻译区含有多个 AUUUA 基序的拷贝，与其他富含 A/U 的序列一样，可调节 RNA 转录的稳定性。相反，诱导降钙素受体 mRNA 水平的下调部分与基因转录的直接作用有关。目前认为，降钙素的"逃逸现象"与降钙素受体的下调密切相关，而且这种下调并非仅是受体 - 配体复合物内陷的结果，还与抑制降钙素受体更新而减少细胞表面的降钙素受体表达有关，大部分破骨细胞快速失去了对降钙素的敏感性。而最近 Seiki 等认为，降钙素降低了降钙素受体 mRNA 的稳定性。尽管临床上应用降钙素治疗许多代谢性骨病，其抑制破骨细胞的作用由于"逃逸现象"而减弱，但仍可取得相当满意的疗效，其原因有待进一步阐明。

第五节　降钙素的不良反应

降钙素作为一种 32 个肽链的氨基酸生物制剂，变态反应及周围血管扩张现象是其临床应用时常见的不良反应。过敏反应通常出现在注射部位的局部或全身皮肤，表现为皮疹、荨麻疹。对于怀疑可能对降钙素过敏的患者，使用前需按照说明书进行皮试，对于那些曾经有药物过敏史的患者，应用降钙素前应向患者提示说明可能出现的过敏症状，并做皮试和抗过敏的准备，严重的降钙素过敏反应甚至可造成气道痉挛，应引起医生的重视。对于那些经常有哮喘发作或持续性气道梗阻的患者不要轻易使用降钙素制剂。在放弃降钙素治疗的患者中，不良反应和持续的皮下或肌内注射是降钙素治疗终止的主要原因。虽然许多病例没有终止的必要，因不良反应脱落的病例在 5% ~ 15%。喷鼻剂的不良反应报道以潮红和局部鼻黏膜的反应为主。有趣的是，人降钙素比鲑鱼降钙素的不良反应发生率高，出现恶心症状，人和鲑鱼降钙素分别为 22% 和 14%。尿多、尿急出现在 10% ~ 15% 的病例，头痛、呕吐少于 10%。相比之下，鲑鱼降钙素喷鼻剂的所有不良反应为 32%。而人降钙素和鲑鱼降钙素的注射剂的所有不良反应分别为 64% 和 77%。潮红仍然是发生率最高的，即使是鼻腔给药也可达 20%，其次是鼻充血 16%，鼻炎 8%。偶尔发生的鼻出血、部分味觉丧失也有报道。虽然这些不良反应的病理机制还不清楚，多数血管扩张症状，包括潮红和头痛，可能和降钙素与降钙素基因相关肽受体的反应有关。鲑鱼降钙素在老年人应用、胃肠道、肾脏、药物相互作用等方面的安全性较好，对于肾功能不全、多药联合治疗及不能耐受双膦酸盐的患者也可以应用鲑鱼降钙素鼻喷剂治疗，降钙素的不良反应通常出现在治疗的早期，不良反应症状在治疗过程中可逐渐减轻并消失。抗组胺药对降钙素所致的皮肤症状有效，必要时可在降钙素应用前 20 ～ 30min 使用。

（贾红蔚）

主要参考文献

[1] Copp D H, Cameron E C, Cheney B, et al.Evidence for calcitonin-new hormone from the parathyroid that lowers blood calcium.Endocrinology, 1962, 70：638-649.

[2] Hirsch P F, Lester G E, Talmage R V.Calcitonin, an enigmatic hormone：does it have a function? J Musculoskelet Neuronal Interact, 2001, 1：299-305.

[3] Segred G V, Goldring S R.Receptors for secretin, calcitonin, patathyroid hormone (PTH) /PTH-related peptide, vasoactive intestinal peptide, glucagon-like peptide, growth hormone-releasing hormone, and glucagons belong a newly discovered G-protein-linked receptor family.Trend Endocrinol Metab, 1993, 4：309-314.

[4] 林华，包丽华，韩祖斌，等.降钙素治疗骨质疏松症骨质量病变的研究.中华骨科杂志，2001, 21 (9)：519-521.

[5] Chcsnut C H, Silverman S, Andriano K, et al.A randomized trial of nasal spray salmon calcitonin in postmenopausal women with established Osteoporosis：the prevent recurrence of osteoporotic fractures study.PROOF Study Group.Am J Med, 2000, 109 (4)：267-276.

[6] 林华,韩祖斌,朱丽华,等.降钙素治疗骨质疏松疼痛的疗效观察及机理分析.江苏医药，2000, 26 (8)：628-629.

第 16 章
甲状旁腺激素与骨质疏松

甲状旁腺素（parathyroid hormone，PTH）是由甲状旁腺主细胞合成和加工后分泌的一种 84 个氨基酸残基组成的内分泌激素 [即 PTH (1-84)]，对维持机体钙磷平衡和骨代谢起着重要作用。PTH 可以通过与骨、肾等组织的靶细胞表面受体结合，激活一系列生理生化反应，使血液中钙浓度升高。升高的钙反馈作用于甲状旁腺，降低 PTH 分泌，使血液中的钙浓度维持在一个相对恒定的范围，保证了机体内环境的相对稳定。

甲状旁腺是无外腺管的内分泌腺，富含血管。幼年时期的甲状旁腺主要由主细胞（chief cells）组成，主细胞是合成及分泌 PTH 的细胞（10 岁之前只有主细胞）。人于 7 ～ 10 岁开始出现少量嗜酸粒细胞，一般认为，在正常的甲状旁腺中，嗜酸粒细胞既不合成也不分泌 PTH，但在嗜酸粒细胞型的甲状旁腺腺瘤患者的嗜酸粒细胞中含有丰富的粗面内质网、分泌颗粒及极大的高尔基体，能合成及分泌过量的 PTH。

PTH1-84 是唯一或罕有的不含糖的多肽激素，也无其他共价连接物。完整 PTH 的中间部分较具疏水性；N 端为 PTH 的活性端，为生物活性所必需，且氨基酸序列高度保守，中间只在 13 ～ 22 位有少许不同，第 1 ～ 34 个氨基酸残基片段 PTH (1-34)，2 ～ 3kD 的生物活性已达到 PTH 所具有的生物活性；C 端肽段虽无生物活性，但分子量较大，占 PTH 总量的 4/5 左右，半衰期较 PTH (1-34) 长。血循环中可测量的 PTH 主要是 C 端片段。此外，甲状旁腺还可分泌少量的 PTH 原（Pro-PTH）及前 PTH 原（prepro-PTH）。PTH 的生物学作用是通过活化两个主要的信号传导途径完成，即由腺苷环化酶、cAMP

和蛋白激酶 A 组成的途径及由磷脂酶 C、二酰基甘油和蛋白激酶 C 组成的途径。

经典的靶细胞对 PTH 的反应表现为腺苷环化酶的激活，其反应功能区位于 PTH 的第 1 位和第 2 位氨基酸残基上。对经典的靶细胞，如软骨细胞、成骨细胞、破骨细胞核肾源性细胞，PTH 通过 N 端的功能区（氨基酸残基 1 ～ 6）刺激腺苷环化酶途径和通过中间功能区（氨基酸残基 28 ～ 32）激活 PKC 依赖性途径起作用；对于非经典的靶细胞如心肌细胞，PTH 通过激活 PKC 依赖性途径起作用。

一、PTH 的合成、分泌和代谢

（一）PTH 的合成

人类 PTH 基因位于 11 号染色体短臂（11p15），包括 3 个外显子和 2 个内含子。PTHmRNA 的翻译产物是一个含有 115 氨基酸残基的前甲状旁腺素原（pre-pro-PTH），即在 PTH 的 N 端有一疏水性的 31 个残基的信号肽或信号序列，其可以引导 PTH 前体向内质网泡腔转移。在内质网泡腔处，信号肽被切除并迅速降解，pre-pro-PTH 即分解成 90 肽的 PTH 原（pro-PTH）。因此，主细胞内只有极为有限的全长前体。继而，pro-PTH 凭借能量依赖机制通过内质网的膜通道，转运到高尔基器，在高尔基体经酪蛋白酶及羧肽酶进一步裂解为分泌型 PTH，即在氨基端切下 "pro" 序列，成为含有 84 个氨基酸残基的成熟 PTH，此过程需要 15 ～ 20min。但并非所有 proPTH 都可以转化为 PTH，且其降解速度受钙离子浓度的调节。储存在胞质内的致密分泌颗粒或微泡中，再经胞吐作用释放入血。据估计，其储存量以最大速度分泌可持续 1.5h。部分 PTH 在胞质内可降解成各种活性低或无活性的小分子片段，以调节身体对活性 PTH 的需要。前 PTH 原信号序列的突变可导致甲状旁腺功能减退，这说明该信号序列对于维持 PTH 作用的正常十分重要。6 个碱基（"原" 序列）的作用尚未明了，可能与信号序列发挥正常作用及 "前" 信号序列的正确切除有关。ProPTH 的 C 端没有其他附加序列，也无甚内在活性，即使在甲状旁腺功能亢进时也从未在血中检测出。由于 C 端的 PTH 对钙内环境的调节作用不明显，因而细胞内这种 PTH 反映了体内的灭活途径，是 PTH 合成、分泌和生物作用的重要调节机制。

（二）PTH 的分泌

甲状旁腺分泌 PTH（1-84）和 C 端 PTH。整个激素分子的生物活性区位于 N 端 1 ～ 34 的片段，而中间（M）区和 C 端的片段缺乏生物活性，但这些前体物对 PTH（1-34）的抗血清有交叉免疫反应。PTH 分泌有昼夜规律，分泌高峰在上午 2 ～ 6 时和下午 4 ～ 7 时。虽然儿茶酚胺、镁及其他刺激剂对 PTH 的分泌有影响，但 PTH 的分泌主要受血清中钙离子浓度的调节。当血钙为 1.88 ～ 2.63mmol/L 时，低血钙刺激 PTH 分泌，高血钙抑制 PTH 的分泌。其量 - 量反应曲线呈 S 形，决定该曲线的参数主要有三个：最大分泌率曲线中点的斜率、中点钙浓度和最小分泌率。

甲状旁腺细胞决定了分泌曲线为 S 形，同时 S 形分泌曲线也反映了甲状旁腺细胞的主要特征，例如，最小分泌率很低但不等于零，最大分泌率反映了甲状旁腺对低钙的储备能力。由于正常人的稳态位于曲线中部和底部之间的区域，故对低钙血症的反应比对高钙血症的反应要显著得多。研究表明，甲状旁腺细胞对血钙的绝对值和血钙的变化速度均有反应。快速下降的血钙比缓慢下降所造成的刺激要强。这样，为机体提供了另一防止低钙血症的保护机制。

大多数细胞均不受细胞外钙浓度波动的影响，保持着非常低的细胞内钙水平。但甲状旁腺细胞的细胞内钙水平却在一定范围内随细胞外钙浓度的波动而变化。钙活化细胞表面的钙受体（CaR）使细胞内储存的钙释出，同时细胞膜上的钙通道开放，使细胞内钙水平升高，后者通过目前尚不清楚的调节机制使 PTH 的分泌减少。

（三）PTH 的代谢

肝脏和肾脏是 PTH 在外周主要的代谢器官。完整的 PTH（1-84）在肝脏（占 70%）及肾脏（占 20%）分解成为有生物活性的 N 端片段 [PTH（1-34）]、无生物活性的 C 端片段（PTH-C）及中间片段（PTH-M）。PTH 半衰期约为 2min。PTH 的这种快速外周代谢不受血钙或 1, 25- 羟维生素 D_3 的调节。不到 1% 的 PTH 可以到达靶器官的受体处。PTH 此种代谢特点决定了 PTH 的浓度取决于 PTH 的分泌率和血液对迅速变化的激素分泌率反应的快慢。在肝脏中，少部分 PTH（1-84）与 PTH 受体结合，大部分 PTH（1-84）可能由组织蛋白酶在 33 ～ 36 位切断。在肾脏少部分 PTH（1-84）与 PTH 受体结合，大部分在肾小球滤过，继而在肾小管降解。PTH-C 和 PTH-M 也由肾小球滤过被清除。肾脏是清除 PTH-C 端片段的主要器官，因此，当肾功能下降时，PTH-C 端片段在体内堆积。即使肾功能正常，该片段的半衰期也比 PTH（1-84）长 5 ～ 10 倍。和 PTH-C 一样，PTH-M 也是从肾脏清除的。有研究表明，PTH-C 和 PTH-M 均有一定的生物学活性。例如，当 PTH（1-84）受抑制时，PTH-C 仍然可以刺激成骨细胞的碱性磷酸酶活性，而另一些 PTH-C 对破骨细胞有活化作用。

血液循环中可能还有从甲状旁腺细胞释放出来的 pre-pro-PTH、pro-PTH 及其他片段。即血循环中的 PTH 既有来自腺体的整分子激素，也有片段，后者既可来自腺体（特别是在高血钙时），也可来自整分子激素在周围血中的代谢。但这些片段绝大多数缺乏生物活性，pro-PTH 的生物活性只有 PTH（1-84）的 2% ～ 3%。但这些前体或片段对抗体有特异性，并可参与血浆中的免疫反应。血浆中 PTH 的多种形式构成了血液循环中 PTH 的多相性（不均一性）。肾癌、肺癌及肝癌等均可分泌 PTH 或 pro-PTH（异位 PTH 分泌）。

PTH 在血中存在数十种片段，可用于临床诊断分析的有四种：PTH（1-84）、PTH（1-34）、PTH-C 和 PTH-M，其中 PTH（1-84）和部分 PTH-C 是腺体直接分泌的，其余片段（包括部分 PTH-C）都是 PTH（1-84）在肝脏的裂解产物。

循环中 PTH 的不均一性不但与 PTH 的外周代谢有关，也与甲状旁腺本身分泌的片段的可变性有关。甲状旁腺内 PTH 的降解是钙调节 PTH 分泌量和种类的一种机制。低钙血症时，PTH 降解率下降，故完整 PTH 的分泌量增加；高钙血症时，PTH 的降解增加，故完整 PTH 的分泌量减少。不过，此时 PTH-M 和 PTH-C 与 PTH（1-84）的比率增加。

二、PTH基因的结构与表达

（一）PTH基因的结构

人类的PTH基因定位于11号染色体的短臂（11p15），含有3个外显子。外显子Ⅰ长度为85碱基对（bp），是5′端非编码区。外显子Ⅱ长度为90碱基对（bp），pre-pro-序列是其编码部分。外显子Ⅲ长度为612bp，编码其余序列，含成熟肽的所有氨基酸编码序列和下接一段3′端非编码区（图16-1）。

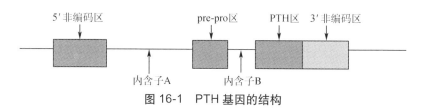

图 16-1 PTH 基因的结构

PTH基因的上述组织编排与PTHrp有些共同的特点，其表达产物的N端肽段序列也有很大相似性，表明两者在进化上可能来自同一个先祖基因。

人PTH基因存在着若干基因内限片段长度多态性，如Pst Ⅰ、Tag Ⅰ及Xmn Ⅰ多态性。而且，一种四碱基的重复序列及其不同重复数目也被检出。这些都在遗传连锁分析中显示有价值的信息。由于转录起始点源自于不同的TATA框，两者相隔29bp，故产生两种不同长度的mRNAs，分别为822bp和793bp。

（二）PTH基因的表达

依据外周循环PTH的水平，我们可以看到PTH虽然有某种昼夜节律，但起伏水平并不那么显著，所以更大的可能性，我们认为PTH的表达是组成性的。PTH持续表达的产物包括合成的pro-PTH和完整的PTH，大部分在腺体内边合成边降解，通过降解的多少来调节释放和分泌的活性PTH水平，即受调控的不是基因表达水平，而是主要表达后降解多少来决定分泌的高低。在一些甲状旁腺肿瘤中发现，PTH基因序列发生重排，移位到了位于11号染色体长臂的PRAD Ⅰ基因，

即后来鉴定为细胞周期蛋白 D1（Cyclin D1）的上游，这样一来使
Cyclin D1 基因激活，持续表达过量的 Cyclin D1 蛋白，而促进肿瘤的
发展。

同时，PTH 基因受许多因素的调节。如维生素 D、钙、磷、蛋白
激酶 A 和 C、性激素等。活性维生素 D 可抑制 PTH 基因的转录，使
mRNA 明显减少，PTH 分泌减少，此与维生素 D 影响 5′ 端侧翼区有
关。另外，维生素 D 可使其在甲状旁腺的 VDR 基因表达增加，因而
使 VDR 蛋白合成增加，维生素 D 对 PTH 基因的作用被放大而产生较
显著的作用。现已合成了一些有生物活性但不升高血钙的维生素 D 类
似物，如 22-oxa-1，25- 羟维生素 D_3。这样可以减少 PTH 分泌，又
不升高血钙。维生素 D 降低 PTH 基因转录的作用可治疗慢性肾衰竭，
预防继发性甲状旁腺功能亢进的发生。9- 顺式视黄酸也有降低 PTH
mRNA 的作用，与维生素 D 合用则有相加作用。

近年来依据 mRNA 的检测，证明 PTH 基因的转录一定程度上也
确实受到了血钙的影响。高血钙时抑制，低钙时兴奋 PTH mRNA 的
表达。但没有证据表明钙对降钙素基因也有调节作用。高钙血症对
PTH mRNA 的影响不如低钙血症。急性降低血钙可以使大鼠的 PTH
mRNA 上升，可能是由于钙提高 mRNA 的稳定性而少降解所致；也
有可能是由于钙离子对 PTH mRNA 的调节主要在于转录后水平，并
且与 CaR 和 3′ 端 UTR（untranslated region，UTR）结合有关所致。

磷可通过影响维生素 D、钙或直接影响 PTH 的基因表达。高磷血
症直接刺激 PTH 分泌并使 PTH mRNA 水平升高。雌激素和孕激素对
PTH 基因表达均有调节作用。去卵巢鼠使用雌二醇后，PTH 基因表达
明显升高，但血钙和维生素 D 水平没有变化。现已证实，甲状旁腺是
性激素的靶器官之一。蛋白激酶 A 和 C 对 PTH mRNA 也有调节作用。
而且有证据表明蛋白激酶 C 对于 PTH 基因的正常表达是必需的。

（三）PTH 的异位合成

甲状旁腺以外组织在高钙血症的肿瘤中也罕见有合成 PTH 者。但
是，许多肿瘤却可以合成和分泌 PTHrP。高特异性免疫测定和 mRNA
分析结合使用，确实发现少数真正异位合成 PTH 的病例。如 1 例卵

巢癌中，本来在非甲状旁腺组织中 PTH 基因 5′端调节区正常地处于静止状态，通过非常仔细的研究却发现此例有一外来序列代替其调节区，致使不正常的转录过程发生，而产生了 PTH。事实上，哺乳动物的 PTH 几乎全部并且唯一地由甲状旁腺产生。虽然在下丘脑检出很少量的 mRNA，但至今仍未有异性抗体在蛋白质水平上从下丘脑检测出 PTH 的报道，可能是由于其在翻译水平上受到了严格调控。只有由于 Gcm2 基因缺陷而没有甲状旁腺的小鼠，才由胸腺异位合成 PTH 以维持生存。

三、PTH 的生理作用

PTH 的主要靶器官是骨、肾脏和肠道，对于乳腺、涎腺等也有一定作用。

（一）PTH 作用途径

PTH 的作用机制是通过激活细胞膜上的腺苷环化酶系统，催化细胞质内 ATP 转化成 cAMP。PTH 还提高细胞质内焦磷酸盐浓度，前者促使线粒体内储存甚多的 Ca^{2+} 释出到细胞质中，后者改变细胞膜的通透性，促使细胞外 Ca^{2+} 进入细胞质。两者共同提高胞质 Ca^{2+} 浓度，促发细胞的生理效应。不同组织产生的生理效应不尽相同，骨细胞胞质内 Ca^{2+} 浓度达到一定水平后，细胞膜上依赖 Ca^{2+} 的 ATP 酶被激活，推动膜上钙泵，把胞质内 Ca^{2+} 运输到细胞外液，以提高局部细胞外液或血液循环钙浓度，完成钙的转运。细胞内高浓度的 Ca^{2+} 激活磷酸二酯酶，后者加速 cAMP 水解，使 cAMP 失去活性，中止细胞内 Ca^{2+} 浓度继续上升。另一方面，血液循环 Ca^{2+} 浓度超过正常水平时，能反馈地抑制 PTH 分泌。这样，通过 PTH 对骨与肾的作用，来调节钙的代谢。

（二）PTH 在血浆中的测定

正常情况下，在血浆中循环的有生物学活性 PTH，浓度极低（<50pg/ml）。尿中 cAMP 总排出量（以同时测定的血清和尿中肌酐所得肌酐清除率为正常参照）为反映循环中 PTH 生物学活性的简单而敏感的指标。原发性甲状旁腺功能亢进时增高，功能减退时减低；功能亢进患者成功施行甲状旁腺切除术后，不出 1h 即可减低。但尿中 cAMP

排出增多，对 PTH 分泌亢进也不是绝对特异性的，很多肿瘤分泌的甲状旁腺激素相关肽，也能使尿中 cAMP 排出增多，这是分析血钙增高者尿 cAMP 测定结果时必须慎重考虑到的。

放射免疫测定的敏感性，足供临床用于循环中 PTH 测定。分析测定结果，需了解所用特定抗血清。免疫反应性不一定与生物学活性平行。实际上，循环中 PTH 很多是由无生物学活性的中区和羧基端片段构成的。由于这些片段是由肾清除，肾功能障碍时积累浓度更高。因此以中区和羧基端片段为主的抗血清，测得的主要是无生物学活性的激素片段。这样的测定，对甲状旁腺功能正常和功能亢进者的鉴别，甚为实用，但在肾衰竭时的作用则大为受限。即使是肾功能正常者，在甲状旁腺和非甲状旁腺介导的血钙增高间，也有很大重合性。这在一定程度上可能是反映非 PTH 性血钙增高时，甲状旁腺有灭活激素片段释出所致。自推出"二位点"免疫放射法测定（"two-site"immunoradiometric assays）以来，这个问题已被基本解决。测定是用两种不同抗体，一种是抗氨基端区段的；另一抗羧基端区段。只有具备完整生物学活性的激素才能有效测定。大多数正常人循环中激素都能用此法检测，很少受肾功能障碍的影响，从而对 PTH 和非 PTH 介导的血钙增高病因，做出可靠鉴别。

由于肾脏 PTH 受体与腺苷环化酶偶联，近曲小管产生的 PTH 反应性 cAMP 有一部分分泌入尿，因此尿 cAMP 含量可反映 PTH 活性。更精确的方法是测定肾源性 cAMP，其方法为尿中 cAMP 总排泄量 - 肾小球滤过的 cAMP（即血浆 cAMP 浓度 × 肾小球滤过率）。诊断甲状旁腺功能亢进一般无须这种方法，目前仅用于甲状旁腺功能减退症的分类诊断，尿 cAMP 刺激无反应者为假性甲状旁腺功能减退症。

（三）PTH 对骨的作用

PTH 对骨有同化作用也有异化作用。对于调节骨代谢和骨重建的作用上，PTH 在高浓度状态时，与其 2 型受体（PTHR-2）结合，通过 Gq-PLC 系统促进骨吸收，产生溶骨作用；而低浓度时与 1 型受体（PTHR-1）结合，通过 Gs-cAMP 系统促进骨形成，产生成骨效应。如果是外源性给予 PTH，高剂量和持续给药引起骨异化效应即破骨作用；而低剂量和间歇性给药，则表现为骨同化效应，即成骨效应。但目前仍有医生认为，PTH 的作用主要为溶骨作用，而且认为骨质疏松是由于肠道钙吸收不足导致缺钙，引起了 PTH 的分泌升高，从而增强骨吸收，以致骨量丢失和骨微结构随之被破坏，即 PTH 导致骨质疏松。

在机体中，会不断地进行骨矿物质沉积及释出，所以骨的转化是维持血循环中钙磷浓度稳定的重要基础。骨骼中的破骨细胞、成骨细胞及骨细胞起着不同的作用：①破骨细胞的骨吸收作用是溶解释放骨骼钙盐和有机基质，溶解并释出 Ca^{2+} 及磷酸盐，可以提高细胞外液及血浆钙及磷浓度。②成骨细胞分泌骨基质，并与磷酸酶的形成有关。磷酸酶分解磷酸酯，提高局部的无机磷酸盐浓度。磷酸盐与钙结合成羟磷灰石，沉积于骨基质。新骨形成后，成骨细胞转变为骨细胞，埋藏于骨基质中，并伸出许多长的胞质突起，互相连接并伸展到骨表面。一旦细胞外液中 Ca^{2+} 浓度降低时，骨细胞迅速反应，发挥骨细胞性骨溶解(osteocytic osteolysis)作用。这样,骨的作用不只是支持保护躯体，还是机体内最大的 Ca^{2+} 交换场所。正常成人骨溶解与再形成的速度是平衡的，如果骨吸收比骨形成速度快，就会发生骨萎缩、骨质疏松等，如果没有足量钙盐沉积到骨基质就会发生骨质软化。

在骨组织中，PTH 既促进骨吸收，又促进骨形成。在过高浓度的PTH 作用下，破骨细胞活性超过成骨细胞，导致骨丢失大于骨形成。而在适当浓度 PTH 作用下，成骨细胞活性可超过破骨细胞，骨形成大于骨吸收。PTH 直接作用于成骨细胞，通过成骨细胞再影响破骨细胞活性，使钙和磷释放入细胞外液。骨的升高血钙作用和肾的降尿钙作用使血清钙水平升高。骨的升高血磷作用抑制 PTH 的升血钙作用，因为两者可形成钙磷复合物；但是 PTH 增加尿磷的作用抑制了高血磷倾向。PTH 促骨转换的作用依赖于活性维生素 D。如果缺乏 1，25- 羟维生素 D_3，即使有大量 PTH，骨的吸收和形成能力均下降。

骨组织对 PTH 的反应速度有两种。快速效应：注射 PTH 后，可在 1h 内测出血清 Ca^{2+} 浓度升高,其来源是骨细胞的骨盐溶解释放作用。慢效应：继骨细胞恢复活力之后，破骨细胞功能被兴奋，细胞数增加，促进骨吸收。骨内膜及骨外膜下出现破骨细胞侵蚀骨质的现象。这些现象在持续静脉注射 PTH 0.5h 左右开始，12 ～ 24h 最明显。慢效应可被蛋白合成抑制药阻滞，PTH 对破骨细胞的作用是促使细胞内糖原的无氧酵解，产生大量乳酸。PTH 抑制柠檬酸的氧化及脱羧、柠檬酸聚集。乳酸及柠檬酸扩散出细胞，使其周围 pH 降低，加上柠檬酸与骨钙螯合成可溶性的复合物，以利骨矿物质溶解释出。

PTH 的慢作用表明在以下几个方面：① PTH 刺激破骨细胞的溶酶体，释放出各种水解酶，以分解骨的有机基质，释放钙及磷酸盐。结果提高了血循环的钙、磷水平。尿羟脯氨酸排出量可以代表骨基质胶原的分解程度。②持续大量的 PTH 分泌，促使巨噬细胞转化为破骨细胞，成骨细胞也相应增多，新骨生成，骨转换加快。③超生理量的 PTH 则能抑制成骨细胞合成胶原及基质，但所形成的骨基质有缺陷，不适合矿物质的沉积矿化。成骨细胞数量随 PTH 引起的破骨细胞的增多而相应增加，形成新骨的体积可超过被破骨细胞吸收的旧骨体积。④ PTH 刺激间充质细胞，新骨纤维成分增多，胶原少而且钙化不良加上破骨细胞高度活跃的骨吸收作用，形成纤维囊性骨炎的组织学改变。⑤ PTH 亦可使骨细胞及其陷窝增大，恢复其功能活跃。通过"酶促"反应，改变细胞膜对 Ca^{2+} 的通透性，从而骨陷窝及周围间隙液中的钙被摄入骨细胞，使胞质内线粒体内储存的钙释放入胞质，再通过骨细胞的许多突起分支，把 Ca^{2+} 送入血液循环。⑥ PTH 对骨膜下的间充质细胞（未分化的间叶细胞）有促 DNA 合成作用，使之加速分裂转化为成骨细胞及成纤维细胞。此外，骨髓中的单核巨噬细胞在钙化骨组织附近发育成为破骨细胞。

（四）PTH 对肾脏的作用

PTH 影响调节肾小管对钙、磷和重碳酸根（HCO_3^-）的重吸收。钙的重吸收大部分通过被动的旁细胞途径，在近曲小管似乎不受 PTH 影响。但 PTH 却显著增加了钙在远曲小管和集合管的重吸收，在髓袢升支内钙吸收，也有一半受 PTH 影响。受 PTH 调控的这部分钙的重吸收是跨细胞的主动转运过程，需要克服跨过上皮细胞电位梯度而逆行吸收，PTH 通过调节与陡峭的电化学梯度相逆的主动转运过程促进钙重吸收。这种逆向转运涉及两个转运体，一是 ATP 驱动的细胞膜上

250

钙泵；一是钠钙交换体。另外，PTH 还可以通过影响钙通道的转位而增加钙摄取。同时要注意完整的 PTH（1-84）和 PTH（1-34）对肾小管转运的作用是不同的。

对于磷酸根，PTH 抑制其在近曲小管和远曲小管的重吸收。磷从肾小球滤液中被回收到细胞内同样是逆电化学梯度的转运过程，由磷钠共转运体（Na Pi contransorter，NPT）介导。PTH 不但降低了 NPT 的活性而且减少了质膜中的转运蛋白体蛋白质的数量。对于后者，不仅抑制其基因 mRNA 的表达，而且对于转运体蛋白质嵌入膜中的过程似乎也有抑制作用。此外 PTH 可以直接减少肾小球的滤过率，PTH 还可以抑制钠、水及碳酸氢根的重吸收。测量尿中矿物质排出量对判断包括代谢性骨病和肾结石等在内的矿物质代谢失常的病情有非常重要的作用。

原发性甲状旁腺功能亢进时的尿钙高于正常人，是由于在高血钙情况下肾小球滤出较多钙的结果。而甲状旁腺功能减退症者，缺乏 PTH 对肾小管重吸收钙的作用，以致患者肾小管重吸收钙的能力减低，血钙低于正常，但尿钙可高于正常。每天 7～10g 钙从肾脏滤过，80% 在近曲小管被重吸收，这部分吸收作用与 PTH 无关而与 Na^+ 有关，另 18%～19% 在远曲小管被重吸收，PTH 可对其进行调节，通过调节 Na^+-Ca^{2+} 交换而减少尿钙排泄。但在血钙过高情况下，钙在肾脏滤过增多，最终还是导致尿钙增多。PTH 还直接抑制磷酸盐在肾小管的重吸收而加速其排泄，这种作用与 cAMP 及 cAMP 依赖的蛋白激酶系统有关。PTH 对肾的作用可归纳为 PTH 对肾：①增加肾小球滤液中钙（还有镁）的重吸收；②增加磷酸盐和重碳酸盐的排出；③激活 1α- 羟化酶，以产生维生素 D 的活性代谢物 1,25- 羟维生素 D_3。

（五）PTH 对肠道及其他靶组织

体内试验中给予 PTH 能提高肠道对钙的吸收，一般认为，PTH 可以使肾脏的 1α- 羟化酶被 PTH 激活后，将 25- 羟维生素 D_3 转变为 1,25- 羟维生素 D_3，间接提高对钙的吸收。最近有证据表明，PTH 对肠道也有直接作用，并且在肠道内发现有 PTH 受体存在。PTH 刺激肠黏膜合成钙结合蛋白，促进肠对钙、镁及无机磷的吸收。这是 PTH 刺激肾脏近曲小管细胞羟化酶活性，使低活性的 25-羟维生素 D_3 转化成高活性的 1，25-羟维生素 D_3 的结果。1，25-羟维生素 D_3 增加了小肠钙的吸收，对维持正常的血钙浓度具有重要作用。另外，有报道表明，PTH 可以影响血管紧张度，增加乳腺和涎腺中的钙浓度，促进肝内糖异生，提高离体脂肪细胞的脂肪分解，以及刺激或抑制不同细胞的有丝分裂等。也有学者认为这些"非血钙"的调节作用，是由于其另一个基因广泛表达的 PTHrP 异自分泌或旁分泌的形式所产生的作用。PTH 对血管张力的调节是 PTH 松弛平滑肌、降低血压作用的结果。PTH 增加心率、冠脉血流和收缩力，但并不影响心脏的自主节律。大鼠离体心脏的研究证实 PTH 的作用有明显的量效关系。而且当心率控制后，其增加冠状动脉血流和收缩力的作用仍存在。有学者提出 PTH 可能与左心室肥大有关。

综上所述 PTH 的生理作用：①促进骨质吸收，促进骨的转换，动员骨钙入血，骨钙释出进入血液循环，血钙升高。PTH 对各型骨质细胞都有影响。首先，在 PTH 的作用下，破骨细胞数目增多，功能增强，骨吸收作用加速；其次，成骨细胞随之增加，骨的代谢转换和新骨生成加快。②抑制近曲肾小管对磷和 HCO_3^- 的重吸收，加快肾脏排出磷酸盐，尿磷排出增多，血磷下降；PTH 还促进远曲肾小管钙的重吸收，使肾小管管腔中的钙浓度下降。但是，由于肾小球钙的滤过负荷高，所以 PTH 分泌过多时（一般血钙水平在 12mg/dl），尿排出的钙量仍是增多的。③促进 1，25-羟维生素 D_3 的生成。在 PTH 的作用下，肾脏的 1α-羟化酶活性增强，25-羟维生素 D_3 的 α 羟化反应加速，生成的 1，25-羟维生素 D_3 促进肠钙磷吸收，减少尿钙排泄，进一步升高血钙。④间接促进肠吸收钙和减少尿钙排泄。⑤近年的药理研究还表明，大剂量 PTH 对血管、胃肠、子宫和输精管平滑肌均有直接松弛作用。

四、PTH 分泌的调节

（一）昼夜节律性

生理情况下，PTH 的分泌有昼夜节律性，但起伏水平并不那么显著，所以更大的可能性，我们认为 PTH 的表达是组成性的。目前一般认为 PTH 血浓度在白天平稳，夜间 20 时及凌晨 4 时有两个宽高峰，其中后一个高峰值要持续到上午 8 ～ 10 时才降至基础水平。所以有学者建议，临床上鉴别正常人和轻度甲状旁腺功能亢进应在上午 10 时后抽血测定 PTH。正常人 PTH 分泌呈昼夜节律的机制尚不清楚，原发性甲状旁腺功能亢进患者此节律消失。

（二）血 Ca^{2+} 的调节

尽管儿茶酚胺、镁等许多物质刺激 PTH 的分泌，但 PTH 的分泌主要受血中离子钙浓度的调节。甲状旁腺细胞对 Ca^{2+} 的反应与其他组织的细胞不同。低血钙可以兴奋甲状旁腺，而血浆离子钙浓度升高时则抑制 PTH 的分泌。其量效曲线呈 S 形（曲线中点处的钙水平称为调定点）。正常情况下，PTH 分泌以调定点方式控制来维持血清离子钙在一个很窄的范围内。低于调定点时刺激 PTH 分泌，高于调定点时抑制 PTH 分泌。但是，PTH 的分泌速度有一定限度，血清钙为 7mg/dl 时，兴奋作用最大，血清钙为 10.5mg/dl 时，抑制作用最大，高于或低于此水平不产生更大的作用。钙对激素分泌的作用发生很快（几分钟内），低钙对于 PTH 合成的刺激较慢。高钙浓度时，可使细胞内合成的 PTH 降解，而且可能释放无生物活性的片段。短时间内，细胞外钙主要调节 PTH 的分泌而不是的合成；但几小时到几天后，细胞外钙的增加可抑制 PTH 基因的转录，反之亦然。细胞外钙减少时促进 PTH 基因的转录，长期的低钙血症刺激甲状旁腺细胞增殖、肥大。

（三）血磷的调节

PTH 降低肾脏对磷的重吸收而调节血磷浓度，反过来，血磷在肾功能不全时会升高并影响甲状旁腺而导致继发性甲状旁腺功能亢进。20 世纪 70 年代已有研究证实，限磷可以预防继发性甲状旁腺功能亢进。表明磷对甲状旁腺有调节作用。已有的研究报道均支持该调节作用可独立于磷对钙及 1, 25- 羟维生素 D_3 的作用间接影响 PTH 的机制之外，磷可以直接调节 1, 25- 羟维生素 D_3 的量，也可以与钙形成复合物而影响血钙，这样间接对甲状旁腺起调节作用。低血磷可以使 PTH mRNA 水平下降，而高磷则相反，并且这种作用是直接的。低血磷还可以使甲状旁腺细胞增殖减少，高磷时则增加。但目前尚不清楚磷是否会直接影响 PTH 的合成和分泌。

（四）特殊情况下的 PTH 分泌

新生儿由于胎儿血钙浓度高于母体，其 PTH 分泌处于被抑制状态，出生后新生儿血钙呈生理性下降、PTH 分泌量逐渐上升，一般出生后 72h 大多数新生儿血中可检测到。运动时，虽然体力活动对骨组织的生长代谢有重要作用，但对 PTH 分泌无明显影响。女性在其不同的时期，PTH 的分泌亦各不相同。如在月经周期中，排卵期时 PTH 浓度有一高峰，其峰值比卵泡早期和黄体后期高出 30% ～ 50%；妊娠晚期（24 周以后）血 PTH 浓度逐渐上升，以动员母体骨钙供给胎儿；在哺乳期，虽然哺乳期妇女每日经乳汁泌钙达 1g，但其甲状旁腺分泌功能与未孕妇女比无变化，这种特殊现象的发生机制不明。

（五）其他调节

1.血清镁　细胞外液镁离子浓度升高也像高钙浓度一样可抑制 PTH 分泌。但是低血镁不同于低血钙，它可抑制 PTH 的分泌和作用。镁的调节能力远不如钙，只有在重度高镁血症、低镁血症时才可引起 PTH 分泌减少。严重镁缺乏不但减少 PTH 的释放，而且使 PTH 与受体结合力减弱。

2.维生素 D　维生素 D 在体内如不能变成足量的活性物质，一方面可发生肠钙吸收不良，导致低血钙；另一方面，PTH 没有维生素 D 的"允许"作用，不能使靶器官产生相应量的 cAMP，因此，不能发挥 PTH 的生理效应。所以维生素 D 缺乏或不能活化是继发性甲状旁腺功能亢进的重要病因。维生素 D 的活性代谢产物 1, 25- 羟维生素 D_3 抑制 PTH 的合成和分泌。在肾衰竭时，1, 25- 羟维生素 D_3 的降低是引起 PTH 增高的重要原因。高水平的 1, 25- 羟维生素 D_3 抑制 PTH 基因的转录，此乃 PTH 促进维生素 D 活化的负反馈机制。此效应在 2h 内即可发生。

3.降钙素　抑制骨细胞及破骨细胞的骨溶解（骨吸收）作用，增加成骨细胞的活性而使钙磷沉积于骨，结果是血清钙和磷水平降低。降钙素对肾小管的作用与 PTH 有相似之处，使肾小管重吸收磷减少，尿磷排出增多，但它也减少肾小管对钙、钠、钾及镁的重吸收，也抑制肠吸收钙，以降低血钙。降钙素通过降低血钙及阻止 PTH 与受体的结合，刺激 PTH 的分泌。

4. 其他激素　雌激素有降低骨基质分解、抑制骨对 PTH 的应答作用，从而间接促进 PTH 的分泌。大量皮质醇可抑制肠钙吸收，抑制肾小管重吸收钙与磷，使钙和磷由尿丢失，造成低钙血症。皮质醇能直接刺激 PTH 分泌，造成低磷酸盐血症，造成骨吸收加快及骨质脱钙。

肾上腺素、肾上腺素能兴奋剂、多巴胺、促胰液素、催乳素及生长激素等使 PTH 分泌增多，腺体增生。普萘洛尔（心得安）抑制 PTH 分泌。

快速给予磷制剂是对 PTH 分泌强有力的刺激，但其作用不是直接的，而是继发于钙离子下降。高磷酸盐血症抑制维生素 D 活化，促使 Ca^{2+} 进入线粒体，从而降低细胞外液中的 Ca^{2+} 水平，因此，慢性高磷酸盐血症可引起 PTH 合成分泌增多，甲状旁腺增生。锶抑制而锂兴奋 PTH 的释放，锂可降低细胞外钙抑制 PTH 分泌的敏感性。乙醇可抑制 PTH 的分泌。裂解后的无生物活性的 PTH 由肾脏排除。肾功能不良时，钙磷代谢紊乱，维生素 D 不能在 1α 位羟化，引起的低钙血症，可刺激甲状旁腺增生。

（王保平　朱　梅）

主要参考文献

[1] Thompson N W.History of hyperparathyroidism.Acta Chir Scand，1990，155：5-21.

[2] Kim J，Jones B W，Zock，et al.Genetic alblation of parathyroid glands reveals another source of parathyroid hormone.Nature，2000，406：199-303.

[3] Chorev M，Rosenblatt M.Parathyroid Hormone：Structure-Function Relations and Analogue Design.In Bilezikian JP，Raisz LG，Rodan GA.Principles of Bone Biology.1st ed.Academic Press，1996：305，325，243，1203.

[4] 朱宪彝. 代谢性骨病学. 天津：天津科技出版社出版，1989：324-359.

[5] Potts J T，Gardella T J，Juppner H，et al.Structure based design of parathyroid hormone analogs.J Endocrinology，1997，154：S15-S21.

第 17 章

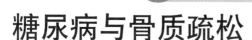

糖尿病与骨质疏松

第一节 概　　述

一、糖尿病

糖尿病是由多种病因引起的胰岛素分泌和（或）作用缺陷引起的以慢性高血糖为特征的代谢紊乱，除糖类外，尚有蛋白质、脂肪代谢紊乱。久病可引起多系统损害，导致眼、肾、神经、心脏、血管等组织的慢性进行性病变。根据病因不同，糖尿病可分为 1 型糖尿病、2 型糖尿病、其他特殊类型和妊娠糖尿病，1 型和 2 型糖尿病是临床常见类型。1 型糖尿病病因和发病机制尚不清楚，其显著的病理生理学和病理学特征是胰岛 B 细胞数量显著减少和消失所导致的胰岛素分泌显著下降或缺失。2 型糖尿病的病因和发病机制目前亦不明确，其显著的病理生理学特征为胰岛素调控葡萄糖代谢能力的下降（胰岛素抵抗）伴随胰岛 B 细胞功能缺陷所导致的胰岛素分泌减少（或相对减少）。

随着社会与经济的高速发展、生活方式的改变和社会的老龄化，糖尿病在全球范围内呈现流行趋势。2013 年国际糖尿病联盟数据表明，目前全世界已有 3.82 亿糖尿病患者，医疗保健支出高达 5480 亿美元，预计到 2035 年糖尿病患者人数将高达 5.92 亿，也就是说，在未来 20 多年后全世界 10 个人中就有一个糖尿病患者。2013 年中国糖尿病患者总人数居世界第一位，高达 9840 万，患病率为 9.6%，如果不加以积极控制，仍保持这种增长趋势，预测至 2035 年糖尿病人数将增至 1.43 亿。我国中华医学会糖尿病学分会在 2007 ～ 2008 年开展的一项全国性糖尿病调查研究结果显示：中国成人糖尿病患者已达 9200 万，其患病率随着年龄的增长而增加，20～39岁、40～59岁和≥60岁人群的患病率分别为3.2%、11.5%和20.4%，年龄标化的糖尿病患病率为9.7%，表示在5年前，10个中国人中就有一人患糖尿病，而5个60岁以上老年人中即有一个糖尿病患者。随着对糖尿病及其并发症防治策略的改善，糖尿病患者的寿命明显延长，他们将面临一系列老年病高风险。

二、骨质疏松症

骨质疏松症是一种以骨量降低和骨组织微结构破坏为特征，导致骨质脆性增加和易于骨折的全身性骨代谢疾病，其特点为骨吸收增多，骨形成减少；其临床表现主要有周身疼痛、身高降低、驼背、脆性骨折，严重者呼吸系统可受影响。

骨质疏松可发生于不同性别和年龄，随着年龄的增长，患病风险增加，尤多见于绝经期后妇女和老年男性。随着人类寿命的延长和老龄化社会的到来，骨质疏松症患病率明显升高，骨质疏松症已成为人类重要的健康问题。2012年，我国65岁及以上老年人人口约为1.27亿，占总人口9.4%，是世界上老年人口绝对数最多的国家。2003～2006年一次全国性大规模流行病学调查显示，50岁以上人群以椎体和股骨颈骨密度值为基础的骨质疏松症总患病率女性为20.7%，男性为14.4%。另外在目前临床工作中对骨质疏松症检出率、漏诊率和认知率很低，有些二、三级城市及农村对骨质疏松的认识甚至是盲点。所以，在中国，骨质疏松症的诊断及其防治就显得十分重要。

骨质疏松症分为原发性和继发性两大类。除年老和绝经外无其他原因发生的骨质疏松为原发性骨质疏松症，可分为退行性和特发性骨质疏松症，退行性骨质疏松症又可分为绝经后骨质疏松症和老年性骨质疏松症。继发性骨质疏松症是由于疾病、药物、器官移植等原因所致的骨量减少、骨微结构破坏、骨脆性增加和易于骨折的代谢性骨病。引起继发性骨质疏松症的病因很多，临床上以内分泌代谢疾病、结缔组织疾病、肾脏疾病、消化道疾病和药物所致者多见。糖尿病患病人数多，成为继发性骨质疏松症的最常见原因之一。

三、糖尿病性骨质疏松

Albright 和 Reifenstein 在 1948 年发现糖尿病与骨量丢失、骨质疏松相关,并首次提出"糖尿病性骨质疏松"一词。糖尿病性骨质疏松指糖尿病并发单位体积内骨量减少、骨组织微结构改变、骨强度减低、脆性增加等易发生骨折的全身性代谢性骨病,是糖尿病在骨骼系统出现的严重慢性并发症,并成为长期严重疼痛和功能障碍的主要原因,也是致残率最高的疾病。糖尿病患者骨质疏松的患病率高于非糖尿病患者,且骨折发生率、致残率与致死率更高。

糖尿病性骨质疏松的患病率各家报道不一,为 7.6% ~ 61.9%。我国不同地区糖尿病骨质疏松症患病情况有所不同,东南部地区为 11.3% ~ 48.9%,北部地区为 31.5% ~ 61.9%,西部新疆地区为 53% ~ 55.8%,东北部地区为 7.6% ~ 39.7%;世界其他国家的患病率,如英国患病率为 22.7% ~ 59.9%;美国总体患病率为 30.1% ~ 50.8%。其发病除与性别、年龄、种族、体重等因素有关外,可能主要与糖尿病的病情轻重和病程长短有关。

1 型糖尿病与骨质疏松及相关骨折的关系比较明确,几乎所有的 1 型糖尿病患者都有骨量丢失,其丢失的程度与病程的长短呈正相关。大多数流行病学研究表明 1 型糖尿病患者骨质疏松风险增加:青春期后女性 1 型糖尿病患者骨量减少和骨质疏松发病率为 48% ~ 72%;成年男性 1 型糖尿病患者髋骨、股骨颈和脊柱的骨密度与同龄对照组相比降低,1 型糖尿病可能存在骨形成受损,甚至儿童 1 型糖尿病患者的骨密度水平也低于同龄人。相应的,1 型糖尿病患者髋部和其他部位骨折的风险明显增加,绝经后妇女 1 型糖尿病患者髋部骨折风险是没有糖尿病人群的 12 倍。近年来研究表明,1 型糖尿病患者代谢性骨病的发病率和骨质疏松骨折的危险性明显高于普通人群,其骨质疏松发生率可达 20% ~ 60%。

2 型糖尿病的骨代谢情况状况不一,可表现为下列四种情况:①当糖尿病病情未控制时,尿钙、磷、镁排出增多,病情长期控制不良者常伴骨量减少。②病情较轻和病程较短者,骨密度或骨矿含量一般正常；而病情重、病程长者多表现为骨量减少和骨质疏松。③部分患者虽病程较长，但骨密度或骨矿含量可正常。④少数（约5%）患者的骨矿含量高于同龄正常值，其原因不明。但有报道，2型糖尿病患者即使骨密度增加其骨折风险明显增加。大量研究表明，2型糖尿病是骨折的危险因素，尽管部分2型糖尿病患者拥有相对较高的骨密度，但其骨折风险仍增加：脊椎和髋部骨折的发生风险增加1.7～2.2倍，且随着病程延长风险增加，病程达到或超过15年的患者风险增加2.0～3.4倍。

糖尿病患者一旦发生骨质疏松症，目前仍无有效的医疗手段使骨质疏松症得到逆转，而糖尿病骨质疏松易导致病理性骨折，致残、致死率高，可加重糖尿病患者的治疗和康复困难。所以应对糖尿病并发骨质疏松的危险因素进行有效预防，对糖尿病患者的骨密度异常进行早期诊断和早期治疗十分必要。

第二节　诊　断　标　准

一、糖尿病诊断标准

糖尿病诊断标准为1999年WHO推荐标准：有糖尿病症状（高血糖所导致的多饮、多食、多尿、体重下降、皮肤瘙痒、视物模糊等急性代谢紊乱表现）加上随机血糖检测 ≥ 11.1mmol/L；或空腹血糖 ≥ 7.0mmol/L；或口服75g葡萄糖耐量（OGTT）2h血糖 ≥ 11.1mmol/L；对症状不典型者需改日重复检测。

二、骨质疏松症诊断标准

WHO关于骨质疏松症的推荐标准：骨质疏松症的诊断标准为骨密度T值低于同性别骨密度峰值平均值的2.5个标准差（SD）（T值 ≤ -2.5SD）；骨量减少的诊断标准为骨密度T值低于同性别骨密度峰值平均值的1.0SD（T值 ≤ -1.0SD）；正常骨密度的诊断标准为骨密度T值高于同性别骨密度峰值平均值的1.0SD（T值 > -1.0SD）。

中国人骨质疏松症建议诊断标准（第二稿）是参考 WHO 的标准，结合我国国情，制订以汉族妇女双能 X 线吸收法测量峰值骨量（M±S）为正常参考值标准：＞ M-1 S 正常；M-1～2S 骨量减少；＜ M-2S 以上骨质疏松症；＜ M-2S 以上伴有一处或多处骨折，为严重骨质疏松症；＜ M-3S 以上无骨折，也可诊断为严重骨质疏松症。

第三节　糖尿病导致骨质疏松症的因素和发病机制

一、高血糖

糖尿病患者以血糖升高为主要特点，长期处于高血糖状态可通过不同的方式引起骨代谢紊乱。当血糖超过肾糖阈时过多葡萄糖从尿中排出，引起渗透性利尿，使钙、磷、镁等从尿中大量排出，而高尿糖又阻碍肾小管对钙、磷、镁的重吸收，进一步加快骨盐的丢失，导致血清的钙、磷浓度降低，低血钙及低血镁正反馈刺激甲状旁腺功能，甲状旁腺素（PTH）分泌增多，破骨细胞活性增强，钙磷动员增加，骨质脱钙，骨密度下降。有些糖尿病患者饮食控制过于严格或胃肠功能紊乱，造成钙、磷等电解质摄入不足，亦可刺激 PTH 分泌，增加骨吸收。

另外，有研究发现，骨髓微环境中高浓度葡萄糖可通过上调破骨细胞分化过程中 RANK mRNA 基因的表达水平同时抑制骨保护素基因的表达促进破骨细胞分化，这可能是糖尿病骨质疏松的发病机制之一。

二、胰岛素

无论是 1 型糖尿病患者还是 2 型糖尿病患者，体内都存在胰岛素绝对或相对缺乏，胰岛素缺乏干扰骨形成与骨吸收的代谢平衡，从而导致骨质疏松。1 型糖尿病性骨质疏松的发生发展与骨密度的降低有关；而 2 型糖尿病早期往往出现骨密度水平增高，但骨折风险增加。

2型糖尿病患者因体内胰岛素抵抗表现出胰岛素相对不足、高胰岛素血症，大量胰岛素作用于成骨细胞，与其表面胰岛素受体结合，刺激成骨细胞核酸合成，促进成骨细胞内氨基酸蓄积、骨胶原合成，分泌骨基质，从而骨形成增加，骨密度增高。但随着病情的发展，胰岛功能逐渐减退，胰岛素绝对不足，成骨细胞骨基质成熟和转换减少，骨基质分解增加，钙盐沉淀障碍，最终骨密度减低，引起骨质疏松。

此外，胰岛素缺乏或作用缺陷还通过多种途径引起骨质疏松。①胰岛素缺乏时，体内糖、脂肪、蛋白质代谢紊乱，蛋白质、氨基酸被消耗，机体负氮平衡，骨组织内糖蛋白和胶原蛋白代偿性分解加速，合成减少，以维持机体蛋白质平衡从而减少骨形成。②胰岛素可抑制腺苷酸环化酶活性和环磷酸腺苷（cAMP）合成，cAMP可刺激骨吸收，减少骨质钙盐沉积。当胰岛素缺乏时，其抑制作用减弱，cAMP活性增加，骨吸收增加，从而导致骨质疏松。③骨钙素为非增殖期成骨细胞特异合成与分泌的一种非胶原蛋白，大部分存在于骨基质中，小部分进入血液循环。它的主要功能是维持骨矿化速率，促进骨代谢，反映成骨细胞活性。胰岛素缺乏可抑制成骨细胞合成骨钙素，胰岛素缺乏可抑制成骨细胞合成骨钙素，使骨矿化及骨代谢减慢，或者使成骨细胞活性受抑制，骨形成减少，骨吸收相对加速，导致骨质疏松。④胰岛素可直接促进肾小管的重吸收。当胰岛素缺乏时，肾小管对钙、磷、镁等重吸收减少，丢失增加，血钙浓度降低，使骨钙代偿性释放入血，骨密度下降，引起骨质疏松。

三、胰岛素样生长因子

胰岛素样生长因子（IGF）是由肝脏合成的一种多肽，与胰岛素结构相似，具有胰岛素生物活性，分为IGF-1和IGF-2两种类型。成骨细胞和破骨细胞上均存在IG-1受体，IG-1与受体结合，激活酪氨酸蛋白酶，促进胰岛素受体底物-1的磷酸化，从而调节成骨细胞和破骨细胞的增殖与代谢。它既能刺激成骨细胞的复制和骨基质的合成，增加骨钙沉积和骨胶原合成；也可促进破骨细胞骨吸收，从而促进骨转换，是维持成骨细胞与破骨细胞之间平衡最重要的生长因子。研究证实高血糖状态抑制 IGF-1 的合成和释放，使 IGF-1 减少；糖尿病患者 IGF-1 水平降低，从而使成骨细胞的复制和骨基质的合成相应减少，骨形成减少，骨密度降低，出现骨质疏松，骨折风险增加。

四、糖基化终末产物

蛋白质、脂肪及核酸的氨基和还原糖在生理环境中发生非酶催化反应，生成糖基化终末产物（AGE），长期高血糖使 AGE 在体内大量蓄积。高浓度的 AGE 可促成骨细胞增殖作用减弱，且抑制成骨细胞分化，导致成骨细胞的数量减少，活性降低，成骨作用减弱，骨吸收大于骨形成，从而导致骨质疏松。骨蛋白的糖化作用是糖尿病患者体内不可避免的过程，而骨质疏松患者，骨蛋白的糖化修饰更为强烈，它影响骨重建的两个过程，即破骨细胞的骨吸收和成骨细胞的骨形成。研究发现，骨质疏松患者血 AGE 水平增高，AGE 与受体结合可诱导间充质干细胞凋亡并阻止同源分化脂肪、软骨、骨，抑制骨细胞生长。此外，AGE 还可使成骨细胞对骨胶原的黏附力下降，导致骨质量降低，骨脆性增加。

AGE 可作用于多种细胞，与细胞表面的受体结合，产生多种与骨吸收相关的炎症因子和细胞因子如 IL-1、IL-6、肿瘤坏死因子 - β、细胞间黏附分子 1 和血管细胞黏附分子 1 等，促进破骨细胞的分化成熟，增强破骨细胞活性，加速骨吸收，并通过丝裂原活化蛋白激酶和胞质途径促进成骨细胞凋亡，降低骨形成。

五、 糖尿病并发症

绝大多数糖尿病患者在长期血糖控制不理想的情况下会出现糖尿病血管并发症，对骨骼代谢同样存在不利影响。糖尿病肾病引起维生素 D_3 的 1α - 羟化过程受阻，活性维生素 D_3 生成减少，钙吸收下降，随着病情加重，肾排泄磷障碍，血磷上升，血钙降低，继发甲状旁腺功能亢进，增加破骨细胞活性，骨吸收增加。另外，糖尿病患者脂肪肝患病率明显增加，肝病患者维生素 D 的 25- 羟化代谢障碍，可影响 1，25- 羟维生素 D_3 的形成，肠钙吸收减少；进一步影响高磷代谢，导致骨质疏松。

　　糖尿病患者还存在其他部位不同程度微血管病变，其中骨组织的微血管病变影响骨的血流分布，毛细血管通透性增加，微血管基底膜增厚，导致骨的营养障碍，影响骨重建，促进骨质疏松的发展。糖尿病并发微血管病变时，影响骨的血管分布，造成骨组织供血不足和缺氧，引起骨代谢异常，是导致或促进骨质疏松发展的因素之一；而糖尿病周围神经病变使感觉及运动神经破坏，引起调节关节运动的反射障碍，当负重时，关节和韧带不能平衡重力负荷，在机械压力的作用下骨组织发生微细骨折，压迫骨内微血管引起缺血，影响骨的营养，使骨转换加快，加重骨量丢失，导致骨质疏松发生。另外，糖尿病视网膜病变患者因视力减退甚至失明，减少了患者的运动能力，减少了骨骼的负重机会，是易跌倒和诱发骨折的危险因素。

六、药物治疗

　　有些口服降糖药可能与糖尿病患者骨密度改变有关。

　　噻唑烷二酮类（TZD），其代表药物为吡格列酮和罗格列酮，属于过氧化物酶体增殖物活化受体（PPAR）γ 激动剂。在骨髓中，成骨细胞与脂肪细胞均来源于间充质干细胞，而高表达 PPAR-γ 的间充质干细胞向脂肪细胞表达，并且抑制成骨细胞的生成。研究报道，TZD 可降低糖尿病患者的骨密度、骨量及骨形成指标，且骨量下降的程度与 TZD 的使用时间有关。经研究证实，TZD 可使骨髓中脂肪细胞增多，成骨细胞数量减少，骨形成率下降，影响骨密度。而对于已分化的骨细胞，则不受其影响。

　　磺脲类降血糖药，可以通过增加 cAMP 干扰磷酸酯酶催化剂的降解，竞争性抑制酶的活性，继而增加了骨钙盐丢失，导致骨质疏松。

　　二甲双胍作为双胍类的代表，其对骨质疏松的影响主要表现为对抗骨量丢失，降低糖尿病患者的骨折风险。国外研究将不同浓度二甲双胍干预成骨细胞，结果发现成骨细胞表现出剂量依赖性的增殖和表达胶原蛋白增加。这一研究表明，二甲双胍可促进成骨细胞增殖和分化。另有实验证实，二甲双胍抑制骨髓间充质干细胞中 PPAR-γ 的表达，促进 MSC 向成骨细胞分化，而减少骨髓中脂肪细胞的生成，对抗骨质疏松。

新近研究发现胰高血糖素样肽 1 不仅能促进胰岛素释放、调节血糖动态平衡，在动物实验中还观察到具有抑制骨吸收、增加骨形成的作用。但在胰高血糖素样肽 -1 类似物对骨折发生风险的影响一直备受争议，Mabilleau 等通过随机临床试验使用降血糖药物治疗 ≥ 24 周的 2 型糖尿病患者进行 Meta 分析，发现使用 GLP-1 类似物与其他类型的降糖药物相比，并没有减少 2 型糖尿病患者骨折发生的风险。因此，GLP-1 类似物作为一种新型药物，在临床应用上其对骨代谢长期疗效还需要进一步研究。

另外，糖尿病患者常需要伴随高血压，控制血压的髓袢利尿药会增加尿钙的丢失，而噻嗪类利尿药减少尿钙的丢失，长期应用可能影响骨密度。

七、性激素

性激素变化对男性和女性骨量和骨密度均具有重要的影响，睾酮对于维持骨量有重要作用。雄激素可能通过增加成骨细胞分化而调节骨代谢，男性 2 型糖尿病患者骨量丢失与垂体 - 性激素轴功能失衡有关。研究发现，男性 2 型糖尿病患者的血清骨钙素及睾酮水平较低，睾酮的降低有可能是男性糖尿病患者发生骨质疏松的一个重要原因。2 型糖尿病患者往往存在胰岛素抵抗，胰岛素代偿性分泌增加，可使肝脏的性激素结合球蛋白合成减少，睾酮浓度下降，影响骨代谢。目前认为，雌激素对女性有保护作用，可以改善脂代谢紊乱，增加胰岛素的敏感性。雌激素受体广泛存在于软骨细胞和骨细胞等细胞及组织中，雌激素对骨代谢的作用主要是抑制骨吸收。女性糖尿病患者骨密度的下降与雌激素水平降低及衰老有关，雌激素缺乏时，骨吸收明显增强，导致快速骨丢失。随着年龄的增长雌激素水平呈下降趋势，绝经后随着绝经年限的增长，雌激素明显下降，进一步影响骨代谢，使骨骼中的钙结合能力降低，刺激甲状旁腺素分泌，使甲状旁腺素继发性升高，促进骨质吸收增加，骨质疏松日趋严重。长期高血糖可引起卵巢受损，使雌二醇分泌降低,而低雌二醇水平可明显导致甲状旁腺素升高、降钙素降低,同时导致大量骨矿成分丢失而发展为糖尿病性骨质疏松。研究发现绝经后2型糖尿病患者与对照组比较,雌二醇、降钙素水平及骨矿含量显著降低,血甲状旁腺素显著升高,同时雌二醇能直接刺激成骨细胞进行骨重建和增加骨组织对甲状旁腺素敏感性。

八、遗传因素

糖尿病性骨质疏松的发生可能还有一定的遗传背景。一项来自于美国糖尿病心脏研究的数据发现,6个骨形态发生蛋白7单核苷酸多态性与骨矿化存在负相关性。甲状旁腺激素 BST B1 位点与维生素 D 受体基因多态联合后,基因型组间骨密度差异进一步扩大,同时具有2个易感基因的糖尿病患者并发骨量减少或骨质疏松危险性显著增加(OR=4.0,95% CI 1.86~6.15)。对2型糖尿病的Ⅰ型胶原蛋白(COL1A1)基因多态性的研究认为 COL1A1 基因型能预测股骨颈的骨量,对早期识别糖尿病患者骨质疏松的风险和指导干预治疗有一定的价值。

九、其他相关因素

糖尿病并发骨质疏松可能还受年龄、体重、饮食、运动、其他生活方式和其他疾病的影响。

有研究认为,体重指数(BMI)是骨质疏松的独立危险因素,BMI 与骨质疏松呈负相关,糖尿病患者低体重指数易合并骨质疏松。肥胖者,由于饮食吸收较好,会摄入较多的钙、磷和其他营养物质;肥胖还会增加骨的负担,促进骨形成,骨密度水平高于正常人。肥胖患者各部位骨密度一般均比正常体重和低体重糖尿病患者高。肥胖又是糖尿病的主要危险因素,适度的减轻体重是有效地预防糖尿病的措施,但是骨组织对体重的变化较敏感,如果肥胖患者快速地减肥,会增加骨矿物质的丢失。有研究认为,体重减轻10%骨量减少2%,体重减轻过快的患者骨量减少的更严重,这可能与患者过度节食导致营养摄入不均衡有关。如果糖尿病患者缺乏必要的糖尿病教育,过分严格地控制饮食，经常出现饮食结构不合理、营养成分单一等情况，致使钙磷摄入量严重不足，从而引起骨强度下降。

运动对于骨的生长和重建是一种机械性刺激，运动可以增加骨量，维持合理的骨转换水平，保证适度的骨骼矿化，修复骨骼的微损伤，改善骨骼结构；而糖尿病周围神经病变或脑血管病变导致患者行动不便等，都会影响糖尿病患者的运动量，体力活动下降，机体新陈代谢变缓慢，骨骼、肌肉得不到有效的锻炼，使骨骼和肌肉失用，肌力下降，骨骼退行性变，骨组织丢失，骨密度下降，严重者可引起失用性骨质疏松。

目前认为，吸烟对骨密度有负性作用，被认为是糖尿病骨质疏松的危险因素，吸烟可以降低骨密度，增加骨折率，且相对于年龄和BMI因素是独立存在的。吸烟有利于骨的吸收，不利于骨的形成，烟草中的烟碱等可对破骨细胞有间接或直接的刺激作用，烟碱还可以增加碱性磷酸酶的活性，导致骨组织的生长呈负平衡。

综上所述，糖尿病性骨质疏松的机制和原因错综复杂，是结合生理、病理、遗传、营养、环境等多种因素作用的结果，胰岛素相对或绝对缺乏引发的代谢紊乱及糖基化终末产物对糖尿病骨质疏松的发生发展起到重要作用。明确糖尿病和骨质疏松的关系，对于骨质疏松的防治至为重要。

第四节　防治措施

要预防糖尿病性骨质疏松，首先要积极控制血糖，减少或延缓糖尿病并发症的发生。对尚未并发骨质疏松的糖尿病患者，控制血糖的同时，应培养良好的生活习惯，注意补充钙与维生素 D，预防骨质疏松的发生和发展。对糖尿病并发骨质疏松的患者，主要是采取多种措施力图使新生骨组织及时矿化，降低骨脆性，增加骨密度及骨量，降低骨折发生率和再次发生率。

一、控制糖尿病及其并发症

保持患者良好的血糖水平可以有效减少高血糖对骨骼的影响，所以防治糖尿病性骨质疏松，控制血糖是其首要目标。糖尿病患者血糖控制目标的首要原则是个体化，应根据患者的年龄、病程、预期寿命、并发症或合并症病情严重程度等进行综合考虑。对大多数成年 2 型糖尿病患者而言，合理的糖化血红蛋白（HbA1c）控制目标为＜ 7%，空腹血糖控制在 4.4 ～ 7.0mmol/L，非空腹血糖在 10mmol/L 以内；对有严重低血糖史、糖尿病病程很长和有严重并发症和合并症者，则可适当放宽标准，如将 HbA1c 目标定为＜ 8.0%；对于部分老年患者或病情危重的患者可进一步放宽标准。

1. 糖尿病教育　糖尿病患者发生微血管病变和大血管病变的风险显著高于非糖尿病患者，减少糖尿病患者发生大血管和微血管病变的风险不但依赖于高血糖的控制，还依赖于其他心血管疾病危险因素的控制和不良生活方式的改善。每位糖尿病患者一旦诊断即应接受糖尿病教育，了解糖尿病的自然病程、临床表现、危害，以及如何防治急慢性并发症；和医师一起制订适合自己的治疗目标、健康的生活方式、饮食运动处方和选择合适的胰岛素或口服降血糖药物治疗；学会自我血糖监测，低血糖的应对措施等，其教育目标是使患者充分认识糖尿病并掌握糖尿病的自我管理能力，通过控制高血糖和相关代谢紊乱来消除糖尿病症状和防止出现急性代谢并发症，最终达到提高患者生活质量和延长寿命的目的。

2. 良好的生活方式　医学营养治疗和合理运动是糖尿病患者康复的最基本手段。糖尿病患者通过合理饮食与运动方式来供给能量或消耗能量，保证维持理想体重，使肥胖者减重，瘦者增重；纠正代谢紊乱，使血糖、血脂达到或接近正常范围；还可以增加胰岛素敏感性。

医学营养治疗要以维持理想体重，提供均衡的营养，达到并维持理想的血糖水平，降低 HbA1c 水平为主要目标。具体做法：①根据年龄、职业、标准体重 [身长（cm）-105] 来估计每日所需总热量。年龄大小不同所需热量不同，每千克体重需要热量一般为青少年＞中年人＞老年人，平均各高 5% ～ 10%/（kg·d）；而不同体力劳动者每天消耗能量也不同，轻、中等和重等体力劳动者每千克体重每日分别消耗 30 ～ 35kcal、35 ～ 40kcal 和 40kcal 以上热量。②调整三大营养素的比例，糖尿病患者饮食中糖类应占总热量的 50% ～ 60%；肾功能正常的糖尿病患者，推荐蛋白质的摄入量占供能比的 10% ～ 15%，保证优质蛋白质摄入超过 50%，合并显性糖尿病肾病患者蛋白摄入量宜限制在 0.8g/（kg·d），肾功能下降者 0.6g/（kg·d），为防止发生蛋白质营养不良，可适当补充复方 α- 酮酸制剂；膳食中由脂肪提供的能量不超过饮食总能量的 30%，以单、多不饱和脂肪酸为主。③每日保证膳食纤维和各种微量元素的摄入。建议糖尿病患者达到膳食纤维每日推荐摄入量，即 14g/1000kcal；糖尿病患者容易缺乏 B 族维生素、维生素 C、维生素 D 及钙、铬、锌、硒、镁、铁、锰等多种微量营养素，可根据营养评估结果适量补充，每日摄入适量钙与维生素 D，可预防骨质疏松的发生和发展。④不推荐糖尿病患者饮酒，若饮酒应计算酒精中所含的总能量，并且应该控制饮酒量：女性每天饮酒的酒精量不超过 15g，男性不超过 25g（15g 酒精相当于 450ml 啤酒、150ml 葡萄酒或 50ml 低度白酒），每周不超过 2 次。饮酒时应警惕酒精可能诱发的低血糖，避免空腹饮酒。强烈建议戒烟。

规律运动锻炼可增加胰岛素敏感性，有助于控制血糖，减少心血管危险因素，减轻体重，提升幸福感。糖尿病患者运动时应遵循的原则：①运动治疗应在医师指导下进行，运动前要进行必要的评估，特别是心肺功能和运动功能的医学评估（如运动负荷试验等）。②空腹血糖 > 16.7mmol/L、反复低血糖或血糖波动较大、有糖尿病酮症酸中毒等急性代谢并发症、合并急性感染、增殖性视网膜病、严重肾病、严重心脑血管疾病等情况下禁忌运动，病情控制稳定后方可逐步恢复运动。③成年糖尿病患者每周至少 150min（如每周运动 5d，每次 30min）中等强度的有氧运动。④如无禁忌证，每周最好进行两次抗阻运动、锻炼肌肉力量和耐力。⑤运动项目要与患者的年龄、病情及身体承受能力相适应，并定期评估，适时调整运动计划。⑥运动前后要加强血糖监测，运动量大或激烈运动时应建议患者临时调整饮食及药物治疗方案，以免发生低血糖。

值得注意的是，对于超重或肥胖的糖尿病患者减重不宜减得过快，以免增加骨矿物质的丢失，诱发或加重骨质疏松，控制体重的目标控制在 3～6 个月减轻体重的 5%～10% 为宜。消瘦患者应通过合理的营养和运动计划恢复并长期维持理想体重。

3. 药物降血糖 对于糖尿病患者来说，药物治疗是控制病情发展的根本，降血糖药物主要包括胰岛素和口服降血糖药。

鉴于胰岛素在骨代谢过程中的重要作用，从保护骨骼角度出发建议在降血糖药物选择上尽可能地使用胰岛素治疗。但是目前关于胰岛素治疗对 2 型患者骨代谢的影响观点不一，有学者认为，胰岛素可以降低破骨细胞的活性，有益于糖尿病患者的骨代谢；但有学者认为却认为应用胰岛素治疗的 2 型糖尿病患者易患骨质疏松症。有报道早期、持续胰岛素治疗对糖尿病性骨质疏松的发生发展具有较好的控制和延缓作用。对于 1 型糖尿病患者，在没有胰岛素使用禁忌证的情况下应强化胰岛素治疗，改善骨骼健康状况，但应注意防治低血糖。

合理选择口服降血糖药安全降低血糖对于防治糖尿病性骨质疏松同样有效。最近研究报道 TZDs 通过抑制成骨细胞分化，诱导成骨细胞、骨细胞凋亡，增加骨流失，并最终增加骨折风险，该类药物治疗 2 型糖尿病，其发生骨质疏松性骨折的风险是其他药物的 1.3 倍。所以建议绝经后女性，或有严重骨质疏松的糖尿病患者慎用 TZDs。另一方面，二甲双胍作为一线降糖药物，不仅可通过降低血糖，降低糖基化终末产物来改善骨代谢，而且可通过对骨髓间充质细胞的分化、促进成骨细胞分化、抑制破骨细胞分化等多个层面对预防和改善糖尿病性骨质疏松具有一定作用。

4. 防治糖尿病并发症 糖尿病的血管并发症，如糖尿病肾病、视网膜病变、多发性神经病变等均与骨量减低密切相关，同时增加摔倒和骨质疏松骨折的风险。因此，系统地筛查和预防糖尿病并发症非常重要。

一般建议 1 型糖尿病病程 ≥5 年的患者和所有 2 型糖尿病患者，每年检查微量白蛋白尿；不管蛋白尿的程度如何，所有成人糖尿病患者至少每年检测一次血肌酐，以评估肾小球滤过率。所有 2 型糖尿病患者在确诊后应尽快进行首次眼底检查和其他方面的眼科检查，无糖尿病视网膜病变患者推荐1～2年行一次检查:轻度病变患者每年1次,重度病变患者每3～6个月一次。全部患者应在诊断为糖尿病后至少每年筛查一次糖尿病视网膜病变,对于糖尿病病程较长,或合并有眼底病变、肾病等微血管并发症的患者,应该每隔3～6个月进行复查。对于出现糖尿病并发症的患者应积极治疗相关并发症。

二、补充钙剂和维生素 D

糖尿病患者应当在使用抗骨质疏松药物之前补充钙剂和维生素 D,适当的钙摄入可减缓骨的丢失,改善骨矿化。维生素 D 促进钙的吸收、对骨骼健康、保持肌力、改善身体稳定性、降低骨折风险有益。维生素 D 缺乏可导致继发性甲状旁腺功能亢进,增加骨吸收,从而引起或加重骨质疏松。

我国营养学会制定成人每日钙摄入推荐量800mg (元素钙) 是获得理想骨峰值,维护骨骼健康的适宜剂量,绝经后妇女和老年人每日钙摄入推荐量1000mg,如果饮食中钙供给不足可选用钙剂补充。目前的膳食营养调查显示我国老年人平均每日从饮食中获钙约400mg,故平均每日应补充的元素钙量为500～600mg。建议适当户外活动和日照,有助于钙的吸收。用于治疗骨质疏松症时,应与其他药物联合使用。钙剂选择要考虑其安全性和有效性,高钙血症时应该避免使用钙剂。此外,应注意避免超大剂量补充钙剂潜在增加肾结石和心血管疾病的风险。

成年人维生素 D 推荐剂量为200U/d (5μg/d),老年人因缺乏日照及摄入和吸收障碍常有维生素 D 缺乏,故推荐剂量为400～800U/d (10～20μg/d)。维生素 D 用于治疗骨质疏松症时,剂量可为800～1200U,还可与其他药物联合使用。合并糖尿病肾病和 (或) 肝功能障碍者,应维生素 D_3 羟化过程受损,建议补充活性维生素 D_3,如补充骨化三醇。此外,临床应用维生素 D 制剂时应注意个体差异和安全性,定期监测血钙和尿钙,酌情调整剂量。

另外,有研究提出用 IGF-1 治疗骨质疏松,但其疗效评价尚待深入研究。

三、骨质疏松的治疗

骨密度检查若 T 值＜－ 2.5SD 或患者有脆性骨折史无论其 T 值如何都应当进行抗骨质疏松治疗。糖尿病性骨质疏松的药物治疗与其他各种骨质疏松症相似。主要包括抑制骨吸收为主、促进骨形成为主，和一些多重作用机制的药物。

1. 双膦酸盐类　双膦酸盐属于抑制骨吸收为主药物，与骨骼羟磷灰石有高亲和力的结合，特异性结合到骨转换活跃的骨表面上抑制破骨细胞的功能，从而抑制骨吸收。主要药物：阿仑膦酸钠，70mg，每周一次口服，或 10mg，每日一次口服。依替膦酸钠，每次 0.2g，每日二次口服，间歇、周期服药，服药两周后需停药 11 周，然后重新开始第二周期，停药期间可补充钙剂及维生素 D。伊班膦酸钠，每 3 个月一次间断静脉输注 2mg，入 250ml 生理盐水，静脉滴注 2h 以上。另外还有利塞膦酸钠片和唑来膦酸注射液等。该类药物主要不良反应为胃肠道反应，有活动性胃及十二指肠溃疡、反流性食管炎者慎用。另外，进入血中的约 60% 以原型从肾脏排泄，对于肾功能异常的患者，应慎用此类药物或酌情减少药物剂量。

2. 降钙素　是一种钙调节激素，能抑制破骨细胞的生物活性和减少破骨细胞的数量，从而阻止骨量丢失并增加骨量。另外，降钙素能明显缓解骨痛，对骨质疏松骨折或骨骼变形所致的慢性疼痛有效，因而更适合有疼痛症状的骨质疏松症患者。目前应用于临床的降钙素类制剂有 2 种：鲑鱼降钙素和鳗鱼降钙素类似物。鲑鱼降钙素制剂有鼻喷剂和注射剂两种，鼻喷剂应用剂量为 200U/d；注射剂一般应用剂量为每次 50U，皮下或肌内注射，根据病情每周 2 ～ 7 次。鳗鱼降钙素注射制剂，用量每周 20U，肌内注射。此类药物总体耐受性较好。最常见的不良反应包括注射剂的恶心和鼻喷剂的鼻腔局部不适。偶有过敏现象，可按照药品说明书的要求确定是否做过敏试验。

3. 雌激素类　此类药物能抑制骨转换，阻止骨丢失。临床研究已证明激素疗法，包括雌激素补充疗法和雌、孕激素补充疗法能阻止骨丢失，降低骨质疏松性椎体、非椎体骨折的发生风险，是防治绝经后骨质疏松的有效措施。

需要注意的是，长期单纯补充雌激素有增加子宫内膜癌的风险，而同时雌、孕激素则不增加子宫内膜癌风险。对于没有心血管病危险因素的妇女，60 岁以前开始激素治疗，可能对其心血管有一定的保护作用；已经有血管的损害，或 60 岁以后再开始激素治疗，则没有这种保护作用了。另外，雌激素治疗可能与乳腺癌、血栓形成、体重增加相关。

所以采取激素治疗要进行利与弊的全面评估，治疗前必须评估患者是否有明确的治疗适应证，排除禁忌证，这是保证治疗利大于弊的基础。该类药物适用于 60 岁以前的围绝经和绝经后妇女，特别是有绝经期症状（如潮热、出汗等）及有泌尿生殖道萎缩症状的妇女。而雌激素依赖性肿瘤（乳腺癌、子宫内膜癌）、血栓性疾病、不明原因阴道出血及活动性肝病和结缔组织病为绝对禁忌证。

4. 雷洛昔芬　属于选择性雌激素受体调节剂，在骨骼上与雌激素受体结合，表现出类雌激素的活性，抑制骨吸收，而在乳腺和子宫上则表现为抗雌激素的活性，因而不刺激乳腺和子宫，安全性好。雷洛昔芬每日服 60mg，主要用于绝经期后骨质疏松。

5. 甲状旁腺激素（PTH）　是促进骨形成的代表性药物，由甲状旁腺细胞分泌的参与骨代谢及骨转换的重要激素之一，甲状旁腺激素可与受体结合，通过活化 CAMP 依赖的蛋白激酶 A 及钙离子依赖的蛋白激酶 C 信号传导途径发挥生物作用。小剂量 rhPTH（1-34）有促进骨形成的作用，主要用于严重骨质疏松患者，一般为每天 20μg，皮下注射；用药期间应监测血钙水平，防止高钙血症的发生，治疗时间不宜超过 2 年。rhPTH（1-34）可能增加成骨肉瘤的风险，因此对于合并 Paget 病、有骨骼疾病放射治疗史、肿瘤骨转移及合并高钙血症的患者，应避免使用。

6. 维生素 K 制剂　维生素 K 除了具有强效血液凝固作用外，最近研究表明，它还具有促进成骨形成和抑制骨质吸收的作用，可改善骨组织代谢不均衡的骨质疏松症。四烯甲萘醌是合成维生素 K_2 的一种同型物，是 γ- 羧化酶的辅酶，通过影响骨钙素的羧化作用而参与骨代谢的调节。四烯甲萘醌应用于治疗绝经后骨质疏松症妇女，以缓解骨痛，提高骨量，预防骨折发生的风险，每次 15mg，每日三次，饭后服用；服用华法林的患者禁用。

7. 雷奈酸锶　是一种锶盐，是新一代抗骨质疏松药物，具有降低骨吸收和促进骨形成的双重作用。一般用于不能耐受或不能使用双膦酸盐的患者的二线用药。用法：2g/d，睡前服用，最好在进食 2h 之后。肾功能重度下降和有静脉血栓风险的患者慎用。

总之，糖尿病和骨质疏松症都是起病隐匿的慢性疾病，起病症状常常不明显，不为患者重视，当出现骨质疏松症时，病情多已进入晚期，目前尚不能通过有效的医疗手段使之逆转，而糖尿病骨质疏松易导致病理性骨折，致残、致死率高，对患者本人的生活质量及家庭和社会的负担影响巨大。所以早期一级预防干预，对糖尿病并发骨质疏松的危险因素进行有效预防，显得比治疗更为重要和现实。对于已经出现骨质疏松或骨折的患者，应积极处理，缓解患者痛苦，降低骨折发生率和再次发生率，提高生活质量。

（郑妙艳　常宝成）

主要参考文献

[1] Hirst M.Diabetes in 2013.The new figures.Diabetes Res Clin Pract，2013，102（3）：265.

[2] Chan J C，Cho N H，Tajima N，et al.Diabetes in the Western pacific region-past，present and future.Diabetes Res Clin Pract，2014，103（2）：244-255.

[3] Yang W，Lu J，Weng J，et al.Prevalence of diabetes among men and women in China.N Engl J Med，2010，362（12）：1090-1101.

[4] Lu F P，Lin K P，Kuo H K.Diabetes and the risk of multi-system aging phenotypes：a systematic review and meta-analysis.PLoS One，2009，4（1）：e4144.

[5] 国家卫生和计划生育委员会．人口指标 // 国家卫生和计划生育委员会．2013年中国卫生和计划生育统计年鉴．北京：中国协和医科大学出版社，2013：348-357.

[6] 彭永德．骨质疏松症研究年度报告（2012-08 至 2013-08）．中华内分泌代谢杂志，2014，（8）：639-642.

第18章

骨质疏松症与疼痛

一、骨质疏松症的分类和发病机制

（一）原发性骨质疏松症

老年性和绝经期后骨质疏松：男性见于55岁后，女性见于绝经期后。老年性骨质疏松可能与性激素水平低下，蛋白质合成性代谢刺激减弱及成骨细胞功能减退，骨质形成减少等有关。雌激素有抑制破骨细胞活性减少骨吸收和促进成骨细胞活性及骨质形成作用，并有拮抗皮质醇和甲状腺激素的作用。绝经期后雌激素减低故骨吸收加速而逐渐发生骨质疏松。雌激素还有刺激 1α- 羟化酶产生 $1,25$- 羟维生素 D_3 的作用。更年期后缺乏性激素 1α- 羟化酶对甲状旁腺激素（PTH）低血磷等刺激生成的敏感性减低，$1,25$- 羟维生素 D_3 生物合成低下，也参与发生骨质疏松随着年龄的增长，骨母细胞逐渐死亡，骨基质在量与质方面都在改变因此老年性骨质疏松实际上是机体老化过程的表现，特别是骨组织表现最突出。

（二）继发性骨质疏松症

1. 营养缺乏性骨质疏松症　饮食中长期缺钙（每日不足400mg）者可发生继发性甲状旁腺功能亢进症促进骨质吸收也可致病，镁缺乏影响骨对钙的吸收；蛋白质缺乏骨有机基质生成不良，蛋白质摄入过多可导致骨溶解，维生素D缺乏影响钙吸收，维生素K不足时，骨钙素形成受阻，致使骨矿化障碍，并使胶原组织的成熟发生障碍。

2. 药物性骨质疏松症　目前已知有8种激素，即雌激素、PTH、CT、活性维生素D、TH、雄激素、皮质类固醇激素、生长激素。长期应用超出生理剂量的激素导致骨质疏松症的机制：①引起睾酮缺乏，从而抑制十二指肠跨膜钙离子转运载体的活性，减少钙离子结合蛋白的合成。②直接影响维生素 D 的活性，使与黏膜结合部位的 1, 25- 羟维生素 D_3 降解，或间接地抑制其作用，使肠钙吸收下降，血钙降低。③胶原形成不利，蛋白异化作用亢进，可降低 I 型胶原蛋白的表达和稳定，促进 I 型胶原蛋白的分解，骨基质减少。④肾小管对钙重吸收受抑制，使尿钙增加，血钙减少，血钙下降刺激甲状旁腺分泌 PTH，即使骨吸收作用增加。⑤激素一方面直接抑制成骨细胞的生成和功能，加快成骨细胞的凋亡；另一方面抑制胰岛素样生长因子在成骨细胞的表达，降低骨的转换率。此外，从分子生物学水平研究来看，激素使细胞周期蛋白依赖性蛋白激酶和周期蛋白 D 的表达降低而使成骨细胞增殖受到影响。⑥激素还通过降低骨保护蛋白在成骨细胞的表达而解除对破骨细胞分化的抑制，通过增强 PTH 分泌诱导破骨细胞的增殖。⑦反映骨形成的生化标志物骨钙素明显降低，腰椎骨丢失明显，腰椎压缩性骨折在激素性骨质疏松症中最常见。此外，临床上经常使用的药物如肝素、抗癫痫药、抗结核药会影响肝功能，使羟化酶活性降低或缺乏，引起 25- 羟维生素 D_3 向 1, 25- 羟维生素 D_3 转化和代谢障碍，从而影响肠钙的吸收，抑制参与骨胶原合成的羟化酶，使骨形成和骨吸收失去平衡而导致继发性骨质疏松症。这类骨质疏松症可以在极短时间内发生、也可以缓慢出现，这与药物使用剂量、时间长短及不同药物的特点密切相关。如肝素类药物引起的骨质疏松症多发生于年轻人，临床表现十分严重，在短时间内（几周、甚至几日）就可出现骨质疏松症或多处骨折。这类骨质疏松症的骨折多发生在胸椎、腰椎和肋骨。由于此类药物中的肝素还直接作用于破骨细胞和影响 PTH 及 CT 水平而对骨组织的危害更大。

3. 内分泌性骨质疏松症 ①皮质醇增多症：由于糖皮质激素抑制成骨细胞活动影响骨基质的形成，抑制肠钙吸收，增加尿钙排出量同时蛋白质合成抑制，分解增加，导致负钙及负氮平衡使骨质生成障碍，但主要是骨质吸收增加。②甲状腺功能亢进：大量甲状腺激素对骨骼有直接作用，使骨吸收和骨形成同时加强，但以骨的吸收更为突出，致骨量减少甲状腺功能亢进，患者全身代谢亢进，骨骼中蛋白基质不足，钙盐沉积障碍也是发生骨密度减低的原因。1，25-羟维生素 D_3 是维生素 D 活性激素，它能增加肠道对钙和磷的吸收刺激骨的生长和骨矿物化。由于大量甲状腺激素影响肾 1α-羟酶活性，干扰 1，25-羟维生素 D_3 分解代谢，甲状腺功能亢进，1，25-羟维生素 D_3 水平降低，而使肠道吸收钙减少，粪钙排出增多，肾回吸收钙减少，肾排出钙增加。胶原组织分解加强尿羟脯氨酸排出增加，造成负钙平衡。因此甲状腺功能亢进患者骨密度降低与 1，25-羟维生素 D_3 下降可能也有一定关系。③糖尿病：由于胰岛素相对或绝对不足导致蛋白质合成障碍，体内呈负氮平衡，骨有机基质生成不良骨氨基酸减少，胶原组织合成障碍，肠钙吸收减少骨质钙化减少。糖尿病患者因高尿糖渗透性利尿，导致尿钙磷排出增多及肾小管对钙、磷回吸收障碍，导致体内负钙平衡引起继发性甲状旁腺功能亢进，进而 PIT-ll 分泌增加，骨质脱钙当糖尿病控制不良时，常伴有肝性营养不良和肾脏病变，致使活性维生素 D 减少 1α-羟化酶活性降低，加重了骨质脱钙。④肢端肥大症：此症常有肾上腺增大皮质肥厚，甲状腺功能相对亢进，与此同时性腺功能减退受抑制生长激素、皮质醇、甲状腺激素可增加尿钙排出降低血钙，血磷增高，从而刺激 PTH 分泌增加骨吸收。⑤原发性甲状旁腺功能亢进性骨质疏松：PTH 对组织各种细胞，如间质细胞、原始骨细胞、前破骨细胞、前成骨细胞、成骨细胞及骨细胞均有影响，急性试验证明，其首先使大量骨细胞活跃，发挥其溶骨吸收作用同时促进少数无活性的前破骨细胞变为有活性的破骨细胞，加快溶骨吸收作用，此时从破骨细胞到前成骨细胞和成骨细胞的转变过程由于胞质中无机磷水平下降而受到抑制，成骨细胞既小又少，致骨钙盐外流血清钙上升。慢性实验证明，PTH 除促进已经存在的骨细胞和破骨细胞溶骨吸收作用外还促使间质细胞经过原始骨细胞，前破骨细胞转变为破骨细胞，从而使破骨细胞在数量上大为增多，溶骨吸收过程进一步加强。其骨骼改变程度因病期而异，有的可发生囊肿样改变但骨皮质的骨膜下吸收为其特征性改变。⑥性腺功能减退如前述。⑦遗传性结缔组织病：成骨不全症是一种常染色体显性遗体病由于成骨细胞产生骨基质较少，犹如骨质疏松。半胱氨酸尿症主要由于胱氨酸合成酶缺乏所致。⑧其他：

类风湿关节炎伴骨质疏松同时伴结缔组织萎缩，包括骨骼胶原组织在内，重者尚有失用因素存在糖皮质激素治疗也促进骨质疏松。长期肝素治疗影响胶原结构可致骨质疏松。

4. 其他　如慢性肾衰竭时，肾组织遭受破坏，尿磷排泄减少，血磷增高，直接降低血中离子钙水平，后者几次甲状旁腺释放过多的PTH，以及其继发性甲状旁腺功能亢进，后者可致骨质疏松症；慢性阻塞性肺疾病引起骨质疏松症的原因可能是吸烟、激素治疗维生素摄入不足和（或）室内和室外活动减少等；失用性骨质疏松，各种原因的失用少动、不负重等，对骨骼的机械刺激减弱可造成肌肉萎缩、骨形成作用减少，骨吸收作用增强形成骨质疏松。

（三）特发性骨质疏松

原因不明多见于青年人，也可见于儿童、妊娠期及哺乳期，故又称为青年型骨质疏松。中医认为骨质疏松症的发病机制为"外感邪气，肾虚精亏、骨枯髓减，络气郁滞，脾胃虚弱及络脉瘀阻、瘀血为表"，意即骨质疏松症的发生与肾精亏虚、脾胃失养、肝气郁滞及血运不畅有关。近年来对骨质疏松症的机制研究已进入基因、细胞和分子水平，如 V-ATPase a3 转运蛋白，IL-17 等。

二、临床表现

疼痛、脊柱变形和发生脆性骨折是骨质疏松最典型的临床表现。

1. 疼痛　原发性骨质疏松症最常见的症状，周身骨骼疼痛或腰背疼痛，负荷增加是疼痛加重或活动受限，严重时翻身、起坐及行走有困难。以腰背痛多见，占疼痛患者中的 70% ～ 80%。疼痛沿脊柱向两侧扩散，仰卧或坐位时疼痛减轻，直立时后伸或久立、久坐时疼痛加剧，弯腰、咳嗽、大便用力时加重。一般骨量丢失 12% 以上时即可出现骨痛。老年骨质疏松症时，椎体压缩变形，脊柱前屈，肌肉疲劳甚至痉挛，产生疼痛。

新近胸腰椎压缩性骨折，亦可产生急性疼痛，相应部位的脊柱棘突可有强烈压痛及叩击痛。若压迫相应的脊神经可产生四肢放射痛、双下肢感觉运动障碍、肋间神经痛、胸骨后疼痛类似心绞痛。若压迫脊髓、马尾神经还影响膀胱、直肠功能。

2. 脊柱变形　骨质疏松严重者可有身高缩短和驼背，脊柱畸形和伸张受限，多在疼痛后出现。脊椎椎体前部负重量大，尤其第 11、12 胸椎及第 3 腰椎，负荷量更大，容易压缩变形，使脊椎前倾，形成驼背，随着年龄增长，骨质疏松加重，驼背曲度加大，老年人骨质疏松时椎体压缩，每椎体缩短 2mm 左右，身长平均缩短 3～6cm。胸椎压缩性骨折会导致胸廓畸形，影响心肺功能，呼吸功能下降，可使肺活量和最大换气量显著减少，患者往往可出现胸闷、气短、呼吸困难等症状。腰椎骨折可能会改变腹部解剖结构，导致便秘、腹胀、食欲缺乏和过早饱胀感等。

3. 骨折　是退行性骨质疏松症最常见和最严重的并发症。脆性骨折是指能量或非暴力骨折。常见部位有胸椎、腰椎，髋部，桡、尺骨远端和肱骨近端。

4. 检查

（1）实验室检查

1）血钙、磷和碱性磷酸酶：在原发性骨质疏松症中，血清钙、磷及碱性磷酸酶水平通常是正常的，骨折后数月碱性磷酸酶水平可增高。

2）血甲状旁腺激素：应检查甲状旁腺功能除外继发性骨质疏松症。原发性骨质疏松症者血甲状旁腺激素水平可正常或升高。

3）骨更新的标记物：骨质疏松症患者部分血清血生化指标可以反映骨转换（包括骨形成和骨吸收）状态，这些生化测量指标包括骨特异的碱性磷酸酶（反映骨形成）、抗酒石酸酸性磷酸酶（反映骨吸收）、骨钙素（反映骨形成）、Ⅰ型原胶原肽（反映骨形成）、尿吡啶啉和脱氧吡啶啉（反映骨吸收）、Ⅰ型胶原的 N-C- 末端交联肽（反映骨吸收）。

4）晨尿钙／肌酐比值：正常比值为（0.13±0.01），尿钙排量过多则比值增高，提示有骨吸收率增加的可能。

（2）辅助检查：骨影像学检查和骨密度。

1）摄取病变部位的 X 线片：X 线可以发现骨折及其他病变，如骨关节炎、椎间盘疾病及脊椎前移。骨质减少（低骨密度）摄片时可见骨透亮度增加，骨小梁减少及其间隙增宽，横行骨小梁消失，骨结构模糊，但通常需在骨量下降 30% 以上才能观察到。大体上可见椎体双凹变形，椎体前缘塌陷呈楔形变，亦称压缩性骨折，常见于第 11、12 胸椎和第 1、2 腰椎。

2）骨密度检测：是骨折的预测指标。测量部位的骨密度，可以用来评估总体的骨折发生危险度；测量特定部位的骨密度可以预测局部的骨折发生的危险性。

三、骨质疏松的诊断

临床上用于诊断骨质疏松症的通用指标是发生了脆性骨折和（或）骨密度低下，目前尚缺乏直接测定骨强度的临床手段。

1. 脆性骨折 脆性骨折是骨强度下降的最终体现，有过脆性骨折临床上即可诊断骨质疏松症。

2. 骨密度测定 骨矿密度（BMD）简称骨密度，是目前诊断骨质疏松、预测骨质疏松骨折风险、监测自然病程及评价药物干预疗效的最佳定量指标。骨密度仅能反映约 70% 的骨强度。骨折发生的危险与低 BMD 有关，若同时伴有其他危险因素会增加骨折的危险性。

（1）骨密度测定方法：双能 X 线吸收法（DXA）是目前国际学术界公认的骨密度检查方法，其测定值作为骨质疏松症的诊断金标准。其他骨密度检查方法如各种单光子（SPA）、单能 X 线（SXA）、定量计算机断层照相术（QCT）等根据具体条件也可用于骨质疏松症的诊断参考。

（2）诊断标准：建议参照世界卫生组织（WHO）推荐的诊断标准。基于 DXA 测定：骨密度值低于同性别、同种族健康成人的骨峰值不足 1 个标准差属正常；降低 1 ～ 2.5 个标准差为骨量低下（骨量减少）；降低程度 ≥ 2.5 个标准差为骨质疏松；骨密度降低程度符合骨质疏松诊断标准同时伴有一处或多处骨折时为严重骨质疏松。现在也通常用 T-Score（T 值）表示，即 T 值 ≥ -1.0SD 为正常，-2.5SD ＜ T 值 ＜ -1.0SD 为骨量减少，T 值 ≤ -2.5SD 为骨质疏松。

（3）骨密度测定临床指征：①女性 65 岁以上和男性 70 岁以上，无其他骨质疏松危险因素；②女性 65 岁以下和男性 70 岁以下，有一个或多个骨质疏松危险因素；③有脆性骨折史和（或）脆性骨折家族史的男、女成年人；④各种原因引起的性激素水平低下的男、女成年人；⑤ X 线摄片已有骨质疏松改变者；⑥接受骨质疏松治疗进行疗效监测者；⑦有影响骨矿代谢的疾病和药物史（可参考有关章节）。

3. 骨质疏松症的其他评估（筛查）方法

（1）定量超声测定法（QUS）：对骨质疏松的诊断也有参考价值，目前尚无统一的诊断标准。在预测骨折的风险性时有类似于 DXA 的效果，且经济、方便，更适合用于筛查，尤其适用于孕妇和儿童。但监测药物治疗反应尚不能替代对腰椎和髋部骨量（骨矿含量）的直接测定。

（2）X 线摄片法：可观察骨组织的形态结构，是对骨质疏松所致各种骨折进行定性和定位诊断的一种较好的方法，也是一种将骨质疏松与其他疾病进行鉴别的方法。常用摄片部位包括椎体、髋部、腕部、掌骨、跟骨和管状骨等。受多种技术因素影响，用 X 线摄片法诊断骨质疏松的敏感性和准确性较低，只有当骨量下降 30% 才可以在 X 线摄片中显现出来，故对早期诊断的意义不大。由于骨质疏松症患者常缺乏明显症状，所以很多人是在体检或因其他目的摄片时才被发现，如椎体骨折。如果腰痛加重、身高明显缩短时，应该进行椎体 X 线摄片。

4. 实验室检查

（1）根据鉴别诊断需要可选择检测血、尿常规，肝、肾功能，血糖、钙、磷、碱性磷酸酶、性激素、25- 羟维生素 D 和甲状旁腺激素等。

（2）根据病情的监测、药物选择及疗效观察和鉴别诊断需要，有条件的单位可分别选择下列骨代谢和骨转换的指标（包括骨形成和骨吸收指标）。这类指标有助于骨转换的分型、骨丢失速率及老年妇女骨折的风险性评估、病情进展和干预措施的选择和评估。临床常用检测指标：血清钙、磷、25- 羟维生素 D 和 1, 25- 双羟维生素 D。骨形成指标：血清碱性磷酸酶（ALP），骨钙素（OC）、骨源性碱性磷酸酶（BALP），Ⅰ型前胶原 C 端肽（PICP）、N 端肽（PINP）；骨吸收指标：空腹 2h 的尿钙 / 肌酐比值，或血浆抗酒石酸酸性磷酸酶（TPACP）及Ⅰ型胶原 C 端肽（S-CTX），尿吡啶啉（Pyr）和脱氧吡啶啉（d-Pyr），尿Ⅰ型胶原C端肽（U-CTX）和N端肽（U-NTX）等。

四、骨质疏松鉴别诊断

1.骨软化症　临床上常有胃肠吸收不良、脂肪痢、胃大部切除病史或肾病病史。早期骨骼X线常不易和骨质疏松区别。但如出现假骨折线（Looser带）或骨骼变形，则多属骨软化症。生化改变较骨质疏松明显。

（1）维生素D缺乏所致骨软化症则常有血钙、血磷低下，血碱性磷酸酶增高，尿钙、磷减少。

（2）肾性骨病变多见于肾小管病变，如同时有肾小球病变时，血磷可正常或偏高。由于血钙过低、血磷过高，患者均有继发性甲状旁腺功能亢进症。

2.骨髓瘤　典型患者的骨骼X线表现常有边缘清晰的脱钙，须和骨质疏松区别。患者血碱性磷酸酶均正常，血钙、磷变化不定，但常有血浆球蛋白（免疫球蛋白M）增高及尿中出现本-周蛋白。

3.遗传性成骨不全症　可能由于成骨细胞产生的骨基质较少，结果状如骨质疏松。血及尿中钙、磷及碱性磷酸酶均正常，患者常伴其他先天性缺陷，如耳聋等。

4.转移癌性骨病变　临床上有原发性癌症表现，血及尿钙常增高，伴尿路结石。X线所见骨质有侵袭。

五、骨质疏松的治疗

1.运动　在成年，多种类型的运动有助于骨量的维持。绝经期妇女每周坚持3h的运动，总体钙增加。但是运动过度致闭经者，骨量丢失反而加快。运动还能提高灵敏度及平衡能力，鼓励骨质疏松症患者尽可能多活动。

2.营养　良好的营养对于预防骨质疏松症具有重要意义，包括足量的钙、维生素D、维生素C及蛋白质。从儿童时期起，日常饮食应有足够的钙摄入，钙影响骨峰值的获得。欧美学者们主张钙摄入量成人为800～1000mg，绝经后妇女每天摄入1000～1500mg，65岁以后男性及其他具有骨质疏松症危险因素的患者，推荐钙的摄入量为1500mg/d。维生素 D 的摄入量为 400 ～ 800U/d。

3. 预防摔跤　应尽量减少骨质疏松症患者摔倒概率，以减少髋骨骨折及 Colles 骨折。

4. 药物治疗　有效的药物治疗能阻止和治疗骨质疏松症，包括雌激素代替疗法、降钙素、选择性雌激素受体调节剂及双膦酸盐，这些药物可以阻止骨吸收但对骨形成的作用特别小。用于治疗和阻止骨质疏松症发展的药物分为两大类，第一类为抑制骨吸收药，包括钙剂、维生素 D 及活性维生素 D、降钙素、双膦酸盐、雌激素及异黄酮；第二类为促进骨形成药物，包括氟化物、合成类固醇、甲状旁腺激素及异黄酮。

（1）激素代替疗法：被认为是治疗绝经后妇女骨质疏松症的最佳选择，也是最有效的治疗方法，存在的问题是激素代替疗法可能带来其他系统的不良反应。激素代替疗法避免用于患有乳腺疾病的患者，以及不能耐受其不良反应者。①雌二醇，建议绝经后即开始服用，在耐受的情况下终身服用。周期服用，即连用 3 周，停用 1 周。过敏、乳腺癌、血栓性静脉炎及诊断不清的阴道出血者禁用。另有炔雌醇和炔诺酮属于孕激素，用来治疗中到重度的与绝经期有关的血管舒缩症状。②雄激素，研究表明对于性激素严重缺乏所致的骨质疏松症男性患者，给予睾酮替代治疗能增加脊柱的 BMD，但对髋骨似乎无效，因此雄激素可视为一种抗骨吸收药。③睾酮，肌内注射，每 2 ～ 4 周1 次，可用于治疗性腺功能减退的 BMD 下降患者。肾功能受损及老年患者慎用睾酮，以免增加前列腺增生的危险；睾酮可以增加亚临床的前列腺癌的生长，故用药需监测前列腺特异抗原（PSA）；还需监测肝功能、血常规及胆固醇；如出现水肿及黄疸应停药。用药期间应保证钙和维生素 D 的供应。另有外用睾酮可供选择。

（2）选择性雌激素受体调节剂：在某些器官中具有弱的雌激素样作用，而在另一些器官中则可起雌激素的拮抗作用。SERM 能防止骨质疏松、还能减少心血管疾病、乳腺癌和子宫内膜癌的发生率。这类药物有雷洛昔芬，为非类固醇的苯并噻吩是雌激素的激动药，能抑制骨吸收、增加脊柱和髋部的 BMD，能使椎体骨折的危险性下降 40%～50%，但疗效较雌激素差。绝经前妇女禁用。

（3）双膦酸盐类：是骨骼中与羟基磷灰石相结合的焦磷酸盐的人工合成类似物，能特异性抑制破骨细胞介导的骨吸收并增加骨密度，具体机制仍未完全清楚，考虑与调节破骨细胞的功能及活性有关，禁用于孕妇及计划怀孕的妇女。第一代命名为羟乙基膦酸钠现称为依替膦酸二钠，治疗剂量有抑制骨矿化不良反应的作用，因此主张间歇性、周期性给药，每周期开始时连续服用依替膦酸二钠 2 周，停用 10 周，每 12 周为一个周期。服用依替膦酸二钠需同时服用钙剂。

近年来不断有新一代的双膦酸盐应用于临床，如氨基双磷酸盐（阿仑屈酯）、利塞膦酸钠（商品名唯善）、氯屈膦酸二钠（商品名骨膦）及帕米膦酸二钠等，抑制骨吸收的作用特强，治疗剂量下并不影响骨矿化。阿仑膦酸钠（商品名福善美）证实能减轻骨吸收，降低脊柱、髋骨及腕部骨折发生率达 50%，在绝经前使用可以阻止糖皮质激素相关的骨质疏松症。

（4）降钙素：为一种肽类激素，可以快速抑制破骨细胞活性，缓慢作用可以减少破骨细胞的数量，具有镇痛、增加活动功能和改善钙平衡的功能，对于骨折的患者具有镇痛的作用，适用于双膦酸盐和雌激素有禁忌证或不能耐受的患者。国内常用的制剂有降钙素（Calcitonin，鲑鱼降钙素）和依降钙素（益盖宁）。降钙素有肠道外给药和鼻内给药 2 种方式，胃肠外给药的作用时间可持续达 20 个月。

（5）维生素 D 和钙：维生素 D 及其代谢产物可以促进小肠钙的吸收和骨的矿化，活性维生素 D(如罗盖全、阿法骨化醇)可以促进骨形成，增加骨钙素的生成和碱性磷酸酶的活性。服用活性维生素 D 较单纯服用钙剂更能降低骨质疏松症患者椎体和椎体外骨折的发生率。另有维生素 D 和钙的联合制剂可供选择，治疗效果比较可靠。

（6）氟化物：是骨形成的有效刺激物，可以增加椎体和髋部骨密度，降低椎体骨折发生率。每天小剂量氟，即能有效地刺激骨形成且不良反应小。特乐定（氟钙定，Tridin）的有效成分为单氟磷酸谷氨酰胺和葡萄糖酸钙，与进餐时嚼服。本药儿童及发育时期禁用。

对于接受治疗的骨质减少和骨质疏松症的患者，建议每 1～2 年复查 BMD 一次。如检测骨的更新指标很高，药物应减量。为长期预防骨量丢失，建议妇女在绝经后即开始雌激素替代治疗，至少维持 5 年，以 10～15 年为佳。如患者确诊疾病已知会导致骨质疏松，或使用明确会导致骨质疏松的药物，建议同时给予钙、维生素 D 及双膦酸盐治疗。

5. **外科治疗** 只有在因骨质疏松症发生骨折以后，才需外科治疗。骨质疏松骨折患者的自身修复能力降低，手术耐受性差，增加了手术治疗的风险，术前应权衡手术与非手术治疗的利弊，做出合理的选择。对全身情况相对稳定、能耐受手术的骨质疏松骨折患者应尽早手术治疗，骨折后 24～72h 手术，其并发症及死亡率相对较少。骨质疏松骨折的治疗以简便、安全、有效为原则，应选择手术创伤小、关节功能影响少的治疗方法，以早期恢复患者生活质量为目的。

（1）髋部骨折：是老年 OP 引起的最常见、最为严重的并发症之一，多需手术治疗。髋部骨质疏松骨折主要包括股骨转子间骨折和股骨颈骨折，其中转子间骨折的发病率又略高于股骨颈骨折。转子间骨折因血供较丰富，发生骨折不愈合和股骨头坏死的概率较少。但由于其稳定性差，常因骨质压缩而使内固定失效，出现肢体短缩，髋内翻和外旋畸形。而股骨颈骨折由于其解剖原因，发生股骨头坏死、骨折不愈合的概率较高，为 20%～40%。

（2）股骨转子间骨折：目前，对骨质疏松股骨转子间骨折，如果条件许可，应尽早手术治疗，且早期部分或完全负重活动。手术方法的选择主要包括有切开复位内固定和人工关节置换术等，其中内固定方法主要有髓外和髓内固定两种方式。髓外固定最具代表性钉板系统为动力髋螺钉（dynamic hip screw，DHS），股骨近端髓内钉主要包括 Gamma 钉和近端股骨钉（proximal femoral nail，PFN）等，应根据患者的年龄和骨折类型等综合考虑来选择手术方法。

（3）椎体压缩骨折：胸腰段骨质疏松性椎体压缩骨折（osteoporotic vertebral compression facture，OVCF）是 OP 最常见的并发症之一，轻微外伤即可造成多节段的椎体压缩性骨折。目前，对椎体高度丢失＞

1/3，或多节段压缩骨折，且疼痛剧烈者多主张手术治疗。随着医疗器械和手术技术的发展，经皮椎体成形术（percutaneous vertebroplasty，PVP）和经皮椎体后凸成形术（percutaneous kyphoplasty，PKP）逐渐成为 OVCF 的治疗趋势。

六、骨质疏松预防

思想重视骨质疏松

根据"知 - 信 - 行"的理论，知识是改变健康相关行为的基础，而自我知识的知晓度效能对健康行为的采纳有重要的影响。骨质疏松患者一旦发生骨折，生活质量下降，因此骨质疏松的预防极其重要。骨质疏松的初级预防对象是未发生骨折但有骨质疏松症或已有骨量减少者，预防避免发生第一次骨折。骨质疏松的二级预防和治疗时针对已经有骨质疏松症或已经有骨折者，其预防和治疗的目的是避免再次骨折。

1. 调整饮食结构　老年人如果酸性物质的摄入量过大，会加剧其酸性体会导致骨质疏松的发生。大多数的谷物、肉类、糖类、酒和鱼虾等食物属于酸性食物，而大多数水果、蔬菜是碱性食物，通常每天摄入酸性食物、碱性食物的比例应该是 1：4。如果摄入酸性物质过多就会出现骨质疏松，所以骨质疏松的预防要首先从每日的饮食中进行调整，多摄入含钙量高的食物如骨头汤、牛奶、胡萝卜、黄豆、芹菜等。避免过多的摄入盐及蛋白质而造成对钙流失的增加。既然骨质疏松的产生是由于某些营养素的摄入量不足引起的，那就利用科学的饮食来促进这些营养素的吸收。因为即便是骨质疏松患者，如果能在饮食上进行适当的调理，促进钙的吸收，同样能减轻骨质疏松带来的不便。

2. 改变不良生活习惯　一些老年患者有吸烟、喝酒的不良生活习惯，这些不良习惯都会导致骨质疏松或者加重骨质疏松。例如，吸烟会对骨峰的形成产生影响，同时过量的饮酒会对骨骼的新陈代谢造成障碍，还有喝浓咖啡会增加尿钙的排泄，进而影响到人体的钙吸收。

3. 进行适当的运动　适当的运动可以帮助促进人体新陈代谢。体力活动对增加骨形成和维持骨骼的强度都是必需的，同时进行适当的户外运动可以接受日光照射，会有利于人体对钙的吸收。益于骨骼的运动包括负重运动和抗阻力运动。前者包括快速步行、跳跃和登楼梯等，后者包括一些增加肌肉强度的训练，在运动中人体的肌肉会收缩，可以对骨骼进行牵拉，可以提高老年人的骨密度。另外预防跌跤，应尽力设法减少跌跤的可能性，老年人跌跤的发生随着年龄的增长而增多。容易引起跌跤的疾病和损伤应加以有效治疗，避免应用影响平衡的药物。应对老人加强教育，告知摔倒易发生在饭后站立或夜间起床时，家中地面的障碍物应减少或消除，宜穿舒适和底有摩擦力的鞋所以适当的运动可以预防骨质疏松。

4. 保持良好的心情　心理因素可以调动人体的内在潜能，调节人体代谢和内分泌功能，从而达到防病治病的作用，相反抑郁或悲观等消极心理因素，可使人体的代谢失去平衡，所以要让老年人保持良好的心情，医生应认真倾听患者的感受，了解他们的心理活动和生活情况，对有心理问题的患者给予开导，帮助他们纠正心理失衡状态，应指导患者学会调节情绪，鼓励他们参加户外锻炼，参与有意义的社会活动适当娱乐、听音乐、冥想，使情绪放松以减轻疼痛。可预防骨质疏松。

5. 充足的钙营养　现有的骨质疏松症预防手段中，钙剂补充是最为简单、安全、经济和有效的手段之一，我国营养学会推荐成人每日钙摄入量 800mg（元素钙量）是获得理想骨峰值、维护骨骼健康的适宜剂量，如果饮食中钙供给不足可选用钙剂补充，绝经后妇女和老年人每日钙摄入推荐量为 1000mg。我国老年人平均每日从饮食中获钙约 400mg，故平均每日应补充的元素钙量为 $500 \sim 600mg$。给予患者进行适当的药物补充，不同病因的骨质疏松症患者应根据情况选择合适的药物积极治疗，有效地预防骨质疏松骨折。如钙剂和维生素 D。需要注意的是定期进行血钙磷检验。

6. 充足的维生素 D 营养　体内维生素 D 的两种主要来源为经皮肤合成和食物途径。人体皮肤在紫外线的照射下合成维生素 D。正常人在充分日照的条件下，暴露面部和前臂 30min，皮肤即可合成足够的维生素 D 满足生理需要。皮肤合成的维生素 D 分别经肝羟化酶和肾脏羟化酶的作用，转变为活性维生素 D。老年人维生素 D 营养不足户外活动减少，阳光照射不足，胃肠吸收减少，老年人肾功能减退导致体内维生素 D 不足，活性维生素 D 合成减少，使 1，25- 羟维生素 D_3 合成相对减少，激素的水平与肌酐清除率（CrCl）显著相关，老年人血维生素 D 水平降低，肌力减弱，易于摔倒。

（史可梅　李全波）

主要参考文献

[1] Cosmi F，Mazzoleni G. Evaluation of the structural quality of bone in a case of progressive osteoporosis complicating a Complex Regional Pain Syndrome（CRPS）of the upper limb. J Mech Behav Biomed Mater. 2014 Jan，29：517-28.

[2] Minatoguchi S，Fujita Y，Oyama Y，et al. Recovery From Osteoporosis in a Patient With Complex Regional Pain Syndrome Type 1. Arthritis Rheumatol. 2016 Mar，68（3）：760.

[3] Terzi R，Terzi H，Özer T，et al. A rare cause of postpartum low back pain：pregnancy- and lactation-associated osteoporosis. Biomed Res Int.2014；2014：287832. doi：10.1155/2014/287832. Epub 2014 Nov 30.

[4] Suzuki M，Orita S，Miyagi M，et al. Vertebral compression exacerbates osteoporotic pain in an ovariectomy-induced osteoporosis rat model. Spine（Phila Pa 1976）. 2013 Nov 15，38（24）：2085-91.

[5] Vaishya R，Agarwal AK，Kumar V，et al. Transient Osteoporosis of the Hip：A Mysterious Cause of Hip Pain in Adults. Indian J Orthop. 2017 Jul-Aug，51（4）：455-460.

[6] Logan S，Thu WPP，Lay WK，et al. Chronic joint pain and handgrip strength correlates with osteoporosis in mid-life women：a Singaporean cohort. Osteoporos Int，2017 Sep，28（9）：2633-2643.

[7] Naito Y，Wakabayashi H，Kato S，et al. Alendronate inhibits hyperalgesia and suppresses neuropeptide markers of pain in a mouse model of osteoporosis. J Orthop Sci，2017 Jul，22（4）：771-777.

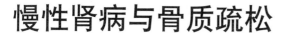

第19章

慢性肾病与骨质疏松

第一节　慢性肾病简介

肾脏不仅有维持水、电解质、酸碱平衡，调节渗透压、体液量和电解质浓度的作用，还参与体内许多物质及药物的代谢。同时，肾脏还是一个内分泌器官，合成和释放肾素，参与动脉血压的调节；合成和释放人促红细胞生成素，调节骨髓红细胞的生成；肾脏还能生成激肽、前列腺素，参与局部和全身血管活动的调节；值得注意的是，肾脏不仅通过肾小球滤过、肾小管重吸收等固有的功能参与血清钙、磷浓度的调节，还通过参与维生素 D 的活化调节钙、磷在体内的代谢。体内的维生素 D_3 在肝脏羟化为 25- 羟维生素 D_3，然后在肾脏经过 1α- 羟化酶的作用成为具有活性的 1α, 25- 羟维生素 D_3，参与体内钙、磷代谢的调节及骨的矿化，并通过血清钙的变化对甲状旁腺激素（parathyroid hormone，PTH）分泌产生反馈调节作用。

多种原因包括肾小球病变、肾小管间质性疾病、肾血管性疾病、代谢性疾病和结缔组织疾病、感染导致的肾损害、先天性和遗传性疾病进展到后期均可导致慢性肾病。我国以 IgA 肾病为主的原发性肾小球肾炎最常见，其次为高血压肾小动脉硬化、糖尿病肾病、狼疮性肾炎、慢性肾盂肾炎及多囊肾等，近年随着人口老龄化糖尿病和高血压发病率上升，糖尿病肾病、高血压肾小动脉硬化发病率明显上升。慢性肾病（chronic kidney disease，CKD）是上述多种疾病导致的肾损害进展到一定程度和时间的表现形式，临床上指肾脏损伤（肾脏结构或功能异常）≥ 3 个月，伴或者不伴肾小球滤过率（glomerular filtration rate，GFR）下降，表现为肾脏病理学异常或肾脏损伤（血、尿或影像学异常）；或不明原因的 GFR 下降 [GFR < 60ml/（min·1.73m^2）] 持续时间 ≥ 3 个月，无论是否存在肾损伤证据。CKD 进展引起肾单位不可逆性损害，肾功能逐渐丧失，最终导致代谢产物和毒物潴留，水、电解质紊乱和酸碱平衡，内分泌失调为特征的临床综合征，称为终末期肾病（endstage renal disease，ESRD）。ESRD 患者需要通过血液透析、腹膜透析或肾移植维持肾脏部分或全部功能。慢性肾病根据 GFR 值进行分期，共分为 5 期，见下表 19-1。

表 19-1   慢性肾病分期

CKD 分期	GFR [ml/（min·1.73m^2）]
1	≥ 90
2	60 ~ 89
3	30 ~ 59
4	15 ~ 29
5	< 15

第二节   慢性肾病矿物质和骨异常

一、慢性肾病矿物质和骨异常发病机制及表现

正常人体钙平衡、血清钙水平维持依赖于机体对钙的整体调节，包括钙从肠道吸收和排泄、从肾脏排泄、从骨中释放和在骨中沉积，主要有活性维生素 D、降钙素和 PTH 三者共同参与调节。CKD 患者由于肾脏结构损害、功能减退，肾脏 1α- 羟化酶产生减少，活性维生素 D 生成不足，影响了钙的吸收。加之磷主要由肾脏排泄，CKD 患者肾脏对磷的排泄能力降低，导致高磷血症。低血钙、高血磷是未经治疗的 CKD 患者的显著特征。

CKD 患者发生低钙血症和活性维生素 D 缺乏会反馈性使甲状旁腺分泌 PTH 增加，从而促进骨钙动员入血；随着肾功能的持续下降，

甲状旁腺维生素 D 受体和钙受体数量下调，由于对维生素 D 和钙的抵抗，骨骼对 PTH 脱钙作用的抵抗等原因进一步导致甲状旁腺功能亢进和腺体增生。此外，高磷血症也直接影响甲状旁腺的功能和增生，导致甲状旁腺功能亢进的进一步加重。

继发性甲状旁腺功能亢进患者 PTH 分泌增加，同时患者已经存在钙、磷、维生素 D 代谢紊乱都可以导致骨代谢的异常，整体表现为以下一项或多项：①钙、磷、PTH 或维生素 D 代谢异常；②骨转化、矿化、骨量、骨线性生长或骨强度异常；③血管或其他软组织钙化，称为慢性肾脏病矿物质和骨代谢紊乱（chronic kidney disease-mineral and bone disorder，CKD-MBD）。CKD-MBD 的诊断主要根据生化指标血清钙、磷、甲状旁腺素、碱性磷酸酶、25- 羟维生素 D 的检测，以及骨骼异常的评估和血管、软组织钙化的评估。

二、慢性肾病矿物质和骨异常患者骨的评估

CKD-MBD 患者的骨异常包括骨的转运异常、矿化异常、骨量异常，患者表现为骨痛、骨折、身高变矮等。既往将 CKD 相关的骨病理学异常称为肾性骨营养不良，包括高转化型骨病（纤维性骨炎）、低转换型骨病（骨软化症、无动力性骨病）和混合型骨病。纤维性骨炎是继发性甲状旁腺功能亢进导致高转化型骨病的典型表现；CKD 晚期体内对长期升高的 PTH 产生反应性抵抗，使骨骼中 PTH 受体下调，若同时使用磷结合剂和维生素 D 及类似物治疗可能过度抑制 PTH 分泌，导致低转化型骨病，即无动力性骨病；此外，维生素 D 不足引起骨组织钙化障碍可导致骨软化症；高转化型骨病和低转化型骨病两种因素也可并存，形成混合型骨病。

骨活检是 CKD-MBD 诊断的金标准。但由于骨活检临床操作难度大，患者不宜接受，对于诊断明确的 CKD-MBD，CKD 3 ～ 5 期患者不要求常规骨活检；但若存在不明原因的骨折、持续性骨痛、不明原因的高钙血症、不明原因的低磷血症、可能存在铝中毒及给予双膦酸盐治疗之前，应行骨活检以明确骨病的病理类型。

骨密度（BMD）不能预测 CKD-MBD 患者发生骨折的风险，也

不能预测肾性骨营养不良的类型。

生化指标不能完全预测骨病的病理类型，但是由于不能普遍开展骨活检，生化标志物是临床普遍应用的指标。对于 CKD3 ～ 5 期患者，建议血清全段甲状旁腺激素（iPTH）和碱性磷酸酶评价骨病严重程度，并预测骨转化类型；在条件允许的情况下，检测骨源性胶原代谢转换标志物（如 PICP）用来评估骨病的严重程度。

第三节 慢性肾病合并骨质疏松或骨密度低下

CKD 患者通常存在多种因素包括蛋白质营养不足、糖皮质激素的使用、维生素 D 摄入不足、维生素 D 生成减少、继发性甲状旁腺功能亢进等，导致矿物质代谢紊乱，引起骨代谢异常。CKD1 ～ 2 期患者肾脏对矿物质的调节尚可维持在正常范围，骨代谢异常多由于药物或原发疾病造成，CKD3 ～ 5 期患者肾脏调节矿物质的能力下降，骨代谢异常是 CKD-MBD 本身的表现形式。2009 年 KDIGO（Kidney Disease Improving Global Outcomes）指南指出，骨质疏松症的定义对于 CKD1 ～ 3 期患者适用；CKD3 期以后，BMD 低的患者由于存在 CKD-MBD，应称为 CKD-MBD 伴低 BMD。也就是说 CKD3 期以后的患者不存在"骨质疏松症"这一疾病定义。但是临床工作中确实会碰到许多 CKD 患者存在骨密度低下、易发生骨折的问题，急切需要有效的检测和治疗方法。

一、诊断和监测

1. 生化指标和骨转换标志物 原发性骨质疏松患者通常血清钙、磷、碱性磷酸酶值在正常范围，CKD 患者可能存在 iPTH 和 25- 羟维生素 D 的异常，应同时进行检测。建议每 6 ～ 12 个月检查血清钙、磷碱性磷酸酶水平；根据 iPTH 基线水平和 CKD 分期决定 iPTH 检查间隔时间（具体检测间隔时间可参考 CKD 诊治中生化指标的监测频率）；有条件时监测 25- 羟维生素 D 水平，并根据基线水平和目前治疗措施决定后续监测频率，若服用活性维生素 D，建议每 3 ～ 4 个月进行 25- 羟维生素 D 检测。常用 iPTH 和骨特异性碱性磷酸酶预测骨转运状态。

骨转换生化标志物分为骨形成标志物和骨吸收标志物，具体内容参见原发性骨质疏松诊疗章节。骨转化标志物有助于判断骨转换类型、骨丢失速率、骨折风险评估、了解疾病进展、制定干预措施及疗效监测。但这些标志物在 CKD 患者中的正常范围尚未建立，且肾功能下降会导致骨钙素及其他通过肾脏排泄或代谢的标志物升高。

2. 骨密度　对于 CKD1 ～ 2 期患者应同时测定腰椎和髋关节骨密度，定期复查。普通人群 BMD 可以预测骨折风险，但是 BMD 与骨折的相关性不适用于 CKD 患者，由于 CKD 患者同时存在很多因素共同决定了骨强度和骨折风险，BMD 预测骨折风险对于 CKD 晚期患者有明显的局限性。

3. 骨活检　是诊断骨病病理类型和骨转运状态的金标准，但由于是有创操作，较少应用于临床。

二、骨质疏松和骨折风险预测

对于 CKD1 ～ 3 期尚无矿物质代谢异常的患者，可以参考原发性骨质疏松症，利用亚洲人骨质疏松自我筛查工具（OSTA）进行骨质疏松风险预测，或利用 FRAX 评分进行骨折风险预测。对于 CKD3 期以后的患者无法根据骨密度预测骨折风险。

三、治疗

总体上，对于 CKD1 ～ 2 期及 CKD3 期甲状旁腺激素水平正常的患者，按普通人群原发性骨质疏松治疗方案进行治疗；对于 CKD3 期且出现继发性甲状旁腺功能亢进和矿物质代谢紊乱的患者，以及 CKD4 ～ 5 期患者，出现 CKD-MBD 生化指标异常，BMD 低下或脆性骨折，推荐根据骨活检确定病理类型，决定用药方案，鉴于临床上常规骨活检可行性不大，可以根据骨转换指标推测转换类型。

根据 2009 年 KDIGO 指南推荐，主要治疗药物包括双膦酸盐类、PTH 和雌激素受体调节剂等。

1. 双膦酸盐类药物　在原发性骨质疏松的治疗中属于一线用药，但治疗 CKD3～5 期患者伴骨密度低下的证据有限。对阿仑膦酸钠、利塞膦酸钠和唑来膦酸的大型临床研究二次分析结果显示，双膦酸盐对 CKD1～3 期患者的有效性和安全性与普通人群相似。CKD4～5 期患者由于存在 CKD-MBD，患者骨密度低下的机制更加复杂，如低动力性骨病患者破骨细胞活性减低，使用双膦酸盐会进一步导致破骨细胞抑制，故 CKD4～5 期患者使用双膦酸盐类药物前应考虑进行骨活检，在这些患者中使用双膦酸盐的疗效和安全性也有待证实。

2. 人重组甲状旁腺激素（recombinant human parathyroid hormone，rhPTH）　适用于有高骨折风险的骨质疏松患者，缺乏 rhPTH 在 CKD3 期合并矿物质代谢异常及 CKD4～5 期患者中的研究资料。PTH 的靶器官主要为肾脏和骨，促进骨钙动员，促进肾小管对钙离子重吸收和对膦酸盐的排泄，从而升高血钙、降低血磷。PTH 还间接通过增加活性维生素 D 的合成促进肠道钙吸收。间断给予 PTH 可增加成骨细胞数量，增加骨形成。

3. 选择性雌激素受体调节剂　对 CKD1～2 期绝经后骨质疏松患者适用。对 CKD3～5 期的患者仅有回顾性或小样本研究证实其可以提升骨密度。值得注意的是，选择性雌激素受体调节剂雷洛昔芬增加凝血和血管栓塞的风险，对于血透患者需要注意透析器堵塞的问题。

4. 活性维生素 D　目前观念，对于肾功能正常的原发性骨质疏松，建议补充普通维生素 D 而非活性维生素 D。CKD 患者由于活性维生素 D 生成不足，可给予活性维生素 D 及类似物。CKD3～5 期未接受透析，合并低 BMD 或高骨折风险的患者，若 PTH 进行性升高，基于对 CKD-MBD 疾病的治疗，也应使用活性维生素 D 及其类似物，此时主要目的是负反馈抑制 PTH 的生成，维持 PTH 在一定范围内。但过度使用活性维生素 D 可使 PTH 过度抑制，可能发生低转化型骨病。

5. 降钙素　在 CKD 患者中使用的证据不多，主要用于高钙血症和缓解骨质疏松或骨折导致的骨痛，国内研究发现在血透患者中使用降钙素可增加腰椎和股骨颈骨密度，降低 iPTH 水平，不增加血钙浓度。

（张　翩）

主要参考文献

[1] 中华医学会肾脏病学分会慢性肾脏病矿物质和骨异常诊治指导工作组.慢性肾脏病矿物质和骨异常诊治指导.中华医学会肾脏病学分会学术年会，2013：105-147.

[2] Kidney Disease：Improving Global Outcomes（KDIGO）CKD-MBD Work Group.KDIGO clinical practice guideline for the diagnosis，evaluation，prevention，and treatment of chronic kidney disease-mineral and bone disorder（CKD-MBD）.Kidney Int Suppl，2009，（113）：S1-S130.

[3] 陈香美.慢性肾脏病 // 王集耀.内科学.第2版.北京：人民卫生出版社，2010：667-676.

[4] 刘长金.尿的生成和排出 // 姚春.生理学.第6版.北京：人民卫生出版社，2003：215-242.

[5] 中华医学会骨质疏松和骨矿盐疾病分会.原发性骨质疏松症诊治指南.中华骨质疏松和骨矿盐疾病杂志，2011（4）：2-17.

[6] 王梅.矿物质代谢紊乱及骨代谢异常 // 王海燕.肾脏病学.第3版.北京：人民卫生出版社，2008：1919-1931.

[7] Ott S M.Bisphosphonate safety and efficacy in chronickidney disease.Kidney Int，2012，82（8）：833-835.

[8] Black D M，Schwartz A V，Ensrud K E，et al.Effects of continuing or stoppingalendronate after 5 years of treatment：the Fracture Intervention Trial LongtermExtension（FLEX）：a randomized trial.JAMA，2006，296：2927-2938.

[9] Black D M，Delmas P D，Eastell R，et al.Once-Yearly Zoledronic Acid for Treatmentof Postmenopausal Osteoporosis.N Engl J Med，2007，356：1809-1822.

[10] Jiang Y，Zhao J J，Mitlak B H，et al.Recombinant human parathyroidhormone（1-34）teriparatide improves both cortical and cancellous bonestructure.J Bone Miner Res，2003，18：1932-1941.

[11] Black D M，Greenspan S L，Ensrud K E，et al.The effects of parathyroidhormone and alendronate alone or in combination in postmenopausalosteoporosis.N Engl J Med，2003，349：1207-1215.

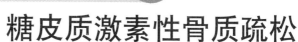

第 20 章
糖皮质激素性骨质疏松

第一节　概　　述

继发性骨质疏松症是由于疾病或药物等原因所致的骨量减少、骨微结构破坏、骨脆性增加和易于骨折的代谢性疾病。引起继发性骨质疏松症的病因很多，糖皮质激素性骨质疏松症（glucocorticoid induced osteoporosis，GIOP）在药物导致的骨质疏松症中最为常见。糖皮质激素被广泛用于慢性非感染性炎性疾病（包括结缔组织病）、过敏性疾病及器官移植，骨质疏松为其最严重的不良反应之一，即使是生理剂量的糖皮质激素也可引起骨丢失，绝经后妇女及 50 岁以上的男性为高危人群。2010 年年底美国风湿病学会发布了新版 GIOP 指南增加了包括咨询和评估项目、骨折风险评估、分类、分级干预等内容。

英国的一项调查显示，160 万患者（占英国成年人口的 0.9%）口服糖皮质激素，患者年龄跨度大，男女比例相似，其中 22% 的患者应用糖皮质激素超过半年，服用大剂量激素者中 30%～50% 可出现椎体骨折。美国的一项社区调查显示，占总人口的 0.2%～0.5% 人群曾经使用糖皮质激素，而其中超过 50% 的患者出现骨量减少或骨折。

糖皮质激素在诱导 GIOP 方面没有最低安全剂量：在 GIOP 的研究中一个重要话题是应用糖皮质激素的剂量及应用时间与导致或加重 GIOP 及脆性骨折的相关性。2005 年的一项研究结果显示，即使每日给予 5mg 泼尼松也会明显降低反映骨形成的代谢指标，如血清 N 端前胶原多肽等，提示即使服用更小剂量糖皮质激素也可能导致 GIOP。在糖皮质激素剂量与骨折风险的相关性方面，越来越多的循证医学证据证实糖皮质激素没有最低安全剂量，研究表明，GIOP 骨丢失进程为"双阶梯式",第一阶梯为快速期,在第 1 年内骨丢失率为 3% ～ 5%,(绝经后妇女为 1% ～ 2%);第二阶段为慢速期,即在随后的治疗过程中每年骨丢失率为 0.5% ～ 1%。口服糖皮质激素所致 BMD 下降多迅速发生在治疗初始的 3 个月,6 个月达到高峰,随着继续使用而缓慢、稳定地下降。长期应用 GC(疗程超过 6 个月)患者 GIOP 发生率为 30% 左右。骨丢失发生的部位多为骨小梁,以脊椎和肋骨最为明显。糖皮质激素对骨松质和骨皮质(以前者为重)均有影响,可显著增加椎体和髋部骨折。常见骨折部位有椎体、髋部、骨盆、前臂和肋骨。

第二节　作用机制

糖皮质激素通过促进破骨细胞介导的骨吸收及抑制成骨细胞介导的骨形成引起骨质疏松,其作用机制包括以下几种。

一、对成骨细胞的影响

生理浓度的糖皮质激素对成骨细胞的生成是必要的。成骨细胞是糖皮质激素作用于骨的主要位点,糖皮质激素抑制成骨细胞增殖分化,促进成骨细胞凋亡,使骨形成降低,最终表现为骨量减少。在体外试验中,生理浓度的糖皮质激素通过抑制骨合成代谢因子如胰岛素样生长因子 1、骨形态基因蛋白和转化生长因子 β,激活成骨细胞转录必需的因子 β 联蛋白和 Runx2,进而减少成骨细胞的生成;成骨细胞和脂肪细胞来源于共同的骨髓间质干细胞,糖皮质激素可通过抑制活化蛋白 1 诱导骨髓间质干细胞向脂肪细胞分化,抑制向成骨细胞分化;通过上调 Bim 和 Fas/FasL 使半胱氨酸天冬氨酸蛋白酶(caspase)调节的成骨细胞凋亡增加,也可通过 Wnt 信号通路抑制因子如 dickkopf-1,干扰骨形态发生蛋白而抑制成骨细胞分化。

二、对骨细胞的影响

糖皮质激素影响骨细胞 - 小管力学感受网络,导致网络活性下调,使骨细胞对周围的反应性下降，从而影响骨的功能、骨重塑和骨的结构；也可通过上调 Bim 和 Fas/FasL 使骨细胞的凋亡增多；骨细胞凋亡的增多也和血管内皮生长因子、血管生成、关节腔液减少相关，最终影响骨的更新。

三、对破骨细胞的影响

糖皮质激素通过 caspase-3 使破骨细胞的寿命延长，抑制巨噬细胞集落刺激因子调节通路而影响破骨细胞的活性；也可通过减少骨保护素基因转录需要的磷酸化 c-Jun 蛋白而抑制骨保护素的产生，从而导致核因子 κB 受体活化因子配体 / 骨保护素比例增加，影响破骨细胞的数量，增加骨丢失。

四、糖皮质激素对骨质疏松的间接影响

糖皮质激素可抑制钙在胃肠道和肾小管的吸收，可能诱发低钙血症和甲状旁腺功能亢进，影响骨矿化，骨量降低，尿钙排泄增加、肠道钙吸收减少所致的负钙平衡代偿性增加甲状旁腺激素（PTH）被认为是糖皮质激素诱导的骨质疏松的经典模式之一。而且糖皮质激素还直接作用于甲状旁腺增加 PTH 水平，其机制可能是增加 PTH 基因转录和增强受体后信号转导。但大部分长期口服糖皮质激素的患者中血清甲状旁腺激素在正常水平，继发性甲状旁腺功能亢进可能不是主要因素；可通过反馈抑制骨钙素和 I 型胶原影响骨矿化；糖皮质激素可致肌力下降，跌倒的风险增加致骨折的发生率升高；糖皮质激素可降低内源性垂体促性腺激素水平并抑制肾上腺雄激素合成，黄体刺激素（LH）水平的降低引起雌激素及睾酮合成减少，引起骨质疏松；NO 在骨代谢中起重要作用，最近研究表明，糖皮质激素可降低内皮的 NO 合酶，NO 抑制骨量丢失已在动物实验和绝经后骨质疏松患者中得到证实。动物实验研究表明：经皮注射 NO 供体应用硝酸甘油能防止大鼠甲基泼尼松龙应用 6 周诱导的骨量丢失。有关这方面的文献较少，NO 抑制糖皮质激素诱导的骨量丢失还需在其他的动物模型中证实。

第三节　临床表现

症状视骨质疏松程度和原发疾病性质而不同，多数症状隐匿，不少患者在进行 X 线检查时才发现并发骨质疏松症。部分患者诉腰背酸痛、乏力、肢体抽搐或活动困难，严重者可有骨骼疼痛，轻微损伤即可发生脊柱、肋骨、髋部、长骨或踝部骨折。

已公认中等到大剂量的糖皮质激素与骨丢失及骨折危险性增高显著相关，骨丢失在糖皮质激素治疗 6 ～ 12 个月时最为明显，骨小梁受累较皮质骨更为显著。糖皮质激素对骨骼的作用呈剂量和时间依赖性，研究证实，全身性应用相当于泼尼松 7.5mg/d 以上剂量的糖皮质激素 2 ～ 3 个月即可导致显著的骨丢失和骨折危险性增加，长期使用略高于 2.5mg/d 的泼尼松也与骨折危险性增高相关。在相同骨矿密度（BMD）的情况下，糖皮质激素性骨质疏松较绝经后骨质疏松者骨折危险性更高。

本病主要体征与原发性骨质疏松症类似，可有身高缩短，严重者发生脊柱后凸、驼背或胸廓畸形，还具有原发疾病的临床表现。

第四节　诊断要点

骨密度是目前判断骨质疏松的有效指标。双能 X 线扫描法是目前公认的骨密度测定方法，临床测量部位为第 1 ～ 4 腰椎和股骨颈。中华医学会骨质疏松和骨矿盐疾病分会 2006 年糖皮质激素性骨质疏松症诊疗指南建议糖皮质激素性骨质疏松症诊断标准为：有使用糖皮质激素病史，骨密度检测 T 值≤－ 2.5SD 和（或）发生脆性骨折。美国风湿病学会糖皮质激素诱导的骨质疏松防治共识建议，开始接受糖皮质激素治疗的患者，测量基础骨密度，以后每 6 个月复查 1 次；接受预防骨丢失者，每年复查 1 次。

定量计算机断层扫描应用于糖皮质激素诱导的骨质疏松患者的骨密度测定，可以通过骨形态扫描评估出更加准确的骨折相关风险。定量超声测定法、X 线片等也有参考价值。

2010 年美国风湿病学会糖皮质激素诱导的骨质疏松共识建议，不能以骨密度测定作为唯一的预测骨折风险指标，而应综合分析。WHO 骨折风险评估工具（fracture risk assessment tool）主要用于骨折发生风险的评估，根据评分分为低、中、高三种危险度，根据不同危险度进行防治。

第五节　预防及治疗

一、一般措施

由于任何剂量的糖皮质激素都会加速骨质丢失和增加骨折风险，应尽量减少糖皮质激素用量和缩短疗程，更换剂型或给药途径，换用其他免疫抑制药。任何剂量、预计疗程超过 3 个月的患者在开始糖皮质激素治疗时均需要进行有关生活方式的咨询和评估（表 20-1），建议戒烟和限制饮酒。避免跌倒。理论上类固醇性肌病可以增加跌倒风险。

钙和维生素 D 补充适用于任何疗程糖皮质激素使用患者，而不仅是疗程 ≥ 3 个月患者。

所有开始糖皮质激素治疗的患者都要补充钙和维生素 D。钙推荐剂量：饮食 + 补充 1200 ～ 1500mg/d，补充维生素 D 以达到血清 25-OH-D$_3$ 的治疗水平或 800 ～ 1000U/d 的目标定量；适量的维生素 D 水平为人体所必需的。血清 25-OH-D$_3$ 最低含量应 > 50nmol/L。在整年的治疗中应补充维生素 D$_3$ 剂量至少为 800 U/d。因为糖皮质激素能够阻碍维生素 D 的吸收，加上部分应用糖皮质激素者因病情重不能经常外出走动，所需维生素 D 可能更大。补充钙剂和维生素 D 或多或少都能够稳定长期应用糖皮质激素治疗患者的 BMD 值。

二、评估骨折风险

如前所述，GIOP 脆性骨折的发生是由多重因素造成，包括 BMD 下降、跌倒和基础风险。仅根据 BMD 来判定骨折风险存在不少缺陷

表 20-1　任何剂量、预计疗程超过 3 个月的患者在开始
糖皮质激素治疗时有关生活方式咨询和评估

序号	推荐内容	证据水平
1	负重活动	C
2	戒烟	C
3	避免过量饮酒（＞ 2 次 / 天）	C
4	钙和维生素 D 摄入的营养咨询	C
5	跌倒风险评估	C
6	基线双能 X 线吸收法（DXA）测量	C
7	血清 25- 羟维生素 D_3（25-OH-D_3）水平	C
8	基础身高	C
9	现行脆性骨折评估	C
10	对开始或现在使用泼尼松≥ 5mg/d 考虑脊柱或椎体骨折放射学成像评估	C
11	钙摄入（补充 + 饮食）1200 ～ 1500mg/d	A
12	维生素 D 补充	A
13	考虑序列 BMD 检测	C
14	考虑每年血清 25-OH-D_3 测定	C
15	每年身高测量	C
16	突发脆性骨折评估	C
17	骨质疏松药物依从性评估	C

和弊端。总体来说，评估骨折风险应构建一个能够适合不同个体的模型。从而计算出其绝对骨折风险系数。使用绝对骨折风险系数评估的缺点是何时开始治疗尚未达成共识。一般基于泼尼松每日剂量和髋部及椎体 BMD 数值而定。有 2 种方法：一是 GIOP 骨折分数（FIGS）评估。该模型能够计算未来 5 年或者 10 年骨质疏松骨折包括髋部、椎体和腕部骨折风险。优点是将潜在疾病、糖皮质激素剂量和跌倒全部打分，缺点是模型使用较为复杂。二是由 WHO 推荐的骨折风险评估

（FRAX）工具。FRAX 工具以大样本数据库为基础，优点是将家族史和 BMD 均考虑进去，很容易计算出 10 年骨折风险，缺点是并未包含一些骨折风险的重要因素（泼尼松每日剂量、跌倒风险、有无现存椎体变形）。评估骨折风险是预防和治疗 GIOP 非常重要和关键的一步，是近年来防治 GIOP 最大和最实用的进展之一。2010 年美国风湿病学会新版 GIOP 指南即根据低度（＜ 10%）、中度（10%～ 20%）、重度（＞ 20%）骨折风险进行分级干预，不仅对选择治疗策略和药物有指导意义，而且能够提高患者治疗依从性。因为这让患者更了解自己未来骨折的发生风险，并预知自身一旦开始进行抗骨质疏松治疗后骨折风险减少的程度。

三、药物治疗

必要时应给予抗骨质疏松药物治疗。用法及剂量详见原发性骨质疏松症诊疗指南，各类干预措施的效能见表 20-2。

1. 骨吸收抑制药

（1）双膦酸盐：对破骨细胞的作用可归纳为以下几方面。抑制破骨细胞前体的分化和填充，抑制破骨细胞形成；破骨细胞吞噬双膦酸盐，诱导破骨细胞凋亡；附着于骨表面，影响破骨细胞活性；干扰破骨细胞从基质接收骨吸收信号；通过成骨细胞介导，降低破骨细胞活性；干扰破骨细胞的细胞骨架；抑制破骨细胞的信号传导。另外双膦酸盐除作用于成熟破骨细胞外，还可能通过对前破骨细胞的作用而抑制骨的吸收，而且还能抑制巨噬细胞增生，从而引起凋亡。较大规模的临床试验表明，阿仑膦酸钠、依替膦酸二钠、氯屈膦酸二钠、帕米膦酸二钠及利塞膦酸钠可增加股骨近端和脊柱 BMD，阿仑膦酸钠、依替膦酸二钠及利塞膦酸钠能降低椎体骨折危险性，可作为糖皮质激素性骨质疏松症预防及治疗的一线用药。

（2）性激素替代治疗（HRT）：对于长期接受糖皮质激素治疗的患者应评价其性腺功能。有证据表明对于长期服用低、中等剂量糖皮质激素的绝经后妇女，HRT 可阻止骨丢失，增加脊柱和髋部的 BMD。小规模的临床试验证实对男性患者补充睾酮可显著增加脊柱 BMD，

表 20-2　各类干预措施预防、减少糖皮质激素性骨丢失和椎体骨折的效能

干预措施	椎体 BMD	股骨近段 BMD	椎体骨折
钙剂	未发现	未发现	无足够评价
钙＋维生素 D	A[b]	A[b]	无足够评价
1-αD₃	A	A[b]	无足够评价
骨化三醇	A	A[b]	无足够评价
激素替代疗法	A	A	无足够评价
睾酮	A	无足够评价	无足够评价
依替膦酸二钠	A	A	A[a]
阿仑膦酸钠	A	A	A[a]
利塞膦酸钠	A	A	A[a]
唑来膦酸	A	A	A[a]
伊班膦酸钠	A	A	A[a]
帕米膦酸钠	A	A	无足够评价
氯膦酸钠	A	A	无足够评价
降钙素	A[b]	A[b]	无足够评价
特立帕肽	A	A	A[a]
氟化物	A	无发现	无足够评价
雷洛昔芬	无资料	无资料	无资料
雷奈酸锶	无资料	无资料	无资料

a. 不是主要终点

b. 资料不一致

注：循证医学 I a 类证据推荐等级

但需要充分评价前列腺癌的危险性。

（3）降钙素类：为骨吸收抑制药，可减少破骨细胞的数量和活性。对于糖皮质激素诱导的骨质疏松患者，可缓解骨痛和增加椎体骨密度，但不能改变影像学的表现。作为不能耐受双膦酸盐类治疗的二线药物，目前临床上常用的是鲑鱼降钙素。

2. 骨形成促进剂

（1）甲状旁腺素氨基端片段 [PTH（1-34）]：PTH 是通过刺激骨转运而达到刺激骨形成的作用。长期随访的资料显示，PTH 治疗奇迹般地增加了脊椎骨及髋骨的骨量，同时他们在研究中发现，PTH 对髋骨产生的最大合成效应在治疗后 6 ～ 12 个月，停止治疗后其效应仍能持续大约 12 个月，但其尚缺乏骨折危险性效果的数据。

（2）氟制剂：小规模的临床试验证实可增加脊柱 BMD，尚须进一步的验证。

3. 其他治疗　硬骨素是骨细胞分泌的蛋白，在骨细胞表面结合 LRP5/6 和卷曲蛋白共同受体，可抑制经典 Wnt 信号通路，导致骨量下降。有研究显示，在成年男性和绝经后女性中，硬骨素的单克隆抗体可增加骨形成，可能是骨质疏松新的治疗方法，其安全性需进一步观察。狄诺塞麦是一种 RANK 配体抑制药，在随机双盲对照研究中，应用狄诺塞麦可提高椎骨和髋骨的骨密度。

第六节　小　　结

骨质疏松是长期应用糖皮质激素的主要并发症之一，因此，医生在长期用该类药物时应始终牢记可能出现骨量丢失。在皮质激素诱导的骨质疏松的处理上，最重要的一环是恰当地评估个体的风险因素，因为皮质激素对骨的影响不同患者间有很大差异。对于所有拟长期用皮质激素治疗的患者均应做基线 BMD 测定，高危患者应进行骨量丢失的其他原因的筛查。根据目前指南及相关临床试验结果，无论短期或长期使用糖皮质激素均应及时给予钙剂及维生素 D，对于长期接受糖皮质激素治疗的患者应监测骨密度，预防骨折发生，必要时使用抗骨质疏松药物进行个体化治疗。各指南中对于使用多少剂量糖皮质激素及达到何种骨量减少程度应开始进行抗骨质疏松药物治疗尚无统一标准，但对于有较高骨折风险，诸如高龄、低体重指数、有骨折家族史及使用大剂量糖皮质激素等患者更应及时给予抗骨质疏松药物治疗。

（刘秀婵）

主要参考文献

[1] Karine Briot, Bernad Cortet, Christian Roux, et al.2014 update of recommendations on the prevention and treatment of glucocorticoid-induced osteoporosisJoint Bone Spine, 81 (2014) : 493-501.

[2] Roussy JP.Bessette L, Bernatsky S, et al.Biologic disease-modifying anti-rheumatic drugs and risk of non-vetebral osteoporotic fractures in patiets with rheumatoid arthritis aged 50 years and over.Osteoporos Int, 2013 (24) : 2483-2492.

[3] EI-Khoury F, CAssou B, Charles MA, et al. The effet of fall prevention exercise programmes on fall induced injuries in community dwelling older adults : systematic review and meta-analysis of randomised controlled trials. BMJ, 2013, 347 : f6234.

[4] Eustathios Kenanidis MD phD, Michael E, Potouphis MD phD, et al. Management of glucocorticoid-induced osteoporosis : clinical data in relation to disease demographics, bonr mineral density and frature risk. EXper Opin.Drug Safe, 2015, 14 (7) : 1035-1053.

[5] Kenneth G.Saag, Bone of safety of low-dose glucocorticoids in rheumatic diseases.Annals of the NewYork Academy of sciences, 1318 (2014) : 55-64.

[6] 糖皮质激素诱导的骨质疏松诊治的专家共识 . 中华医学会风湿病学分会，中华风湿病学杂志，2013 (6)，363-368.

[7] 糖皮质激素性骨质疏松症诊治专家共识 . 中华医学会骨质疏松和骨矿盐疾病分会，中华全科医师杂志，2006 (8) : 460-461.

第 21 章

阿法骨化醇治疗原发性骨质疏松症的疗效与安全性评价

　　随着社会人口老龄化的进程，与年龄相关的疾病近年来逐渐增加，骨质疏松成为全球越来越关注的健康问题，严重影响居民生活质量和健康寿命。2003～2006 年由卫生部科教司组织的全国大规模骨质疏松流行病学调查估计，中国 2006 年 50 岁以上人群中约有 6944 万人患有骨质疏松症，其中以椎体 $L_1 \sim L_4$，股骨颈和大转子 BMD 值为基础的骨质疏松症总患病率为 15.7%（男性和女性分别为 5.3% 和 24.4%），椎体和股骨颈总患病率分别为 20.7% 和 14.4%（男性和女性分别为椎体 2.6% 和 27.3%；股骨颈分别为 4.9% 和 11.5%），60 岁以上老年人骨质疏松症发病率明显升高，女性尤其突出。中国是人口大国，老龄化速度也非常快速，据我国第五次人口普查报告，预计到 2020 年我国 60 岁以上老年人口将增加至 2.45 亿，是世界上老年人口绝对数量最多的国家。据估计，在美国 50 岁以上的人口中有 50% 的人一生中患有骨质疏松性骨折的风险。骨质疏松症最常见的骨折部位为椎体、髋部和腕部，骨质疏松症所引起的骨折或疼痛等症状经常会使患者遭受巨大的身心痛苦，同时，也给家庭和社会带来沉重的负担。据统计，每年骨质疏松相关骨折所带来的花费在美国和欧洲均达到了数百亿美元。因此，对于我国这样的发展中国家，探索安全、有效的治疗药物对于降低骨折风险及危害，提高生活质量十分必要。

　　骨质疏松症的治疗药物种类繁多，主要包括双膦酸盐类（阿仑膦酸钠、依替膦酸二钠、伊班膦酸钠、利塞膦酸钠、唑来膦酸注射液）、降钙素类（鲑鱼降钙素、鳗鱼降钙素）、雌激素类、甲状旁腺激素、选择性雌激素受体调节剂类（雷洛昔芬）、锶盐（雷奈酸锶）、活性维生素 D 及其类似物（阿法骨化醇、骨化三醇）、维生素 K_2（四烯甲萘醌）、植物雌激素及中药等。近年来联合用药也成为了治疗骨质疏松症的热点，但联合用药较为复杂，要考虑到药物间的相互作用，且大部分联合用药对于骨质疏松症治疗效果并不显著，特别是对降低骨折风险没有额外的帮助。随着用药种类的增加，患者发生不良反应的风险也会随之提高。同时，多种药物联合用药的费用必然大大提高，对于骨质疏松症患者来说将是一个很大的负担，尤其是对于像我国这样的发展中国家的骨质疏松症患者。另外，骨质疏松症药物治疗的依从性较差，这可能和给药方式或者用药频率有关。因此，在考虑骨质疏松症的治疗方案时，选择尽可能简单方便，不良反应小，效果又显著的方式，对骨质疏松症患者将是一个最佳的选择。

阿法骨化醇作为一种活性维生素 D，是最早用于骨质疏松防治的药物，可调节钙磷代谢、改善肾功能及免疫调节作用，已经被日本的临床医生认可作为治疗骨质疏松症的一种有效的药物。目前，国内外学者对阿法骨化醇已进行了大量临床试验与基础实验研究。Orimo 等的研究指出阿法骨化醇联用钙剂对于绝经后骨质疏松的女性不仅可以保持骨小梁的质量，减少椎体骨折的风险且无严重的不良反应。Shiraki 等的研究表明，阿法骨化醇联用钙剂可以增加老年骨质疏松女性腰椎骨密度，并抑制全身骨密度的丢失。我国的研究人员邢小平等研究指出阿法骨化醇联合钙剂可以预防绝经后骨量减少、骨质疏松妇女的骨量丢失，并可增加骨密度。近期的一个荟萃分析结果表明，如未同时给予钙，则维生素 D 补充剂不能预防髋部、椎体及其他部位的骨折，维生素 D 联用钙剂能够减少髋部骨折的发生率。尽管依据居住状况进行亚组分析显示，慈善护理机构的人员髋部骨折显著减少，但与社区居民相比较，其差异不具有统计学意义。最新的一个荟萃分析结果显示，每日补充维生素 D，股骨颈骨密度有较小的获益，但试验间存在异质性，其他任何部位（包括全髋）骨密度均未报道有任何获益，且发现股骨颈和全髋关节的积极结果存在偏差。阿法骨化醇的不良反应涉及高钙血症、胃肠道不良反应及肾脏损害等。

随着循证医学在中国的引入和传播，系统评价这一综合研究、积累知识的方法引起我国越来越多科研工作者和临床医师药师的关注。近年来，已经有一定数量的关于比较阿法骨化醇和其他药物治疗原发性骨质疏松症的随机对照试验，但大多临床试验纳入试验例数偏少，结局指标不尽相同且研究结论也不尽一致。

本研究应用循证医学思想精髓和系统科学的研究方法，通过全面、系统地检索，对阿法骨化醇治疗原发性骨质疏松症的临床疗效和安全性方面进行评价研究，将最佳的研究证据与医生的临床经验和技能、患者独特的价值取向和境况进行整合，从药物临床试验、合理用药、药物不良反应、阿法骨化醇单用或与其他药物联用治疗原发性骨质疏松的疗效分析等多方面、多角度进行评价，旨在骨折风险、骨密度及不良反应等方面来综合比较阿法骨化醇和其他药物治疗原发性骨质疏松症的效果及不良反应，从而选择一种更有利于患者的治疗方式，为优化临床诊疗方案及尽可能地减少药害事件的发生，促进临床科学、合理、安全、经济用药提供依据。

第一节　研究内容与方法

一、药品基本信息

阿法骨化醇为活性维生素 D_3 类化合物，广泛用于治疗老年性及绝经后妇女的骨质疏松症，其药效成分在小肠被吸收，经由肝脏迅速代谢成为 1α, 25- 羟维生素 D_3 而发挥药效。2009 年中华医学会骨科学分会的专家们制定的"骨质疏松骨折诊疗指南"及 2011 年中华医学会骨质疏松和骨矿盐疾病分会专家们制定的"原发性骨质疏松诊治指南"中均指出，活性维生素 D_3 不仅能增进肠钙吸收，促进骨形成和骨矿化，而且有助于增强肌力，提高神经肌肉协调性，防止跌倒倾向，降低骨质疏松骨折的发生率。

目前，阿法骨化醇国内外剂型主要有片剂、胶囊剂、滴丸及滴剂，以软胶囊和胶丸在临床上最为常用。

二、文献检索策略

根据 Cochrane handbook 5.0.1，以 "osteoporosis""alfacalcidol" "bone density" 等及相应中文词为检索词。检索 Pubmed（1966—2013.9）、Cochrane library（CENTRAL）、EMBASE（1974—2013.9）、CBM（1978—2013.9）、CNKI（1979—2013.9）、VIP（1978—2013.9）、WANFANG（1978—2013.9）等数据库的相关文献。同时，手工检索《中国骨质疏松杂志》《中华内分泌杂志》《中华老年医学杂志》《中华妇产科杂志》等，杂志增刊及会议摘要文献及 http：//www. Clinical-Trials.gov/ 等临床试验注册网站，筛选正在进行尚未完成或已完成未发表的临床研究。两位评价者独立检索、筛选和评价。结论不一致时，讨论解决或由第 3 位评价者仲裁。

三、文献纳入及排除标准

（一）纳入标准

阿法骨化醇对原发性骨质疏松症患者骨折影响的随机对照试验（随访时间至少 1 年）。

（1）骨质疏松的检测及参考标准：通过骨矿物质密度检测，检测的仪器可为双能 X 射线吸收仪（DXA）或定量计算机断层扫描（QCT）。以 WHO 推荐的 T 值＜ － 2.5SD 为诊断骨质疏松症的参考标准。

（2）干预措施：阿法骨化醇单用或与钙剂或阿仑膦酸钠或维生素 D 联用；对照组为空白对照或安慰剂单用或与钙剂联用，阿仑膦酸钠单用或与钙剂联用，依替膦酸二钠，降钙素，艾地骨化醇与维生素 D 联用等，优先选择治疗指南中的对照药物，并追加文献检索中大量研究的药物。

（3）结局指标：原发性骨质疏松症为阿法骨化醇的主要适应证。主要结局指标为脆性骨折（椎体骨折、非椎体骨折及不确定部位骨折的发生率），在此基础上，次要结局指标为骨密度（腰椎、股骨颈、Ward's 三角及大转子等部位），骨密度的结果以平均值加减标准差表示，必要时进行数据转换。

（4）完整的基线数据和产出数据，有试验组及对照组骨折数据，骨密度以均数 ± 标准差表示，若无基线数据则需要有基线可比性说明。

（二）排除标准

（1）研究为非随机对照研究，如回顾性研究、观察性研究或综数等。

（2）患继发性骨质疏松症包括糖皮质激素引起的骨质疏松症及可影响骨代谢的疾病或是有严重心肝肾脑疾病和血液系统疾病的患者。

（3）重复发表、非原始的或使用同一临床研究数据的文献。

无基线数据或所需产出指标，或产出指标仅以变化值表示的文献。

结果数据表示方法不当的文献。

非中文和非英文文献。

（4）动物实验研究。

四、数据提取

根据 Cochrane 系统评价员手册推荐的指南，结合本研究使用 Microsoft Excel 2010 制作数据提取表，两位研究者独立提取。提取数据包括以下内容。

（1）文献基本特征信息：研究名称、作者、文献题目、杂志名称及发表时间。

（2）文献基本特征信息：研究名称、设计类型、纳入标准、排除标准、疗程、干预措施（注明剂量）、产出指标及备注。

（3）文献基本特征信息：纳入研究名称、性别、年龄、干预措施（试验组、对照组及例数）、疗程、剔除／退出／失访情况、结局指标及有无基金支持等。

五、文献质量评价

以随机、分配隐藏、盲法、退出／失访的报道、选择性报道结果等指标评价纳入文献的质量，结果表示包括是、否及未（未提及）。

六、统计学方法

采用 Revman5.2 软件进行 Meta 分析。主要结局指标骨折率为二分类变量，使用风险比（RR）作为效应量合并分析。次要结局指标骨密度为连续性变量，采用加权均方差或标准化均方差（WMD 或 SMD）表示合并效应量，合并效应量检验的显著水准为 $\alpha=0.05$。异质性检验采用卡方检验，显著水准 $\alpha=0.10$。若异质性检验的 $P > 0.10$，则采用固定效应模型合并效应量。若异质性检验的 $P \leqslant 0.10$，则采用随机效应模型。检验或可信区间法，以 Z (u) 检验的 $P \leqslant 0.05$ 或 WMD/SMD 的 95% 可信区间不包括 0 表示组间比较的差异有统计学意义。

第二节 阿法骨化醇治疗原发性骨质疏松症患者的疗效评价

一、研究结果

（一）文献检索结果

阿法骨化醇单用或联用与其他药物进行比较，对降低骨折风险和增加骨密度方面的作用相关文献，共检索到 4152 篇，其中英文 2951 篇，中文 1201 篇。经文献初筛及阅读全文后，剔除重复发表及不符合纳入标准的文献，最终纳入 15 篇中英文随机对照试验的文献。

（二）纳入文献的质量评价

在所纳入的研究中，所有文献均采用随机对照试验并描述了正确的随机方法。其中 4 篇文献实施了正确的分配隐藏方法，1 篇文献未实施分配隐藏，其余文献均未提及是否实施分配隐藏。6 篇文献结果评价者对组别分配采用了盲法，3 篇文献结果评价者对组别分配未采用盲法，6 篇文献未提及结果评价者是否对组别分配采用盲法。4 篇文献医疗服务提供者未采用盲法，其余文献医疗服务提供者均采用了盲法。7 篇文献受试者采用了盲法，其余文献受试者未采用盲法。2 篇文献未报道退出和失访，其余文献均报道了受试者退出和失访。2 篇文献选择性报道结果，其余文献均如实报道了结果。

（三）阿法骨化醇的疗效评价

1. 阿法骨化醇与空白对照对骨折的影响 阿法骨化醇与空白对照组比较，阿法骨化醇可降低患者发生椎体骨折、非椎体骨折和髋部骨折的风险，但骨折发生率的差异均无统计学意义。由于纳入文献的研究例数较少，可能会影响结果的真实性，还需要以后大样本的临床数据进行统计分析（表21-1）。

表21-1 阿法骨化醇 (1μg/d) 服用 2 年对骨折影响的分析结果

部位	研究数量	例数（例）	治疗组（例）	对照组（例）	RR (95%CI)	P 值	异质性 P 值 ^{a}	I^2 值 (%)	使用模型
椎体	3	278	136	142	0.59 (0.31, 1.14)	0.12	0.47	0	FE
非椎体	1	132	66	66	0.33 (0.04, 3.12)	0.34	—	—	FE
髋部	1	132	66	66	0.33 (0.01, 8.04)	0.50	—	—	FE

a. χ^2 检验得到的 P 值；FE. 固定效应模型；RR. 相对危险度；95% CI. 95% 置信区间

2. 阿法骨化醇与依替膦酸钠对骨折及骨密度的影响 阿法骨化醇与依替膦酸二钠（200mg）比较，依替膦酸二钠在降低患者椎体骨折的风险优于阿法骨化醇，但差异可能具有统计学意义，$P=0.05$，处于边界，有待于继续考证来得到更为准确的结论。患者非椎体骨折的风险两组相当，但差异无统计学意义。

阿法骨化醇与依替膦酸二钠（400mg）比较，依替膦酸二钠在降低椎体骨折风险方面优于阿法骨化醇，骨折发生率的差异具有统计学意义。

阿法骨化醇与依替膦酸二钠比较，依替膦酸二钠增加腰椎 BMD 的作用优于阿法骨化醇，差异具有统计学意义（表21-2～表21-4）。

3. 阿法骨化醇与降钙素对骨折的影响 阿法骨化醇与降钙素比较，降钙素在降低患者椎体骨折和非椎体骨折的风险均优于阿法骨化醇，但差异均不具有统计学意义（表21-5）。

4. 阿法骨化醇＋钙与钙对骨折及骨密度的影响 阿法骨化醇＋钙

311

表 21-2　阿法骨化醇 (1μg/d) 与依替膦酸二钠 200mg/d
服用 1～2 年对骨折影响的分析结果

部位	研究数量	例数（例）	治疗组（例）	对照组（例）	RR（95%CI）	P 值	异质性		使用模型
							P 值 a	I^2 值 (%)	
椎体	2	403	204	199	1.83 (1.01, 3.32)	0.05	0.38	0	FE
非椎体	1	132	66	66	1.00 (0.06, 15.65)	1.00	—	—	FE
髋部	1	132	66	66	—	—	—	—	FE

a. x^2 检验得到的 P 值；FE. 固定效应模型；RR. 相对危险度；95% CI. 95% 置信区间

表 21-3　阿法骨化醇 (1μg/d) 与依替膦酸二钠 (400mg/d)
服用 1 年对骨折影响的分析结果

部位	研究数量	例数（例）	治疗组（例）	对照组（例）	RR（95%CI）	P 值	异质性		使用模型
							P 值 a	I^2 值 (%)	
椎体	1	273	138	135	2.77 (1.13, 6.82)	0.03	—	—	FE

a. x^2 检验得到的 P 值；FE. 固定效应模型；RR. 相对危险度；95% CI. 95% 置信区间

表 21-4　阿法骨化醇 (1μg/d) 与依替膦酸二钠 [(200mg/400mg) /d]
服用 1 年对骨密度影响分析结果

部位	研究数量	例数（例）	治疗组（例）	对照组（例）	MD（95%CI）	P 值	异质性		使用模型
							P 值 a	I^2 值 (%)	
腰椎	2	554	280	274	-3.35 (-4.16, -2.55)	0.000 01	0.18	45	FE

a. x^2 检验得到的 P 值；FE. 固定效应模型；RR. 相对危险度；95% CI. 95% 置信区间

表 21-5 阿法骨化醇（1μg/d）与降钙素使用 2 年对骨折影响的分析结果

部位	研究数量	例数（例）	治疗组（例）	对照组（例）	RR（95%CI）	P 值	异质性 P 值[a]	异质性 I^2 值（%）	使用模型
椎体	2	231	116	115	1.38（0.59，3.20）	0.46	—	—	FE
非椎体	1	132	66	66	3.00（0.12，72.33）	0.50	—	—	FE
髋部	1	132	66	66	—	—	—	—	FE

a. x^2 检验得到的 P 值；FE. 固定效应模型；RR. 相对风险比；95% CI.95% 置信区间

与钙比较，阿法骨化醇联合钙剂在降低患者椎体骨折、非椎体骨折、髋部骨折和不确定部位骨折的风险均优于单用钙剂，但差异均无统计学意义。

阿法骨化醇联合钙剂增加患者腰椎、ward's 三角 BMD 的作用均显著优于单纯钙剂，差异均具有高度统计学意义（$P < 0.01$），增加患者股骨颈 BMD 的作用优于单纯钙剂，差异具有统计学意义，增加大转子 BMD 的作用优于单纯钙剂，但差异无统计学意义（表 21-6，表 21-7）。

表 21-6 阿法骨化醇 [（0.25μg/0.5μg/0.75μg/1μg）/d]+钙与钙服用 1～2 年对骨折影响的分析结果

部位	研究数量	例数（例）	治疗组（例）	对照组（例）	RR（95%CI）	P 值	异质性 P 值[a]	异质性 I^2 值（%）	使用模型
椎体	3	291	163	128	0.48（0.18，1.31）	0.15	0.71	0	FE
非椎体	2	193	95	98	0.14（0.01，2.66）	0.19	—	—	FE
髋部	2	193	95	98	0.20（0.01，4.00）	0.29	—	—	FE
不确定部位	2	139	65	75	0.70（0.15，3.34）	0.65	—	—	PE

a. x^2 检验得到的 P 值；FE. 固定效应模型；RR. 相对风险比；95% CI.95% 置信区间

表 21-7　阿法骨化醇 [(0.25μg/0.5μg/0.75μg/1μg)/d]+ 钙与钙
服用 1～2 年对骨密度影响的分析结果

| 部位 | 研究数量（例） | 例数（例） | 治疗组（例） | 对照组（例） | RR（95%CI） | P 值 | 异质性 | | 使用模型 |
							P 值[a]	I²值(%)	
腰椎	3	176	91	85	2.66 (1.14, 4.17)	0.000 6	0.61	0	FE
股骨颈	2	107	57	50	2.31 (0.21, 4.41)	0.03	0.98	0	FE
Ward's 三角	2	105	57	48	6.75 (2.27, 11.23)	0.003	0.69	0	FE
大转子	2	107	57	50	2.68 (−0.24～5.60)	0.07	0.57	0	FE

a. x^2 检验得到的 P 值；FE. 固定效应模型；RR. 相对风险比；95% CI. 95% 置信区间

5. 阿法骨化醇 + 钙与阿仑膦酸钠 + 钙对骨折及骨密度的影响　阿法骨化醇 + 钙与阿仑膦酸钠 + 钙比较，阿仑膦酸钠联合钙剂在降低患者椎体骨折的风险优于阿法骨化醇联合钙剂，差异具有统计学意义；阿仑膦酸钠联合钙剂在降低患者非椎体骨折的风险优于阿法骨化醇联合钙剂，但差异无统计学意义。

阿法骨化醇 + 钙与阿仑膦酸钠 + 钙比较，阿仑膦酸钠联合钙剂在增加患者腰椎和股骨颈 BMD 方面均显著优于阿法骨化醇联合钙剂，差异均具有高度统计学意义（$P < 0.01$）。腰椎 BMD 方面，2 个研究存在异质性（临床异质性或方法异质性），采用随机效应模型进行合并（表 21-8，表 21-9）。

6. 阿法骨化醇 + 阿仑膦酸钠与阿仑膦酸钠对骨折的影响　阿法骨化醇 + 阿仑膦酸钠与阿仑膦酸钠比较，阿法骨化醇联合阿仑膦酸钠在降低椎体及非椎体骨折风险方面均优于单用阿仑膦酸钠，但差异均无统计学意义（表 21-10）。

7. 阿法骨化醇 + 维生素 D 与艾地骨化醇 + 维生素 D 对骨折的影响　阿法骨化醇 + 维生素 D 与艾地骨化醇 + 维生素 D 比较，艾地骨

表 21-8　阿法骨化醇 [(0.5μg/1μg)/d]+ 钙服用 1～3 年对骨折影响的分析结果

部位	研究数量	例数（例）	治疗组（例）	对照组（例）	RR（95%CI）	P 值	异质性		使用模型
							P 值 [a]	I^2 值（%）	
椎体	5	855	427	428	1.57(1.02, 2.43)	0.04	0.70	0	FE
非椎体	1	134	66	68	1.37(0.50, 3.74)	0.53	—	—	FE

a. x^2 检验得到的 P 值；FE. 固定效应模型；RR. 相对风险比；95% CI.95% 置信区间

表 21-9　阿法骨化醇 [(0.5μg/1μg)/d]+ 钙
服用 1～3 年对骨密度影响的分析结果

部位	研究数量	例数（例）	治疗组（例）	对照组（例）	RR（95%CI）	P 值	异质性		使用模型
							P 值 [a]	I^2 值（%）	
腰椎	2	238	119	119	-6.43(-9.51, -3.34)	< 0.000 1	< 0.000 01	100	RE
股骨颈	1	134	66	68	-3.50(-3.64, -3.36)	< 0.000 01	—	—	RE

a. x^2 检验得到的 P 值；RE. 随机效应模型；RR. 相对风险比；95% CI.95% 置信区间

表 21-10　阿法骨化醇（1μg/d）+ 阿仑膦酸钠与阿仑膦酸钠
服用 2 年对骨折影响的分析结果

部位	研究数量	例数（例）	治疗组（例）	对照组（例）	RR（95%CI）	P 值	异质性		使用模型
							P 值 [a]	I^2 值（%）	
椎体	1	2022	995	1027	0.92 (0.67, 1.27)	0.61	—	—	FE
非椎体	1	2022	995	1027	0.67 (0.31, 1.42)	0.29	—	—	FE

a. x^2 检验得到的 P 值；FE. 固定效应模型；RR. 相对风险比；95% CI.95% 置信区间

化醇联合维生素 D 在降低椎体及非椎体骨折风险方面均优于阿法骨化醇联合维生素 D，但差异均无统计学意义（表 21-11）。

表 21-11　阿法骨化醇（1μg/d）+ 维生素 D 与艾地骨化醇 + 维生素 D
　　　　　服 3 年对骨折影响的分析结果

部位	研究数量	例数（例）	治疗组（例）	对照组（例）	RR（95%CI）	P 值	异质性		使用模型
							P 值 [a]	I^2 值（%）	
椎体	1	144	523	526	1.26（0.93，1.71）	0.14	—	—	FE
非椎体	1	144	523	526	1.20（0.81，1.77）	0.37	—	—	FE

a. x^2 检验得到的 P 值；FE. 固定效应模型；RR. 相对风险比；95% CI. 95% 置信区间

二、结论

综上所述，考虑到纳入文献的质量、异质性及发表偏倚等影响，本系统评价具有较高的证据强度，且有较好的外部效度。

阿法骨化醇与空白对照相比较，阿法骨化醇（1μg/d）服用 2 年可降低患者发生椎体、非椎体及髋部骨折的风险，但差异不具有统计学意义。

阿法骨化醇与依替膦酸二钠比较，依替膦酸二钠（200mg/d）服用 1～2 年在降低患者椎体骨折的风险优于阿法骨化醇（1μg/d），但差异可能具有统计学意义，P=0.05，处于边界，有待于继续考证来得到更为准确的结论。患者非椎体骨折的风险两组相当，但差异无统计学意义。依替膦酸二钠（400mg/d）服用 1 年在降低患者椎体骨折的风险优于阿法骨化醇（1μg/d），差异具有统计学意义。依替膦酸二钠（200mg/d 或 400mg/d）服用 1 年增加腰椎 BMD 的作用优于阿法骨化醇（1μg/d），差异具有统计学意义。

阿法骨化醇与降钙素比较，降钙素使用 2 年在降低患者椎体和非椎体骨折的风险均优于阿法骨化醇（1μg/d)，但差异均不具有统计学意义。

阿法骨化醇 + 钙与钙比较，阿法骨化醇（1μg/d）联合钙剂服用 1～2 年在降低患者椎体骨折、非椎体骨折、髋部骨折和不确定部位骨折的风险，增加大转子 BMD 的作用均优于单用钙剂，但差异均无统计学意义；增加患者腰椎、ward's 三角 BMD 的作用均显著优于单纯钙剂，差异均具有高度统计学意义（$P < 0.01$）；增加患者股骨颈 BMD 的作用优于单纯钙剂，差异具有统计学意义。

阿法骨化醇＋钙与阿仑膦酸钠＋钙比较，阿仑膦酸钠联合钙剂服用 1～3 年在降低患者椎体骨折的风险优于阿法骨化醇（0.5μg/d 或 1μg/d）联合钙剂，差异具有统计学意义；阿仑膦酸钠联合钙剂在降低患者非椎体骨折的风险优于阿法骨化醇联合钙剂，但差异无统计学意义。阿仑膦酸钠联合钙剂在增加患者腰椎和股骨颈 BMD 方面均显著优于阿法骨化醇联合钙剂，差异均具有高度统计学意义（$P < 0.01$）。

阿法骨化醇＋阿仑膦酸钠与阿仑膦酸钠比较,阿法骨化醇(1μg/d)联合阿仑膦酸钠在降低椎体及非椎体骨折风险方面均优于单用阿仑膦酸钠，但差异均无统计学意义。

阿法骨化醇＋维生素 D 与艾地骨化醇＋维生素 D 比较，艾地骨化醇联合维生素 D 服用 3 年在降低椎体及非椎体骨折风险方面均优于阿法骨化醇（1μg/d）联合维生素 D，但差异均无统计学意义。

第三节　阿法骨化醇治疗原发性骨质疏松症患者的安全性评价

近年来，阿法骨化醇新的不良反应和不良事件有逐年增加的趋势，本章节在阿法骨化醇疗效学评价所检出文献的基础上，列举阿法骨化醇正常剂量的不良反应和超常剂量的不良事件，并利用 Meta 分析的方法，统计不良事件的发生率。由于骨质疏松症病程较长，因此，探讨阿法骨化醇长期使用的安全性是非常必要的。

一、研究结果

所纳入的文献中，无超剂量使用阿法骨化醇的情况，文献报道中均在正常剂量发生的不良反应（1μg/d），其不良反应主要涉及消化系统、骨骼肌肉系统、泌尿系统、神经系统、皮肤系统、血液系统、心血管系统及呼吸系统，严重不良反应主要有肾结石、尿石病、死亡及癌化，处置方案均为停药。

阿法骨化醇不良反应/事件发生率最高的鼻咽炎为59.32%，其次为骨骼肌肉系统的挫伤22.43%，再次为心口痛15.15%，轻微血钙升高14.12%。

阿法骨化醇不良反应研究主要集中在日本，少部分在中国北京、爱尔兰、以色列等地。受试人群男女均有，年龄段主要为45～70岁，少量试验对全年龄段进行研究。

阿法骨化醇单用或联用其他药物与其他药物比较，不良反应发生率的研究结果如下。

（一）阿法骨化醇＋钙与钙不良反应的发生率

阿法骨化醇＋钙与钙比较，阿法骨化醇联用钙剂患者胃肠道及高钙尿症不良反应的发生率低于单纯钙剂，高钙血症不良反应的发生率高于单纯钙剂，但差异均无统计学意义（表21-12）。

表21-12　阿法骨化醇 [（0.25μg/0.5μg/0.75μg/1μg）/d]＋钙与钙
服用1～2年不良反应发生率的分析结果

部位	研究数量	例数（例）	治疗组（例）	对照组（例）	RR（95%CI）	P值	异质性 P值[a]	异质性 I^2值（%）	使用模型
胃肠道	1	66	24	42	0.57（0.02, 13.55）	0.73	—	—	FE
高钙血症	2	146	62	84	1.37（0.76, 2.47）	0.30	0.56	0	FE
高钙尿症	1	66	24	42	0.64（0.32, 1.31）	0.22	—	—	FE

a. x^2检验得到的P值；FE.固定效应模型；RR.相对风险比；95% CI. 95%置信区间

（二）阿法骨化醇＋钙与阿仑膦酸钠＋钙不良反应的发生率

阿法骨化醇＋钙与阿仑膦酸钠＋钙比较，阿法骨化醇联用钙剂患者胃肠道不良反应的发生率低于阿仑膦酸钠联用钙剂，差异具有高度统计学意义。两个研究的异质性大，采用随机效应模型进行合并分析。

阿法骨化醇联用钙剂患者高钙血症及高钙尿症不良反应的发生率均低于阿仑膦酸钠联用钙剂，但差异无统计学意义（表 21-13）。

表 21-13　阿法骨化醇 [（0.5μg/1μg）/d]＋钙
服用 1～3 年不良反应发生率的分析结果

部位	研究数量	例数（例）	治疗组（例）	对照组（例）	RR（95%CI）	P 值	异质性 P 值 [a]	异质性 I^2 值（%）	使用模型
胃肠道	2	499	241	258	0.37（0.23，0.57）	＜ 0.000 1	0.000 2	93	RE
高钙血症	1	207	103	104	0.34（0.01，8.17）	0.50	—	—	FE
高钙尿症	2	246	110	136	0.33（0.10，1.05）	0.06	0.77	0	FE

a. x^2 检验得到的 P 值；FE. 固定效应模型；RR. 相对风险比；95% CI. 95% 置信区间

（三）阿法骨化醇＋阿仑膦酸钠与阿仑膦酸钠不良反应的发生率

阿法骨化醇＋阿仑膦酸钠与阿仑膦酸钠比较，阿法骨化醇联用钙剂患者胃肠道及高钙尿症不良反应的发生率均低于单用阿仑膦酸钠，但差异无统计学意义（表 21-14）。

表 21-14　阿法骨化醇（1μg）＋阿仑膦酸钠与阿仑膦酸钠
服用 2 年不良反应发生率的分析结果

部位	研究数量	例数（例）	治疗组（例）	对照组（例）	RR（95%CI）	P 值	异质性 P 值 [a]	异质性 I^2 值（%）	使用模型
胃肠道	1	2064	1081	1083	0.96（0.78，1.19）	0.72	—	—	FE
高钙尿症	1	2064	1081	1083	0.67（0.24，104.22）	0.30	—	—	FE

a. x^2 检验得到的 P 值；FE. 固定效应模型；RR. 相对风险比；95% CI. 95% 置信区间

（四）阿法骨化醇＋维生素 D 与艾地骨化醇＋维生素 D 不良反应的发生率

阿法骨化醇＋维生素 D 与艾地骨化醇＋维生素 D 比较，阿法骨化醇联用维生素 D 患者高钙血症及高钙尿症不良反应的发生率均低于艾地骨化醇联用维生素 D，差异均具有高度统计学意义。阿法骨化醇联用钙剂患者胃肠道不良反应的发生率均也低于艾地骨化醇联用维生素 D，但差异无统计学意义（表 21-15）。

表 21-15　阿法骨化醇 1μg＋维生素 D 与艾地骨化醇＋维生素 D 服用 3 年不良反应发生率的分析结果

部位	研究数量	例数（例）	治疗组（例）	对照组（例）	RR（95%CI）	P 值	异质性 P 值 a	异质性 I² 值（%）	使用模型
胃肠道	1	1054	526	528	0.94 (0.80,1.10)	0.43	—	—	FE
高钙血症	1	1054	526	528	0.61 (0.48,0.78)	< 0.000 1	—	—	FE
高钙尿症	1	1054	526	528	0.64 (0.49,0.84)	0.001	—	—	FE

a. x^2 检验得到的 P 值；FE. 固定效应模型；RR. 相对风险比；95% CI. 95% 置信区间

二、结论

阿法骨化醇的不良反应与维生素 D_3 相似，且患者常同服钙制剂，高钙血症和高钙尿症偶发，但大多无临床意义，很快恢复正常。长期大剂量服用还可能出现消化道症状，包括胃肠不适、便秘、厌食、腹胀等。另外还有神经系统症状，包括头晕、头痛等。停药后即可恢复正常。

Meta 分析显示，阿法骨化醇联用钙剂患者胃肠道及高钙尿症不良反应的发生率低于单纯钙剂，高钙血症不良反应的发生率高于单纯钙剂，但差异均无统计学意义。阿法骨化醇联用钙剂患者胃肠道不良反应的发生率低于阿仑膦酸钠联用钙剂，差异具有高度统计学意义。阿法骨化醇联用钙剂患者高钙血症及高钙尿症不良反应的发生率均低于阿仑膦酸钠联用钙剂，但差异无统计学意义。阿法骨化醇联用钙剂患者胃肠道及高钙尿症不良反应的发生率均低于单用阿仑膦酸钠，但差异无统计学意义。阿法骨化醇联用维生素 D 患者高钙血症及高钙尿症不良反应的发生率均低于艾地骨化醇联用维生素 D，差异均具有高度统计学意义。阿法骨化醇联用钙剂患者胃肠道不良反应的发生率均低于艾地骨化醇联用维生素 D，但差异无统计学意义。

（张金红　戴　滨　房德敏）

主要参考文献

[1] 中国健康促进基金会骨质疏松防治中国白皮书编委会. 骨质疏松症中国白皮书. 中华健康管理学杂志，2009，3（3）：148-154.

[2] General OO. Bone Health and Osteoporosis: A Report of the Surgeon General[J]. Office of the Surgeon General，2004，4（3）：379-382.

[3] Orimo H，Shiraki M，Hayashi Y，et al.Effects of 1α-hydroxyvitamin D_3 on lumbar bone mineral density and vertebral fractures in patients with postmenopausal osteoporosis .Calcif Tissue Int，1994，54（5）：370-376.

[4] Shiraki M，Kushida K，Yamazaki K，et al.Effects of 2 years' treatment of osteoporosis with 1α-hydroxy vitamin D_3 on bone mineral density and incidence of fracture：a placebo-controlled，double-blind prospective study.Endocrine Journal，1996，43（2）：211-220.

[5] 邢小平，樊继援，孟迅吾，等. 低剂量1α 羟维生素 D_3 治疗骨质疏松症的疗效观察. 中华老年医学杂志，2002，21（4）：261-263.

[6] Avenell A，Gillespie W J，Gillespie L D，et al.Vitamin D and vitamin D analogues for preventing fractures associated with involutional and post-menopausal osteoporosis.Cochrane Database Syst Rev，2009.

[7] Reid I R，Bolland M J，Grey A.Effects of vitamin D supplements on bone mineral density：a systematic review and meta-analysis .Lancet，2014，383（9912）：11-17.

[8] 中华医学会骨科学分会. 骨质疏松骨折诊疗指南. 中国骨肿瘤骨病，2009，8（5）：287-291

[9] 中华医学会骨质疏松和骨矿盐疾病分会. 原发性骨质疏松症诊治指南（2011年）. 中华骨质疏松和骨矿盐疾病杂志，2011，4（1）：2-17.

第 22 章

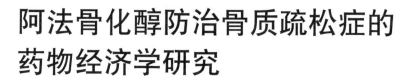

阿法骨化醇防治骨质疏松症的药物经济学研究

　　目前，世界各国面临着人口老龄化问题。联合国人口发展基金会的统计数据显示，2012 年，全球 60 岁以上的人口已达到 8.1 亿，而这一数字预计到 2050 年达到 20.3 亿，占总人口的 22%。中国的老年人口数量 2014 年年底达到 2.12 亿人，成为世界上第一个老年人口破 2 亿的国家，预计到 2050 年，中国 60 岁以上人口将达到 4.4 亿，同时 80 岁以上人口将超过 1 亿。伴随着世界人口老龄化问题，医疗保健问题日趋严峻，医疗费用上涨已成为全世界的普遍现象。欧洲发达国家人均医疗开支占人均国内生产总值（GDP）的比重普遍为 10% ～ 12%，美国达 17.2%，居世界第一。而中国医疗费用占 GDP 的比重也在逐年攀升，已达到 5.2%。如果现有的政策环境不变，我国医疗费用将保持 12.08% ～ 18.16% 的年均增速，预计到 2020 年医疗费用占 GDP 的比重将达到 6.19%，其增速远超 GDP。由于医疗需求迅速上升，卫生资源有限性与医疗服务期望性之间的差距不断扩大，医疗保险经费的限制和医疗费用上涨之间的矛盾日渐突出。

　　骨质疏松症是一种矿骨成分减少、低骨量及骨组织显微结构破坏、使骨质变薄、残存骨小梁负荷增加的退行性病变。其发病率已经跃居世界各种常见病第 7 位，引起各国政府高度关注，世界卫生组织（WHO）将每年的 10 月 20 日定为"世界骨质疏松日"。骨质疏松症美国发病率约 15%，绝经后有 30% ～ 50% 的妇女和约 50% 60 岁以上老年人患骨质疏松症。而中国发病率远高于美国，我国现约有 9000 万骨质疏松症患者（包括骨量减少），其中骨质疏松发生率占 60 岁以上老年人的 56%，绝经后妇女发生率更高，为 60%～70%。预计到 2020 年，中国将有 2.86 亿人患骨密度过低或者骨质疏松症，到 2050 年该数字会上升至 5.33 亿。

从世界范围来看，骨质疏松是一个世界性骨骼健康问题，严重困扰老年人群的健康和生活质量，已成为紧随糖尿病、老年痴呆跃居第三位的老年疾病。骨质疏松症直接威胁着中、老年人的健康和生活质量，给家庭和社会带来沉重负担。骨质疏松症最严重的危害就是骨质疏松骨折，主要发生在脊椎、髋部及前臂远端，尤以髋部骨折最为严重。2008 年 10 月 20 日在北京发布的《骨质疏松症防治中国白皮书》指出，在我国 70%～80% 的中老年骨折是因骨质疏松引起的，其中每年新发椎体骨折约有 181 万人，髋部骨折病例为 23 万。女性一生中发生骨质疏松骨折的危险（40%）高于乳腺癌、子宫内膜癌和卵巢癌的总和，男性一生中发生骨质疏松骨折的危险（13%）高于前列腺癌。骨质疏松骨折导致病残率和死亡率增加。60 岁以上老年人的骨质疏松症发病率高达 55%，骨折发生率约为 10%，12%～20% 的患者因骨折或手术引起的并发症在 1 年内死亡，50% 以上的存活者不能行走或行动困难，25% 的患者需要家庭护理。

骨质疏松症需要一个长期的治疗过程，药物治疗费用较高，其并发症的手术治疗费用更高，且呈逐年上涨趋势，卫生财政负担巨大，其直接医疗成本占据了大部分的医疗保险和医疗补助。德国 2003 年骨质疏松症的直接医疗成本总额为 5.4 亿欧元。美国骨质疏松症和骨质疏松骨折患者每年直接医疗费用为 140 亿美元，远超过乳腺癌。骨质疏松症的治疗药物有多种，主要机制各有不同。或以抑制骨吸收为主，或以促进骨形成为主，也有一些多重作用机制的药物。从众多治疗药物中遴选兼顾安全、有效、经济的骨质疏松治疗药物，力求成本最小化和治疗最优化成为社会共同的目标。药物经济学在评价药物有效性和安全性的基础上，对药物的成本效果做出综合判断，成为决策者和医疗支付者提供信息及方法的有力工具。

阿法骨化醇为活性维生素 D_3 类化合物，是最早用于骨质疏松防治的药物，广泛用于治疗老年性及绝经后妇女的骨质疏松症。目前，我国国家食品药品监督管理总局官网数据库公布的国内正式注册的阿法骨化醇生产厂家 10 余个，主要生产其普通片剂、普通胶囊剂、软胶囊剂及滴剂，规格分为 0.25μg、0.5μg、1μg 等。2009 年中华医学会骨科学分会的专家们制定的"骨质疏松骨折诊疗指南"及 2011 年中华医学会骨质疏松和骨矿盐疾病分会专家们制定的"原发性骨质疏松诊治指南"中均指出，活性维生素 D_3 不仅能增进肠钙吸收，促进骨形成和骨矿化，而且有助于增强肌力，提高神经肌肉协调性，防止跌倒倾向，从而降低骨质疏松骨折的发生率。

但目前有关阿法骨化醇经济学研究的文献报道较少，应用模型分析的更少。国内外数据库仅检索到 2 篇阿法骨化醇的经济学模型分析文献，见表 22-1，检索完成于 2013 年 9 月。文献一报道结果显示，

表 22-1　待评价药品的药品经济性文献统计

指标	文献一	文献二
文献作者	Andersen，S H	马爱霞
文献题名	Pharmacoeconomic model for treating osteoporosis with alphacalcidol in Germany	阿法骨化醇与骨化三醇预防骨质疏松骨折药物经济学评价
期刊	Value in Health	中国医药指南
年代	2009	2011
采样国家	德国	国内外公开发表的研究文献
效果指标选择	质量调整生命年（QALYs）	骨折率
疾病的阶段与分型	未骨折、骨折、骨折后期、死亡 4 种状态	髋骨骨折、椎骨骨折、桡骨骨折及其他部位骨折 4 种骨折类型
模型的选择	马尔可夫（Markov）	决策树
模型的周期	10 年	1 年
模型中考虑的不良反应事件	无	无
成本范围项目	直接医疗成本	直接医疗成本和间接成本
敏感性分析方式	One-Way 检验	One-Way 检验
最终结果形式	QALYs	成本效果比（CER）增量成本效果比（ICER）

在德国阿法骨化醇联合阿仑膦酸钠和钙治疗骨质疏松症，相对于维生素 D 联合阿仑膦酸钠和钙，具有更优的经济性。文献二报道结果显示，无论是对于绝经后妇女骨质疏松还是老年性骨质疏松的治疗，阿法骨化醇单用或联合钙剂，相对于骨化三醇单用或联合钙剂，均经济性最优。

本研究基于社会视角，运用药物经济学分析方法，进一步考察阿法骨化醇治疗骨质疏松症的经济性，为医疗使用者提供临床参考，为医疗决策者提供数据支持。

第一节　研究方法

一、研究对象

研究对象同第 21 章"阿法骨化醇疗效与安全性评价"章节。

二、资料来源

资料来源于第 21 章"阿法骨化醇疗效与安全性评价"章节中入选的随机对照试验（RCT）。

三、干预措施

将纳入模型的骨质疏松症患者，按绝经后骨质疏松和老年性骨质疏松分别评价。各药物用药剂量、频次参照药品说明书及文献报道。干预措施按药物类别、给药剂量的不同分为不同的对照方案组，比较其经济性（表 22-2）。

四、模型构建

骨质疏松症为慢性症状，本研究采用 Markov 模型进行成本 - 效用分析。根据骨质疏松症自然病程的转归并参考国外公开发表的相关研究文献，结合状态间转移概率的可获得性，将骨质疏松患者接受治疗设立以下 6 个状态：未骨折、椎体骨折、髋部骨折、其他骨折、髋

表 22-2 干预措施分组

骨质疏松类别	编号	对照方案组	给药剂量
绝经后骨质疏松症	A	阿法骨化醇 vs 空白	阿法骨化醇（1μg/d） 空白对照
	B	阿法骨化醇 vs 降钙素	阿法骨化醇（1μg/d） 鳗鱼降钙素（20U/w）
	C	阿法骨化醇 + 钙 vs 钙	阿法骨化醇（1μg/d）+ 钙（300mg/d） 阿法骨化醇（0.75μg/d）+ 钙（300mg/d） 钙（300mg/d）
老年性骨质疏松症	D	阿法骨化醇 + 阿仑膦酸钠 vs 阿仑膦酸钠	阿法骨化醇（1μg/d）+ 阿仑膦酸钠（5mg/d） 阿仑膦酸钠（5mg/d）
	E	阿法骨化醇 vs 依替膦酸二钠	阿法骨化醇（1μg/d） 依替膦酸二钠（400mg/d） 依替膦酸二钠（200mg/d）
	F	阿法骨化醇 + 钙 vs 阿仑膦酸钠 + 钙	阿法骨化醇（1μg/d）+ 钙（200mg/d） 阿仑膦酸钠（5mg/d）+ 钙（200mg/d） 阿法骨化醇（1μg/d）+ 钙（500mg/d） 阿仑膦酸钠（10mg/d）+ 钙（500mg）

部骨折后期和死亡，如图 22-1。本研究设置循环周期为 1 年，循环 20 年。患者进入模型时均处于"未骨折状态"。采用 Treeage 软件绘制 Markov 模型图。模型中各参数释义见表 22-3。

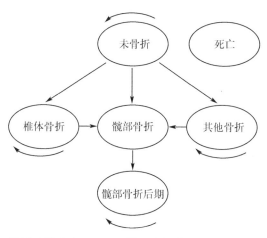

图 22-1　骨质疏松患者 Markov 模型中健康状态间的相互转换关系

表 22-3　模型参数释义

参数代码	参数名称	参数解释	参数用法
C_drug	药物均次费用	药物治疗的单次费用，选用市场份额最大的为代表药物	估算药品成本的主要构成
C_inp_hip	髋部骨折住院成本	发生髋部骨折的住院治疗费用	估算髋部骨折住院治疗成本的主要构成
C_inp_other	其他骨折住院成本	发生其他部位骨折的住院治疗费用	估算其他部位骨折住院治疗成本的主要构成
C_inp_v	椎体骨折住院成本	发生椎体骨折的住院治疗费用	估算椎体骨折住院治疗成本的主要构成
C_inp_post	髋部骨折后期住院成本	髋部骨折后期的住院治疗费用	估算髋部骨折后期住院治疗成本的主要构成

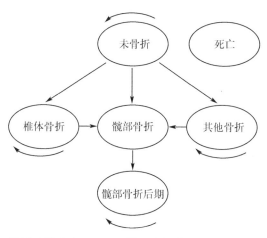

参数代码	参数名称	参数解释	参数用法
C_test	检验费	服用阿法骨化醇的必需检验费用	估算服用阿法骨化醇的检验成本的主要构成
C_ca	钙补充剂成本	服用依替膦酸二钠期间，停药过程中补充钙及维生素 D_3 所产生的成本	估算服用依替膦酸二钠的钙补充剂成本
days	给药日数	服用药物的天数，以一年 365d 计	估算药品成本的主要构成
dosage	日给药次数	每日服药次数	估算药品成本的主要构成
P1	椎体骨折概率	发生椎体骨折的概率	估算分支"椎体骨折"的发生概率
P2	髋部骨折概率	发生髋部骨折的概率	估算分支"髋部骨折"的发生概率
P3	其他骨折概率	发生其他部位骨折的概率	估算分支"其他骨折"的发生概率
P4	自然死亡率	患者自然死亡的概率	估算分支"椎体骨折"、"其他骨折"和"未骨折"下"死亡"的发生概率
P5	髋部骨折死亡率	患者发生髋部骨折后死亡的概率	估算分支"髋部骨折"和"髋部骨折后期"下"死亡"的发生概率

参数代码	参数名称	参数解释	参数用法
U_well	健康状态的效用值	未发生骨折的效果赋值	估算分支"未骨折"的效益
U_hip	髋部骨折效用值	发生髋部骨折的效果赋值	估算分支"髋部骨折"的效益
U_other	其他骨折的效用值	发生其他部位骨折的效果赋值	估算分支"其他骨折"的效益
U_post	髋部骨折后期效用值	髋部骨折后期的效果赋值	估算分支"髋部骨折后期"的效益
U_v	椎体骨折效用值	发生椎体骨折的效果赋值	估算分支"椎体骨折"的效益

五、效果赋值

(一)转移概率

模型中各种状态间的转换概率来源于第21章"阿法骨化醇疗效与安全性评价"章节中入选的 RCT 试验，经筛选最后获得 8 篇研究文献，将干预措施相同的数据进行合并计算，得到不同部位骨折的 1 年发生概率。对于文献中报道的 N 年患病率（P），采用近似的转换公式 $1-(1-p)^N=P$，转换为 1 年患病率（p）。对于未给出具体骨折部位骨折率的研究，根据朱汉民等研究中不同部位骨折率的相对危险度，如表 22-4 所示，对纳入模型的数据进行调整。据报道，髋部骨折后 6 个月，患者的死亡率为 10%～20%，一年内的死亡率为 20%～24%。取髋部骨折患者一年内死亡率的平均值，为髋部骨折患者的死亡率。根据 WHO 报道的 2011 年中国人口死亡率，分别计算 65～69 岁、70～74 岁年龄段总体死亡率和女性死亡率的平均值，为模型自然死亡率。假设发生椎体及其他部位骨折的患者死亡率同自然死亡率。

表 22-4 上海 60 岁以上老年人骨质疏松骨折患病率

性别（年龄）	髋骨	脊柱	前臂	其他	总骨折率
男（≥ 60 岁）	2.3%	1.1%	1.3%	3.4%	8.1%
男（< 60 岁）	1.2%	0.8%	2.2%	5.2%	9.4%
女（≥ 60 岁）	5.1%	2.0%	6.2%	7.9%	21.2%
女（< 60 岁）	1.3%	1.0%	2.6%	5.1%	10.0%
总体（≥ 60 岁）	3.9%	1.6%	4.1%	6.0%	15.6%
总体（< 60 岁）	1.2%	0.9%	2.4%	4.9%	9.4%

（二）健康效用值

模型中各状态的健康效用值参考相关文献，如表 22-5，取 65 ~ 74 岁年龄段人群的健康效用值赋值。假设发生其他部位骨折的患者健康效用值同腕部骨折。

表 22-5 健康效用值

状态	50 ~ 64 岁	65 ~ 74 岁	≥ 75 岁
健康	0.90	0.79	0.63
髋部骨折	0.70	0.59	0.43
髋部骨折后期	0.80	0.69	0.53
脊柱骨折	0.81	0.71	0.57
腕部骨折	0.86	0.75	0.60

六、成本测算

本研究主要考虑直接成本，包括药品成本、住院治疗成本、检验成本等。

药品成本：以市场占有率相对较大的品种为代表药，检索天津、北京、江苏、广州、海南五省市的物价网公布的政府定价，取中位数进行药品成本测算，见表 22-6。

表22-6 药物成本

治疗方法	成本项目	项目描述	价格（元）	计价单位
阿法骨化醇	阿法骨化醇软胶囊（阿法迪三）	0.25μg	2.66	粒
阿仑膦酸钠	阿仑膦酸钠片（福善美）	70mg	70.8	片
钙	钙尔奇 D300（惠氏）	300mg	0.75	片
依降钙素	依降钙素注射液	20U∶1ml	100.00	支
依替膦酸二钠	羟乙膦酸钠片（邦特林）	0.2g	2.06	片

住院治疗成本：检索关于骨质疏松不同部位骨折住院治疗费用的研究报道，按不同年份不同部位骨折的住院治疗费用进行汇总，并根据中国统计信息网公布的 2000 ～ 2013 年医疗保健和个人用品类居民消费价格指数对之进行调整，调整为 2013 年 11 月价格，取各研究调整后人均住院治疗费用的加权平均值，进行不同部位骨折的住院治疗成本测算。其他部位的骨折因缺少文献报道，因此以 2013 年天津市医保规定的骨折患者的人均住院费用计算。髋部后期住院治疗成本同样缺少文献报道，假设髋部骨折后期采用非手术治疗，住院治疗成本设为 0 元。

检验成本：由于在服用阿法骨化醇治疗的过程中，需定期检测血钙和尿钙浓度以防止血钙过高出现高钙血症。药品说明书中规定，服药初期必须每周测定血钙水平，剂量可按 0.25 ～ 0.5μg/d 的增量逐步增加，大多数成年患者的剂量可达 1 ～ 3 μg/d。当剂量稳定后，每 2 ～ 4 周测定一次血钙。同时，至少每 3 个月进行一次血浆和尿（24h 收集）钙水平的常规检验。假设患者在用药初期 4 周内，每周检测 1 次血钙，用药量稳定后每月检测 1 次血钙，并在第 1 个月、3 个月、6 个月、9 个月、12 个月各检测一次尿钙，共计检测血钙 15 次、尿钙 5 次。根据天津、北京、江苏、广州、海南五省市的物价部门和卫生部门公布的血液钙元素和尿液分析的检测费的项目定价及专家意见，分别取各省每次血液钙元素和尿液分析的检测费的中位数，分别为 4 元、8 元，进行检验成本测算。

钙补充剂成本：依替膦酸二钠需间隙、周期服药，服药 2 周后停药 10 周，停药期间需补钙剂及维生素 D_3。假设停药期间每日补充钙600mg，以钙尔奇 D 为代表药，进行该项成本测算。

模型中各成本参数值见表22-7。

表 22-7 模型参

骨质疏松类别	对照方案组编号	给药剂量	P1	P2	P3	P4	P5	U_well	U_hip
绝经后骨质疏松症	A	阿法骨化醇（1μg/d）	0.087 1	0	0.007 6	0.0247	0.22	0.79	0.59
		空白对照	0.138 4	0.007 6	0.015 3				
	B	阿法骨化醇（1μg/d）	0.087 1	0	0.007 6				
		鳗鱼降钙素（20U/w）	0.062 6	0	0				
	C	阿法骨化醇（1μg/d）+钙（300mg/d）	0.052 6	0	0				
		阿法骨化醇（0.75μg/d）+钙（300mg/d）	0.017 7	0	0				
		钙（300mg/d）	0.087 0	0.010 3	0.005 1				
	D	阿法骨化醇（1μg/d）+阿仑膦酸钠（5mg/d）	0.030 5	0.001 4	0.003 7				
		阿仑膦酸钠（5mg/d）	0.034 3	0.005 6	0.002 3				
老年性骨质疏松症	E	阿法骨化醇（1μg/d）	0.111 5	0	0.002 5	0.029 615	0.22	0.79	0.59
		依替膦酸二钠（400mg/d）	0.044 4	0	0				
		依替膦酸二钠（200mg/d）	0.055 9	0	0.002 5				
	F	阿法骨化醇（1μg/d）+钙（200mg/d）	0.053 5	0	0				
		阿仑膦酸钠（5mg/d）+钙（200mg/d）	0.041 6	0	0				
		阿法骨化醇（1μg/d）+钙（500mg/d）	0.088 4	0.005 9	0.036 3				
		阿仑膦酸钠（10mg/d）+钙（500mg）	0.035 6	0.004 2	0.026 1				

数赋值

| 模型参数 | | | | | | | | | | | |
U_other	U_post	U_v	C_drug	C_inp_hip	C_inp_other	C_inp_v	C_inp_post	C_test	C_ca	days	dosage
			10.64					100.00	0	365	1
			0					100.00	0	365	1
			10.64					100.00	0	365	1
			100					0	0	52	1
0.75	0.69	0.71	11.39	37 944.89	10 000.00	13 394.61	0	100.00	0	365	1
			8.73					100.00	0	365	1
			0.75					0	0	365	1
			15.7					100.00	0	365	1
			5.06					0	0	365	1
			10.64					100.00	0	365	1
			4.12					0	441.00	70	1
			2.06					0	441.00	70	1
0.75	0.69	0.71	11.14	37 944.89	10 000.00	13 394.61	0	100.00	0	365	1
			5.56					0	0	365	1
			11.89					100.00	0	365	1
			11.36					0	0	365	1

七、必要的假设及敏感度分析

为了研究的可行性，对一些参数或环境进行了假设，对假设的原因进行列表分析，见表 22-8，其中包括假设内容、假设原因、假设影响等，并按替代假设对研究进行敏感度分析。

表 22-8　假设分析

假设类型	假设内容	假设原因	假设影响	替代假设
成本	所用药物价格均取政府最高零售限价	实际零售价格不可得	高估或低估药物成本	上下浮动50%
成本	发生其他部位骨折的住院治疗成本设为天津市骨折医保患者平均住院费用，即 10 000 元	未查到相关的文献报道，实际的其他部位骨折的住院治疗成本不可得	低估或高估其他部位骨折的住院治疗成本	上下浮动50%
成本	髋部骨折后期的住院治疗成本设为 0 元	未查到相关的文献报道，实际的髋部骨折后期的住院治疗成本不可得	低估髋部骨折后期的住院治疗成本	由 0 元上涨至 5 万元
成本	取天津、北京、江苏、广州、海南五省市血钙和尿钙的政府定价的中位数，根据药品说明书及专家意见，估算血钙和尿钙检验次数，计算得检验成本 100 元	实际检验成本不可得	低估或高估检验成本	上下浮动50%
成本	不良反应的处置成本设为 0	除了引起患有肾损伤的患者出现高血钙、高血磷外，尚无其他不良反应的报道，停药后即可恢复正常	忽略了不良反应的处置成本	无

假设类型	假设内容	假设原因	假设影响	替代假设
模型	是否发生不良反应不影响药物的治疗效果	没有不良反应与疗效的交叉数据	忽略了因不良反应停药或调整剂量对疗效的影响	无
疗效	各状态间的转移概率均从文献中获得	实际转移概率未得到	可能高估或低估了转移概率	上下浮动50%
效用	假设发生其他部位骨折的疗效赋值与发生腕部骨折的疗效赋值相等，设为0.75	未查到相关文献报道，其他部位骨折以腕部骨折为主	可能高估了发生其他部位骨折的健康效用值	下调20%

八、成本－效用阈值

根据 WHO 关于对药物经济学评价的推荐意见，成本效果阈值判断标准使用 GDP 作为指标，得出以下三个类别的成本效益：增量成本-效用比（ICUR）＜人均GDP，增加的成本完全值得，非常具有成本效用；人均GDP＜ICUR＜3倍人均GDP,增加的成本可以接受，具有成本效用；ICUR＞3倍人均GDP，增加的成本不值得，不具有成本效用。中华人民共和国国家统计局网站显示 2013 年全国人均GDP 为 43 320 元。若 ICUR＜0，且增值效用＜0，增值成本＞0，则为劣势方案。

第二节　结果与结论

一、绝经后骨质疏松症的药物经济学评价

（一）对照方案组 A：阿法骨化醇 vs 空白

对照方案组 A 的成本 - 效用 Markov 模型分析结果见表 22-9。结果显示，阿法骨化醇治疗绝经后骨质疏松症 20 年可获得 11.687 2 个质量调整生命年，每获得 1 个质量调整生命年的成本为 6718.78 元。与空白对照组比较，阿法骨化醇治疗绝经后骨质疏松症每增加 1 个质量调整生命年需多花费 77 058.63 元，低于 3 倍中国人均 GDP，具有成本效用。进一步对各状态经济性进行分析，结果显示，对于各状态均有成本效用，且对于未骨折、椎体骨折、其他骨折、髋部骨折后期四个状态非常具有成本效用。

表 22-9　方案 A：成本 - 效用分析结果

给药剂量	成本	增量成本	效用 (QALYs)	增量效用 (△QALYs)	CUR	ICUR
阿法骨化醇 (1 μg/d)	78 523.97	45 544.79	11.687 2	0.591 0	6718.78	77 058.63
空白对照	32 979.18	—	11.096 2	—	2972.12	—

单因素敏感度分析结果显示，除空白对照组髋部骨折的概率下浮 50% 时研究结果不稳定外，其余各因素均稳定，结果见表 22-10。进一步对空白对照组髋部骨折的概率因素的敏感度进行分析，下浮度 < 45%，结果稳定。各因素对 ICUR 的影响大小见图 22-2。其中，阿法骨化醇的价格对研究结果影响最大，空白对照组髋部骨折和椎体骨折的发生概率次之。

（二）对照方案组 B：阿法骨化醇 vs 降钙素

对照方案组 B 的成本 - 效用 Markov 模型分析结果见表 22-11。结果显示，依降钙素治疗绝经后骨质疏松症 20 年可获得 11.721 9 个质

表 22-10 对照方案组 A：单因素敏感度分析结果

假设类别	替代假设	结果稳定性	
		下浮	上浮
成本	其他骨折住院成本上下浮动 50%	稳定	稳定
成本	检验费上下浮动 50%	稳定	稳定
成本	髋部骨折住院成本上下浮动 50%	稳定	稳定
成本	椎体骨折住院成本上下浮动 50%	稳定	稳定
成本	髋部骨折后期住院成本上浮至 50 000 元	稳定	稳定
成本	阿法骨化醇均次药费上下浮动 50%	稳定	稳定
疗效	阿法骨化醇髋部骨折的概率上下浮动 50%	稳定	稳定
疗效	阿法骨化醇其他骨折概率上下浮动 50%	稳定	稳定
疗效	空白对照组其他骨折的概率上下浮动 50%	稳定	稳定
疗效	自然死亡概率上下浮动 50%	稳定	稳定
疗效	髋部骨折的死亡概率上下浮动 50%	稳定	稳定
疗效	阿法骨化醇椎体骨折的概率上下浮动 50%	稳定	稳定
疗效	空白对照组椎体骨折的概率上下浮动 50%	稳定	稳定
疗效	空白对照组髋部骨折的概率上下浮动 50%	不稳定	稳定
效用	其他骨折的健康效用值下浮 20%	稳定	稳定

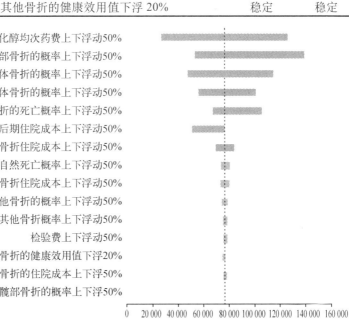

图 22-2 对照方案组 A：ICUR 的单因素敏感度分析龙卷风图

表 22-11　对照方案组 B：成本 - 效用分析结果

给药剂量	成本	增量成本	效用 (QALYs)	增量效用 (△QALYs)	CUR	ICUR
阿法骨化醇 （1μg/d）	78 523.97	-11 977.75	11.687 2	-0.0347	6718.78	345 488.95
依降钙素 （20U/w）	90 501.73	——	11.721 9	——	7720.74	——

量调整生命年，每获得 1 个质量调整生命年的成本为 7720.74 元。与
依降钙素比较，阿法骨化醇治疗绝经后骨质疏松症每增加 1 个质量调
整生命年需多花费 345 488.95 元，高于 3 倍中国人均 GDP，不具有成
本效用。而进一步对各状态经济性进行分析，结果显示，对于椎体骨折、
其他骨折两个状态非常具有成本效用，对于未骨折状态具有成本效用。

（三）对照方案组 C：阿法骨化醇 + 钙 vs 钙

　　对照方案组 C 的成本 - 效用 Markov 模型分析结果见表 22-12。结
果显示，1μg、0.75μg 阿法骨化醇联合钙剂（300mg）治疗绝经后骨
质疏松症 20 年分别可获得 11.734 2、11.776 9 个质量调整生命年，每
获得 1 个质量调整生命年的成本分别为 6338.10、4476.00 元。与单
用钙剂（300mg）比较，1μg、0.75μg 阿法骨化醇联合钙剂（300mg）
治疗绝经后骨质疏松症每增加 1 个质量调整生命年分别需多花费

表 22-12　对照方案组 C：成本 - 效用分析结果

给药剂量	成本	增量 成本	效用 (QALYs)	增量效用 (△QALYs)	CUR	ICUR
阿法骨化醇 （1μg/d）+ 钙（300mg/d）	74 372.18	47 923.19	11.7342	0.7508	6338.10	63 825.50
阿法骨化醇 （0.75μg/d）+ 钙（300mg/d）	52 713.39	26 264.40	11.7769	0.793 6	4476.00	33 095.20
钙（300mg/d）	26 448.99	——	10.983 3	——	2408.11	——

63 825.50 元、33 095.20 元，低于 3 倍中国人均 GDP，具有成本效用，且 0.75μg 阿法骨化醇联合钙剂（300mg）的经济性更高。

对各状态经济性进一步分析，结果显示，对于各状态均有成本效用，且对于未骨折、椎体骨折、其他骨折、髋部骨折后期四个状态非常具有成本效用。

单因素敏感度分析结果显示，本研究结果稳定，结果见表 22-13。各因素对 ICUR 的影响大小见图 22-3。其中，阿法骨化醇的价格对研究结果影响最大，单用钙组髋部骨折的发生概率次之。

表 22-13　对照方案组 C：单因素敏感度分析结果

	阿法骨化醇 （0.75μg）+ 钙 vs 钙	阿法骨化醇 （1μg）+ 钙 vs 钙
其他骨折的健康效用值下浮 20%	稳定	稳定
其他骨折住院成本上下浮动 50%	稳定	稳定
钙组其他骨折概率上下浮动 50%	稳定	稳定
检验费上下浮动 50%	稳定	稳定
钙组的均次药费上下浮动 50%	稳定	稳定
自然死亡率上下浮动 50%	稳定	稳定
髋部骨折住院成本上下浮动 50%	稳定	稳定
椎体骨折住院成本上下浮动 50%	稳定	稳定
1μg 阿法骨化醇 + 钙组椎体骨折概率上下浮动 50%	稳定	稳定
髋部骨折后期住院成本上浮至 50 000 元	稳定	稳定
钙组椎体骨折概率上下浮动 50%	稳定	稳定
髋部骨折死亡率上下浮动 50%	稳定	稳定
钙组髋部骨折概率上下浮动 50%	稳定	稳定
1μg 阿法骨化醇 + 钙组的均次药费上下浮动 50%	稳定	稳定

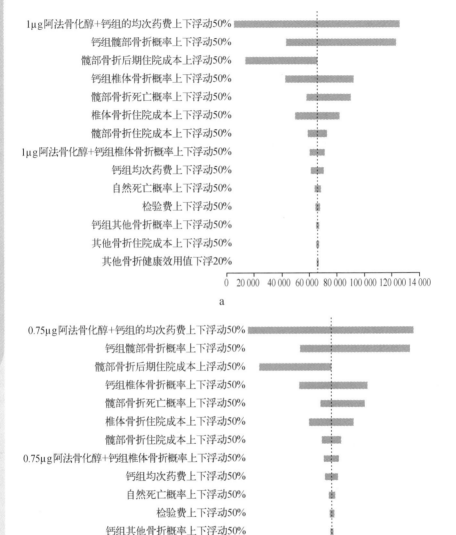

a

b

图 22-3　对照方案组 C：ICUR 的单因素敏感度分析龙卷风图

a：阿法骨化醇（1μg）+ 钙 vs 钙；b：阿法骨化醇（0.75μg）+ 钙 vs 钙

（四）对照方案组 D：阿法骨化醇 + 阿仑膦酸钠 vs 阿仑膦酸钠

对照方案组 D 的成本 - 效用 Markov 模型分析结果见表 22-14。结果显示，阿法骨化醇（1μg）联合阿仑膦酸钠（5mg）治疗绝经后骨质疏松症 20 年可获得 11.657 8 个质量调整生命年，每获得 1 个质量调整生命年的成本为 8058.96 元。与单用阿仑膦酸钠（5mg）比较，阿法骨化醇（1μg）与阿仑膦酸钠（5mg）联合治疗绝经后骨质疏松症每增加 1 个质量调整生命年需多花费 191 120.21 元，高于 3 倍中国人均 GDP，不具有成本效用。进一步对各状态经济性进行分析，结果显示，对于未骨折、髋部骨折两个状态具有成本效用，对于其他骨折、髋部骨折后期两个状态非常具有成本效用，对于椎体骨折属于劣势方案。

表 22-14　对照方案组 D：成本 - 效用分析结果

给药剂量	成本	增量成本	效用 (QALYs)	增量效用 (△QALYs)	CUR	ICUR
阿法骨化醇 (1μg/d) + 阿仑膦酸钠 (5mg/d)	93 949.79	57 051.34	11.657 8	0.298 5	8058.96	191 120.21
阿仑膦酸钠 (5mg/d)	36 898.45		11.359 3	—	3248.31	

二、老年性骨质疏松症的药物经济学评价

（一）对照方案组 E：阿法骨化醇 vs 依替膦酸二钠

对照方案组 E 的成本 - 效用 Markov 模型分析结果见表 22-15。结果显示，阿法骨化醇（1μg）治疗老年性骨质疏松症 20 年可获得 11.1315 个质量调整生命年，每获得 1 个质量调整生命年的成本为 7106.97 元。单用依替膦酸二钠 400mg、200mg 治疗老年性骨质疏松症 20 年分别可获得 11.211 8、11.196 8 个质量调整生命年，每获得 1 个质量调整生命年的成本分别为 1706.99 元、1760.59 元。与单用依替膦酸二钠 400mg、200mg 比较，阿法骨化醇（1μg）治疗老年性骨质疏

松症属于劣势方案。进一步对各状态经济性进行分析，结果显示，与依替膦酸二钠（200mg）比较，对于椎体骨折非常具有成本效用，对于未骨折状态属于劣势方案；与依替膦酸二钠（400mg）比较，对于椎体骨折、其他骨折两个状态非常具有成本效用，对于未骨折状态属于劣势方案。

表 22-15　对照方案组 E：成本 - 效用分析结果

给药剂量	成本	增量成本	效用(QALYs)	增量效用(△QALYs)	CUR	ICUR
阿法骨化醇（1µg/d）	79 110.99	59 972.57	11.131 5	-0.080 3	7106.97	-746 453.04
依替膦酸二钠（400mg/d）	19 138.41	—	11.211 8	—	1706.99	—
阿法骨化醇（1µg/d）	79 110.99	59 397.94	11.131 5	-0.065 4	7106.97	-908 834.69
依替膦酸二钠（200mg/d）	19 713.05	—	11.196 8	—	1760.59	—

（二）对照方案组 F：阿法骨化醇 + 钙 vs 阿仑膦酸钠 + 钙

对照方案组 F 的成本 - 效用 Markov 模型分析结果见表 22-16。结果显示，阿法骨化醇（1µg）与钙（200mg）联用治疗老年性骨质疏松症 20 年可获得 11.201 1 个质量调整生命年，每获得 1 个质量调整生命年的成本为 6243.19 元。阿仑膦酸钠（5mg）与钙（200mg）联用治疗老年性骨质疏松症 20 年可获得 11.215 1 个质量调整生命年，每获得 1 个质量调整生命年的成本为 3310.09 元。与阿仑膦酸钠（5mg）与钙（200mg）联用比较，阿法骨化醇（1µg）与钙（200mg）联用治疗老年性骨质疏松症属于劣势方案。阿法骨化醇（1µg）与钙（500mg）联用治疗老年性骨质疏松症 20 年可获得 10.754 3 个质量调整生命年，每获得 1 个质量调整生命年的成本为 8007.61 元。阿仑膦酸钠（10mg）与钙（500mg）联用治疗老年性骨质疏松症 20 年可获得 10.928 4 个质量调整生命年，每获得 1 个质量调整生命年的成本为 6454.02 元。与阿仑膦酸钠（10mg）与钙（500mg）联用比较，阿法骨化醇（1μg）与钙（500mg）联用治疗老年性骨质疏松症属于劣势方案。进一步对各状态经济性进行分析，结果显示，阿法骨化醇（1μg）联合钙（200mg）与阿仑膦酸钠（5mg）联合钙（200mg）比较，对于椎体骨折非常具有成本效用，对于未骨折状态属于劣势方案；阿法骨化醇（1μg）联合钙（500mg）与阿仑膦酸钠（10mg）联合钙（500mg）比较，对于髋部骨折具有成本效用，对于椎体骨折、其他骨折、髋部骨折后期及未骨折4个状态非常具有成本效用。

表 22-16 对照方案组 F：成本 - 效用分析结果

给药剂量	成本	增量成本	效用(QALYs)	增量效用(△QALYs)	CUR	ICUR
阿法骨化醇（1μg/d）+钙（200mg/d）	69 930.68	32 807.63	11.201 1	-0.014 0	6243.19	-2 345 396.52
阿仑膦酸钠（5mg/d）+钙（200mg/d）	37 123.04	—	11.215 1	—	3310.09	—
阿法骨化醇（1μg/d）+钙（500mg/d）	86 116.20	15 583.91	10.754 3	-0.174 1	8007.61	-89 489.65
阿仑膦酸钠（10mg/d）+钙（500mg）	70 532.29	—	10.928 4	—	6454.02	—

第三节 讨 论

骨质疏松症是一种长期的慢性疾病，骨折的发生发展需要数年甚至数十年的时间，长时间的干预随访需消耗的工作量和经济成本巨大，较难实施。药物经济学研究模型有效的解决了这一问题。目前，国内应用较多的是 Markov 模型，其基本原理是利用某一变量的现在状态和动向，去预测该变量未来的状态和动向的一种分析手段，为无后效性的离散性随机过程，一般用于评估超过试验时间的长期成本和健康结果。其可以获得慢性疾病各事件状态和相关费用在各个时间段上的分布等信息，是经典的解决复杂决策问题的分析模型。本研究采用Markov 模型模拟阿法骨化醇单用或联用治疗绝经后骨质疏松症、老年性骨质疏松症 20 年的临床效果和经济学效益，与不同类别抗骨质疏药物比较分析。结果显示：①阿法骨化醇与空白对照组比较，1μg、0.75μg阿法骨化醇与钙剂联用和单用钙剂比较，治疗绝经后骨质疏松症每增加 1 个质量调整生命年所需要多出的花费低于 3 倍中国人均 GDP，具有成本效用，结果稳定，且 0.75μg 阿法骨化醇联合钙剂（300mg）的经济性更高。②阿法骨化醇与依降钙素比较，阿法骨化醇与阿仑膦酸钠联用对比单用阿仑膦酸钠，治疗绝经后骨质疏松症每增加 1 个质量调整生命年所需要多出的花费高于 3 倍中国人均 GDP，不具有成本效用。但阿法骨化醇对比依降钙素，对于椎体骨折、其他骨折、未骨折 3 个状态具有成本效用；阿法骨化醇联合阿仑膦酸钠对比单用阿仑膦酸钠，对于髋部骨折、髋部骨折后期、其他骨折、未骨折 4 个状态具有成本效用。③阿法骨化醇对比依替膦酸二钠，阿法骨化醇与钙剂联用对比阿仑膦酸钠与钙剂联用，治疗老年性骨质疏松症均属于劣势方案。但对于椎体骨折，这两个对照方案组阿法骨化醇均具有成本效用。

本研究以 WHO 推荐的最严格的 1 倍人均 GDP43 320 元作为方案经济效益的阈值标准。但采用不同的阈值标准，决策者对同一研究结果会做出不同的决策选择。我国各地区经济发展极不平衡，各个地区人均 GDP 之间存在较大差异。2013 年全国城市人均 GDP 排名情况，除港澳台外，全国共有约 150 个城市（包括直辖市，地级市、州、旗、盟和省直管市县）人均 GDP 超过全国平均水平（6750 美元）。排名第一的是克拉玛依市，人均 GDP 达 227 115.49 元，排名最低的是新疆和甘肃，低于 2000 美元。根据 2013 年全国各地级以上城市人均 GDP排名，阿法骨化醇与依降钙素比较，在排名前 12 位的城市，具有成本效益。阿法骨化醇联合阿仑膦酸钠对比单用阿仑膦酸钠，在排名前

61 位的城市，具有成本效益。

本研究模型的参数赋值均来自于文献，存在着一定的不确定性，因此对各不确定性因素进行敏感度分析，结果显示，研究结果基本稳定，其中，阿法骨化醇的价格对研究结果的影响最大，其次为对照组的髋部骨折发生概率。

本研究模拟的样本人群为平均年龄在 65 ～ 75 岁的绝经后或老年性骨质疏松症患者，故本研究结论仅适用于该人群。对于其他年龄段的绝经后或老年性骨质疏松症患者，阿法骨化醇的临床效果与经济学效益有待进一步研究。

（潘雪梅 房德敏）

主要参考文献

[1] Stromsoe K.Fracture fixation problems in osteoporosis.Injury，2004，35（2）：107-113.

[2] 李戈,张春林,蔡承骅.骨质疏松症干预的成本 - 效益研究进展.国外医学情报，2005，26（8）：6-9.

[3] Hoerger T，Downs K，Lakshmanan M，et al.Healthcare use amongUS women aged 45 and older：total cost and costs for selectedpostmenopausal health risks. J Womens Health Gend Based Med，1999，8：1077-1089.

[4] 中华医学骨质疏松和骨矿盐疾病分会.原发性骨质疏松症诊治指南（2011年）.中华骨质疏松和骨矿盐疾病杂志，2011，4（1）：2-17.

[5] 中华医学会骨科学分会.骨质疏松骨折诊疗指南.中国骨肿瘤骨病，2009，8（5）：287-291.

[6] Andersen S H，Ryttov J，Nielsen S.Pharmacoeconomic model for treating osteoporosis with alphacalcidol in Germany.Value in Health，2009，12（7）：A442.

[7] 马爱霞，李洪超，金雪晶，等.阿法骨化醇与骨化三醇预防骨质疏松骨折药物经济学评价.中国医药指南，2011，9（32）：371-377.

[8] Fujita T，Orimo H，Inoue T，et al.Clinical effect of bisphosphonate and vitamin D on osteoporosis：reappraisal of a multicenter double-blind clinical trial comparing etidronate and alfacalcidol.Journal of Bone & Mineral Metabolism，2007，25（2）：130-137.

第23章

阿仑膦酸钠预防骨质疏松骨折的综合评价研究

　　随着社会老龄化的进程，骨质疏松症的发病率逐年升高，严重影响居民生活质量和健康寿命。我国大陆地区人口接近 13.3 亿，最新的针对我国大陆地区以 −2.5SD 为诊断标准的骨质疏松发病率的流行病学调查显示，巨大的人口基数中 40 岁以上人群骨质疏松症的发病率约为 20%，约 1.12 亿的患病人群，各年龄段男女发病率比值为 1∶2，尤其是女性 50 岁绝经后的时期，骨质疏松症的发病率明显快速增加。女性绝经后，骨质疏松的患病率增高。原发性骨质疏松症分为绝经后骨质疏松症、老年骨质疏松症和特发性骨质疏松 3 类。绝经后骨质疏松症是绝经后妇女常见病、多发病，约占全世界骨质疏松的 80%，其发病率的逐年升高，对居民生活质量和健康寿命的影响已使其成为全球公共卫生问题。全球 1/2 的老年女性和 1/3 的老年男性将会发生骨质疏松骨折，给家庭和社会带来沉重的医疗和经济负担。诊治骨质疏松症的目的主要是为了预防初次骨折的发生或降低再次骨折的风险。通常需要较长时间有效的抗骨质疏松药物治疗才可以显著降低临床或影像学骨折的发生率。骨质疏松引起的骨折已成为老年人尤其是绝经后女性寿命缩短、致残、致畸的主要原因，研究显示，患有骨质疏松的 50 岁及以上妇女的累计寿命骨折风险高达 60%。因此探索安全、有效的治疗药物对于降低骨折风险及危害、提高生活质量十分重要。目前，诊断骨质疏松及预测骨折危险因素是以骨密度的测定为依据，骨密度的变化与骨折危险性相关性较为显著。

　　目前，抗骨质疏松药物的种类越来越多，主要包括两大类：抗骨吸收药物和促骨形成药物，前者包括雌激素、双膦酸盐等，其中口服双膦酸盐被认为是目前治疗骨质疏松的一线药物；促骨形成药物有甲状旁腺素及其类似物。新型的抗骨吸收药物如选择性雌激素受体调节剂（SERM）、组织蛋白酶 K 抑制药、抗 RANK 单克隆抗体及 C-src 激酶抑制药等也纷纷进入骨质疏松市场；新型骨形成刺激剂主要包括钙离子敏感受体激动药、骨硬化蛋白中和抗体、他汀类药物等。

　　阿仑膦酸钠为首个以骨质疏松症为适应证而获准上市的双膦酸盐类药物，主要用于绝经后骨质疏松症、男性骨质疏松症和糖皮质激素性骨质疏松症。国内外临床应用已有多年，并进行了大量临床试验与基础实验研究。其不良反应除表现在胃肠道方面外，近年来，新的不良反应和不良事件又有逐年增加的趋势。循证医学是当前国际医学的发展方向，有必要对其开展疗效和安全性的循证评价，为优化临床诊疗方案，促进临床科学、合理、安全、经济用药提供依据。

　　本章编写人员曾参加"十二五"国家科技支撑计划——"安全合理用药评价和干预技术研究与应用"-阿仑膦酸钠的综合评价研究（2013BAI06B04Y023008）项目，以下章节将对阿仑磷酸钠的循证医学研究成果做一概述，以期收集更多药物临床治疗证据，为临床提供高质量的诊疗服务，为尽可能地减少药害事件的发生提供依据，促进临床医疗决策的科学化，诊疗技术的规范化和药物应用的合理化，为绝经后妇女骨质疏松的治疗提供参考。

第一节　药品基本信息

　　阿仑膦酸钠为首个以骨质疏松症为适应证而获准上市的双膦酸盐类药物，主要用于治疗绝经后骨质疏松症、男性骨质疏松症和糖皮质激素性骨质疏松症。英国国家健康与临床优化研究所（NICE）基于成本效益的研究指出，阿仑膦酸钠可作为治疗的推荐选择。循证医学研究结果表明，其对椎体骨折的一级预防效果较明显。2009 年中华医学会骨科学分会的专家们制定的"骨质疏松骨折诊疗指南"及 2011 年中华医学会骨质疏松和骨矿盐疾病分会专家们制定的"原发性骨质疏松诊治指南"均将其列为骨质疏松治疗的一线药物。

本品为骨代谢调节剂，主要成分为阿仑膦酸钠，其化学名为（4-氨基-1-羟基亚丁基)-1,1-二膦酸单钠盐三水化合物。截至2013年6月，我国生产阿仑膦酸钠企业的共有24家，1种剂型（含普通片和肠溶片2个亚型），2种规格。其中普通片有24个厂家生产，2个规格；肠溶片有1个厂家生产，共2个规格。骨质疏松研究证明，在每天第1次进食或喝饮料前至少30min给予本品才能发挥作用。

第二节 阿仑膦酸钠预防
骨质疏松骨折的疗效评价

国内外多项随机对照临床研究证实阿仑膦酸钠能增加绝经后妇女的骨密度，减少骨质疏松骨折的发生。我们采用 Cochrane 系统评价的方法，对阿仑膦酸钠对绝经后妇女骨密度和骨折影响的相关随机对照试验数据进行系统评价。

一、研究方法

根据 Cochrane handbook 5.0.1，以"osteoporosis""postmeno-pausal" "alendronate""bone density"等及对应中文词为检索词。计算机检索 Pubmed（1966—2013.9）、Cochrane（CENTRAL）、EMBASE（1974—2013.9）、CBM（1978—2013.9）、CNKI（1979—2013.9）、VIP（1978—2013.9）、WANFANG（1978—2013.9）数据库。同时，手工检索《中国骨质疏松杂志》《中华内分泌杂志》《中华老年医学杂志》《中华妇产科杂志》等，杂志增刊及会议摘要文献及 http：//www.clinicaltrials.gov/ 等临床试验注册网站，筛选正在进行尚未完成或已完成未发表的临床研究。截止时间为2013年9月，检索语种为中文和英文。纳入以绝经后妇女为研究对象，以比较阿仑膦酸钠与安慰剂的疗效为目的随机对照试验，评价所纳入临床试验的研究质量，并用 RevMan 5.2 软件进行数据分析，采用 Stata 11.0 软件构建 Meta 回归模型，探讨主要疗效指标产生异质性的来源。两位评价者独立检索和评价。结论不一致时，讨论解决或由第 3 位评价者仲裁。

二、纳入及排除标准

纳入关于阿仑膦酸钠对绝经后妇女骨密度影响的随机对照试验（随访时间至少 1 年）。绝经后妇女包括健康绝经后女性、患有原发性骨质疏松症、骨量减少（低骨量）的绝经后女性。绝经可为自然绝经和外科绝经（如子宫全切除术后）。骨质疏松症通过骨矿物质密度检测，检测的仪器可为双能 X 射线吸收仪（DXA）或定量计算机断层扫描（QCT）。以 WHO 推荐的 T 值 < -2.5 SD 为诊断骨质疏松症的参考标准。

排除标准：①患继发性骨质疏松症包括糖皮质激素引起的骨质疏松症及可影响骨代谢的疾病或是有严重心肝肾脑疾病和血液系统疾病的妇女。②重复发表、非原始的或使用同一临床研究数据的文献。③非中文和英文文献。

三、干预措施

阿仑膦酸钠片（福善美，剂量为 5mg、10mg 和 70mg），单用或与钙剂和（或）维生素 D 联用；对照组为安慰剂，可单用或与钙剂和（或）维生素 D 联用。

四、结局指标

本研究以绝经后骨质疏松症为阿仑膦酸钠的主适应证。罗列"原发性骨质疏松症诊治指南（2011 年）""骨质疏松骨折诊疗指南"等权威指南中公认的疗效指标脆性骨折（椎体骨折、非椎体骨折及不确定部位骨折的发生率）、腰椎和股骨颈骨密度（BMD）为主要结局指标，在此基础上采用骨密度（转子、髋部和全身骨密度等部位）作为次要结局指标，骨密度的结果以平均值加减标准差来表示，必要时进行数据转换。优先选择治疗指南中的对照药物，并追加文献检索中大量研究的药物。

五、研究结果

（一）文献检索结果

最终检索到 265 篇文献，其中英文 208 篇，中文 57 篇。经阅读问题（或摘要后）剔除不符合纳入标准的文献 218 篇，然后阅读全文和质量评价筛选出 47 篇后，进一步剔除重复发表、交叉和不符合纳入标准的文献 35 篇，最终纳入 19 篇合格文献。

（二）纳入研究情况及质量评价

1. 纳入研究的一般情况　12 个研究共纳入患者 5466 例，2 个研究骨密度低于同龄峰值骨密度平均值 2.5 个标准差（T 值≤－2.5SD）；7 个研究骨密度低于同龄峰值骨密度平均值 2.0 个标准差值（T 值≤－2.0SD），1 个研究骨密度范围为（－1.5SD≤T 值≤－3.5SD），2 个研究的对象为健康的绝经后妇女。2 项研究提示对象有骨折病史。

干预措施：12 个研究中有 9 篇中含有 10mg 阿仑膦酸钠与安慰剂疗效比较；5 篇中含有 5mg 阿仑膦酸钠与安慰剂的疗效比较；1 篇中含有 70mg 阿仑膦酸钠与安慰剂比较。

测量指标：主要指标中 12 个研究均报道了骨密度（g/cm^2）的改变；次要标准中 10 个研究报道了骨转化标志物；除 4 个研究未对不良反应的发生情况进行描述外，其他均有描述。

2. 纳入研究的方法学质量评价　①随机分配方法：4 个研究描述了产生随机序列的方法，随机方法充分，发生选择性偏倚的可能性低，其余 8 个研究只提到随机分组，但未描述具体方法，有选择性偏倚的中度可能性。②分配方案隐藏：12 个研究均未提及隐藏分配方案，有发生选择性偏倚的高度可能性。③盲法：7 个研究采用双盲，其发生实施偏倚和测量偏倚的可能性低；另 5 个研究未提及是否采用盲法，有发生实施偏倚和测量偏倚的中度可能性。

3. 结果数据报告的完整性　6 个研究的失访、剔除、退出的比例低于 10%，发生损耗性偏倚的可能性低；4 个研究的比例大于 10%，可能性为中度；另 2 个研究的比例大于 2%，发生损耗性偏倚的可能性大。

4. 结果报道完整性　12 个研究对于所有结局指标均进行了报道。

（三）阿仑膦酸钠对绝经后妇女骨密度的影响

1. 阿仑膦酸钠 10mg/1 年对骨密度的影响　腰椎：6 项研究 2381 例患者，见表 23-1。

经单因素分析结果显示，所有影响因素的 P 值均大于 0.05，即尚不能认为上述因素是导致文献之间异质性的原因。

表 23-1　研究效应影响因素的单因素 Meta 回归分析结果

变量	回归系数	标准误	T 值	P 值	95%CI	
种族（个）	-0.376 41	1.852 419	-0.2	0.872	-23.913 6	23.160 8
出版年（年）	0.624 9 62	0.506 091	1.23	0.433	-5.805 54	7.055 462
服钙量（mg）	-0.004 59	0.005 456	-0.84	0.555	-0.073 92	0.064 733
基金资助（个）	1.423 866	1.903 871	0.75	0.591	-22.767 1	25.614 84
常数	-1 243.66	1 010.838	-1.23	0.434	-14 087.6	11 600.26

阿仑膦酸钠组在随访期间腰椎、全髋、转子、股骨颈骨密度的升高幅度比安慰剂对照组高 5.39%、2.98%、3.78%、3.22%，见表 23-2。

表 23-2　10mg 阿仑膦酸钠服用 1 年对骨密度影响的分析结果

部位	研究数量	例数	治疗组	对照组	均方差(95%CI)	P 值	异质性		使用模型
							P 值 [a]	I^2 值(%)	
腰椎	6	2381	1218	1163	5.39(4.03，6.76)	<0.001	<0.000 01	93	RE
全髋	2	1142	568	574	2.98(2.59，3.36)	<0.001	0.59	0	FE
转子	4	2186	1137	1049	3.78(2.66，4.90)	<0.001	<0.001	81	RE
股骨颈	6	2348	1204	1144	3.22(2.09，4.34)	<0.001	<0.000 01	92	RE

a. χ^2 检验得到的 P 值；FE. 固定效应模型；RE. 随机效应模型

2. 阿仑膦酸钠 10mg/2 ～ 3 年对骨密度的影响 见表 23-3，阿仑膦酸钠组腰椎、全髋、转子、股骨颈和全身骨密度的升高幅度相对于安慰剂对照组高 7.7%、5.74%、7.11%、5.92% 和 3.03%。

表 23-3 10mg 阿仑膦酸钠服用 2 ～ 3 年对骨密度影响的分析结果

部位	研究数量	例数（例）	治疗组（例）	对照组（例）	均方差（95%CI）	P 值	异质性 P 值 [a]	异质性 I^2 值（%）	使用模型
腰椎	3	507	206	301	7.70 (6.96 ～ 8.43)	＜ 0.001	0.45	0	FE
全髋	2	167	85	82	5.74 (4.70 ～ 6.78)	＜ 0.001	0.35	0	FE
转子	2	384	152	232	7.11 (6.08 ～ 8.13)	＜ 0.001	0.76	0	FE
股骨颈	2	384	152	232	5.92 (4.94 ～ 6.91)	＜ 0.001	0.48	0	FE
全身	2	296	115	181	3.03 (2.32 ～ 3.73)	＜ 0.001	0.35	0	FE

a. x^2 检验得到的 P 值；FE. 固定效应模型；RE. 随机效应模型

以上结果显示，阿仑膦酸钠（10mg/d）治疗 1 年和 2 ～ 3 年后与安慰剂对照组比较，腰椎骨密度增加最多，其次为转子、股骨颈和全髋。可见，阿仑膦酸钠治疗能有效改善绝经后妇女的骨量，建议阿仑膦酸钠治疗疗程至少 2 ～ 3 年。

3. 阿仑膦酸钠 5mg，2 ～ 3 年对骨密度的影响 见表 23-4，阿仑膦酸钠组腰椎、全髋、股骨颈、转子和全身骨密度升高幅度相对于对照组高 5.99%、3.77%、3.66%、4.36% 和 2.24%。

表 23-4 5mg 阿仑膦酸钠服用 2 ～ 3 年对骨密度影响的分析结果

部位	研究数量	例数（例）	治疗组（例）	对照组（例）	均方差（95%CI）	P 值	异质性		使用模型
							P 值 [a]	I^2 值 (%)	
腰椎	5	1587	735	852	5.99 (5.16 ～ 6.82)	< 0.001	0.03	63	RE
全髋	3	1076	533	543	3.77 (2.92 ～ 4.62)	< 0.001	0.12	53	RE
转子	4	1466	688	778	4.36 (3.62 ～ 5.10)	< 0.001	0.16	42	FE
股骨颈	4	1466	688	778	3.66 (2.64 ～ 4.68)	< 0.001	0.02	68	RE
全身	4	1466	617	699	2.24 (1.76 ～ 2.72)	< 0.001	0.13	46	FE

a. x^2 检验得到的 P 值；FE. 固定效应模型；RE. 随机效应模型

可见，阿仑膦酸钠（5mg）治疗 2 ～ 3 年后与安慰剂对照组比较，腰椎骨密度增加最多，其次为转子、全髋和股骨颈。

在长期服用阿仑膦酸钠（5 ～ 10 年）的疗效评价方面，骨折干预研究（FIT）的延伸试验（FLEX）纳入了完成 FIT 试验的 1099 例服用阿仑膦酸钠的患者（平均疗程为 5 年），在随后的 5 年中患者随机接受安慰剂，阿仑膦酸钠 10mg/d，阿仑膦酸钠 5mg/d 治疗，结果显示继续服药组 10 年时患者全髋、股骨颈、转子、腰椎、全身和前臂骨密度与安慰剂治疗组相比增加 1.94% ～ 3.74%，服用阿仑膦酸钠 10年的患者股骨颈、腰椎、全身骨密度增加 0.46% ～ 5.26%，虽然全髋、转子、前臂骨密度有所降低，但相对于安慰剂组，继续服药组降低幅度仍减少。另外一项纳入 994 例患者的 10 年研究也得出了类似的结果。由于两篇文献给药方案的设计存在较大差异，可能导致临床异质性，未对其进行 Meta 分析。可见，骨密度与用药时间和用药剂量的增加呈正相关，需要长期用药以促进骨密度提升。

（四）阿仑膦酸钠对绝经后妇女骨质疏松骨折的影响

1. 10mg 阿仑膦酸钠对骨质疏松性骨折的影响 阿仑膦酸钠（10mg）对降低绝经后骨质疏松患者椎体、非椎体、髋部骨折的发生率较空白对照组低，比空白对照组更能减少非椎体、椎体和髋部骨折的发生。但尚不能认为在降低腕部骨折风险方面与空白对照组不同，见表 23-5。

表 23-5　10mg 阿仑膦酸钠对骨质疏松骨折影响的分析结果

部位	研究数量	例数	治疗组	对照组	均方差（95%CI）	P 值	异质性 P 值[a]	异质性 I^2 值（%）	使用模型
椎体骨折	8	7973	4123	3850	0.51（0.42，0.62）	< 0.001	0.10	46	RE
非椎体骨折	6	9640	4943	4697	0.83（0.74，0.93）	0.002	0.34	11	FE
髋部骨折	6	9832	5043	4789	0.61（0.40，0.93）	0.02	0.75	0	RE
腕部骨折	5	9505	4878	4627	0.81（0.64，1.02）	0.08	0.002	80	RE

a. x^2 检验得到的 P 值；FE. 固定效应模型；RE. 随机效应模型

2. 5mg 阿仑膦酸钠对骨质疏松性骨折的影响 阿仑膦酸钠（5mg）对降低绝经后骨质疏松患者椎体、非椎体、髋部骨折的发生率较空白对照组低，比空白对照组更能减少非椎体、椎体和髋部骨折的发生。但尚不能认为在降低腕部骨折风险方面与空白对照组不同。见表 23-6。

表 23-6　10mg 阿仑膦酸钠对骨质疏松骨折影响的分析结果

部位	研究数量	例数	治疗组	对照组	均方差(95%CI)	P 值	异质性		使用模型
							P 值 [a]	I^2 值(%)	
椎体骨折	5	2873	1349	1524	0.40 (0.29，0.55)	< 0.001	0.69	0	RE
非椎体骨折	1	184	93	91	0.55 (0.26，1.18)	0.002	0.34	11	FE

a. x^2 检验得到的 P 值；FE. 固定效应模型；RE. 随机效应模型

六、研究结果

（一）对骨密度的影响

骨质疏松是绝经后妇女的常见疾病，其主要危害是骨质疏松骨折，骨密度测定与骨折和骨质疏松的预防和治疗具有重要的相关性。随着骨密度的降低，脆性骨折的风险也随之升高。因此，骨密度降低是脆性骨折发生的重要危险因素，其他危险因素还有人种、老龄、身高、体重、体重指数、绝经时间、绝经年限、既往骨折史、家族骨折史、吸烟等。阿仑膦酸钠各剂量以腰椎部位骨密度增加幅度最为显著。

（二）对骨折的影响

一篇纳入 11 项随机对照试验的 Meta 分析结果显示，就二级预防而言，每天服用 10mg 阿仑膦酸钠对减少脊椎、髋部、腕部骨折发生率有统计学意义；但就一级预防而言，除减少椎体骨折的发生有统计学意义外，未发现减少其他骨折有统计学意义。可见，阿仑膦酸钠的二级预防能减少绝经后妇女骨质疏松骨折的发生，仍需对一级预防的疗效进行大样本的研究。

（三）异质性原因分析

通过利用 State 软件对主要测量指标的异质性的来源进行考察，得到的 Meta 回归结果显示，尚不能认为种族、出版年、患者基础治疗的服钙量、是否有基金资助是导致文献之间异质性的原因。绝经年龄对于一个健康女性是提示卵巢功能衰退、血浆雌激素水平显著下降的时间，即骨吸收增加、骨形成减少。一项国内研究发现，妇女绝经20年内，腰椎和髋部骨量是在不断减少的，以髋部为著。大部分文献未报道妇女的基线绝经年龄，且纳入人群中未将不同类型的人群区分开，如骨质疏松患者或骨量减少妇女，建议开展临床试验时，尽量规范减少混杂因素对结果的影响。

（四）本研究的局限性

本系统评价尚存在以下不足，有待于进一步完善和研究：①由于部分研究结果中骨密度改变率是以图的形式表示的，导致无法准确提取平均值和标准差的数据，也有部分研究结果报道了基线值、终点值和改变率，但未提骨密度改变率的标准差。通过与作者联系，未收到回复，故这部分文献予以排除。②国内临床证据偏少且等级偏低，缺乏高质量、标准化的随机对照试验。③部分结局指标存在发表偏倚，虽然采用了广泛的检索策略，但诸如期刊、会议论文及部分灰色文献无法获取，且纳入研究信息的限制，该研究只能就相关指标予以评价，因而不能排除潜在的发表偏倚。④研究样本量的限制及研究设计的局限，使得对研究结果的可靠性尚需更多大样本、多中心、高质量的随机对照试验和临床经济学评价以提供可靠的证据。本文虽然纳入12篇文献，但有些研究的样本量较小，这些可能对结果造成一定的偏倚。

总之，临床上对阿仑膦酸钠对绝经后妇女骨质疏松的疗效仍存在需要讨论的地方，为此有必要收集更多此类药物的临床证据，为绝经后妇女骨质疏松的治疗提供参考。

第三节　阿仑膦酸钠的临床安全性评价

近年来，阿仑膦酸钠新的不良反应和不良事件又有逐年增加的趋势。通过文献检索，列举阿仑膦酸钠正常剂量的不良反应和超常剂量的不良事件；利用 Meta 分析的方法，统计不良事件的发生率；综述不良反应事件发生的地域范围和人群范围；进行不良反应事件的重要个案报道汇编。由于骨质疏松症病程较长，故本书探讨阿仑膦酸钠长期使用的安全性。

阿仑磷酸钠最常见的不良反应：①胃肠道反应，口服双膦酸盐由于药物中含有氨基的原因，可能出现食管和胃肠道不良反应，如消化道不适、便秘、腹泻、消化不良、恶心、腹痛等。②骨骼肌肉系统，不良反应包括关节痛、肌肉痛、侧肢痛等。轻度疼痛者通过停药处理后疼痛逐渐消失，较严重者停药后症状有所缓解，疼痛严重的患者需要采取对症处理。③皮肤系统，不良反应包括潮热、疹病、药物性皮炎等。④神经系统，不良反应包括头晕、抑郁等。

阿仑膦酸钠不良反应/事件发生率最高的为消化道不适，占38.85%，其次为侧肢痛，占32.67%，再次为背痛占20.55%，轻微血钙升高14.12%。

一、不良事件发生率分析

（一）阿仑膦酸钠（10mg）与空白对照的不良反应分析

胃肠道不良反应合并分析显示，阿仑膦酸钠组（10mg）与空白对照组对绝经后骨质疏松患者胃肠道不良反应相比较，无统计学差异 [7个研究，9553 人，RR 1.01，95%CI（0.96，1.06），$P > 0.05$]。尚不能认为阿仑膦酸钠（10mg）的胃肠不良反应发生率与空白对照不同。

肌肉痛不良反应合并分析显示，阿仑膦酸钠组（10mg）与空白对照组对绝经后骨质疏松患者肌肉痛不良反应相比较，无统计学差异 [1个研究，593 人，RR 1.01，95%CI（0.35，2.92），$P > 0.05$]。尚不能认为阿仑膦酸钠（10mg）的肌肉痛不良反应发生率与空白对照不同（表23-7）。

（二）阿仑膦酸钠（5mg）与空白对照的不良反应分析

合并分析显示，阿仑膦酸钠组（5mg）与空白对照组对绝经后骨质疏松患者胃肠道不良反应相比较，无统计学差异 [3 个研究，2273 人，RR 1.02，95% CI（0.92，1.13），$P > 0.05$]。尚不能认为阿仑膦酸钠（5mg）的胃肠不良反应发生率与空白对照不同（表23-8）。

表 23-7　阿仑膦酸钠（10mg）与空白对照的不良反应分析结果

部位	研究数量	例数	治疗组	对照组	均方差(95%CI)	P 值	异质性		使用模型
							P 值[a]	I^2 值(%)	
胃肠道	7	9553	4674	4879	1.01(0.96, 1.06)	0.71	0.17	34%	FE
肌肉酸痛	1	593	196	397	1.01(0.35, 2.92)	0.98	—	—	FE

a. x^2 检验得到的 P 值；FE. 固定效应模型

表 23-8　阿仑膦酸钠（5mg）与空白对照的不良反应分析结果

部位	研究数量	例数	治疗组	对照组	均方差(95%CI)	P 值	异质性		使用模型
							P 值[a]	I^2 值(%)	
胃肠道	3	2273	1146	1127	1.02(0.92, 1.13)	0.70	0.45	0	FE

a. x^2 检验得到的 P 值；FE. 固定效应模型

（三）阿仑膦酸钠与雷洛昔芬的不良反应分析

结果显示，阿仑膦酸钠组与雷洛昔芬组对绝经后骨质疏松患者胃肠道不良反应相比较，有统计学差异 [1 个研究，1423 人，RR 1.94，95%CI（1.30，2.92），$P < 0.05$]，说明阿仑膦酸钠胃肠道不良反应发生率较雷洛昔芬组高。

（四）阿仑膦酸钠与依替膦酸二钠的不良反应分析

合并分析显示，阿仑膦酸钠组与依替磷酸二钠组对绝经后骨质疏松患者胃肠道不良反应相比较，无统计学差异 [1 个研究，132 人，RR 0.84，95%CI（0.37，1.90），$P > 0.05$]。尚不能认为阿仑膦酸钠的胃肠不良反应发生率与依替磷酸二钠组不同。

合并分析显示，阿仑膦酸钠组与依替磷酸二钠组对绝经后骨质疏松患者头晕不良反应相比较，无统计学差异 [1 个研究，132 人，RR 0.11，95%CI（0.01，2.08），$P > 0.05$]。尚不能认为阿仑膦酸钠的头晕不良反应发生率与依替磷酸二钠组不同。

二、不良反应事件发生的范围

阿仑磷酸钠不良反应发生地域无明显范围，适用于治疗绝经后妇女的骨质疏松症，以预防髋骨和脊柱骨折，受试人群年龄为 40 ~ 80 岁。

三、不良反应事件重要个案报道

不良反应事件的重要个案报道汇编见表 23-9。

表 23-9　不良反应事件的重要个案报道

文献编号	不良反应事件	严重程度	作者	例数 N	特异性
1.	颌骨坏死	严重	Chiu, W.Y., et al	1	63 岁，女，类风湿关节炎病史 30 年，糖尿病病史 3 年 每周 70mg 阿仑膦酸钠长达 7 年
2.	颌骨坏死		Amaral Mendes, R.	1	57 岁，女，服用阿仑膦酸钠 5 年
3.	环面颚骨坏死、口腔疼痛溃疡		Godinho, M., et al	1	67 岁，女，长期使用阿仑膦酸钠
4.	喉溃疡和咯血		Hanna, J., et al	1	77 岁，男，不慎误食阿仑膦酸钠
5.	严重食管损伤	严重	Comingle, C.	1	46 岁，女，口服阿仑膦酸钠 8h 之内
6.	严重气道损害	严重	Kraft, B., et al	1	57 岁，女，口服阿仑膦酸钠
7.	严重吞咽困难及吞咽疼痛	严重	Sharma, R.and A.J. Decross	1	79 岁，女，长期服用阿仑膦酸钠
8.	骨折延迟愈合		Czerwinski, E., et al	1	68 岁，女，服用阿仑膦酸钠 6 年 骨折手术 6 个月后观察到延迟愈合

续表

文献编号	不良反应事件	严重程度	作者	例数 N	特异性
9.	骨折延迟愈合		Mastaglia, S., et al	1	57 岁，白种人，女，服用阿仑膦酸钠治疗了 7 年
10.	右肱骨近端及左股骨骨折	严重	Dandinoglu, T	1	74 岁，女，服用阿仑膦酸钠 16 年
11.	非创伤性股骨骨干骨折		Goddard, M.S., et al	1	69 岁，女，服用阿仑膦酸钠 16 年，在一年前换服伊班膦酸钠
12.	右侧股骨干应力性骨折		Huang, H.T., et al	1	63 岁，亚裔，女，患有腰椎骨质疏松骨折，服用 70mg 阿仑膦酸钠 3 年
13.	双侧椎弓根骨折		Lopez, E.and A.L. Meleger	1	62 岁，男，服用阿仑膦酸钠，每周 70mg 3 年 5 个月
14.	低能量股骨骨折		Mulgund, M., et al	5	67 岁，女，服用阿仑膦酸钠平均 9.5 年
15.	非创伤性骨干股骨骨折		Nieto, E.J.and J.R. Salinas	1	85 岁，女，服用阿仑膦酸钠 11 年
16.	股骨干的无创伤性骨折		Patel, V., et al	1	服用阿仑膦酸钠 8 年
17.	尺骨和胫骨骨折		Tang, Z.H.and V.P. Kumar	1	长期服用阿仑膦酸钠之后，尺骨和胫骨依次在 7 个月内骨折
18.	非典型性股骨骨折		Vigorita, V.J.V., et al	1	69 岁，女，服用阿仑膦酸钠 2 年
19.	右股骨近端股骨骨折及对侧的不全骨折		Alshahrani, F.D. Kendler	1	72 岁，女，服用阿仑膦酸钠 9 年

四、小结

服用阿仑膦酸钠 10mg 1 年、10mg 2 ～ 3 年和 5mg 2 ～ 3 年对绝经后妇女腰椎、全髋、转子、股骨颈骨密度升高程度均大于安慰剂对照组，腰椎骨密度的变化最大，其次为转子和股骨颈，且骨密度随用药时间和用药剂量的增加呈正相关。阿仑膦酸钠治疗能有效改善绝经后妇女的骨量，建议阿仑膦酸钠治疗疗程至少 2 ～ 3 年。

阿仑磷酸钠的不良反应小，毒性低，最常见的不良反应是胃肠道反应，为减少不良反应的发生服药应在早餐前至少 30min，空腹以 200ml 温开水送服，并且在服药后至少 30min 之内和早餐前，患者应避免躺卧，以尽快将药物送至胃部，降低对食管的刺激。

（高　颖　戴　滨　房德敏）

主要参考文献

[1] 张智海，刘忠厚，石少辉，等 . 中国大陆地区以 -2.5SD 为诊断标准的骨质疏松症发病率文献回顾性研究 . 中国骨质疏松杂志，2015，21（1）：1-7，24.

[2] 文良元，黄公怡 . 骨密度在老年髋部骨折预测中的作用 . 中华老年医学杂志，2009，28（4）：341-343.

[3] 韩亚军，帖小佳，伊力哈木·托合提 . 中国中老年人骨质疏松症患病率的 Meta 分析 . 中国组织工程研究，2014，18（7）：1129-1134.

[4] 廖二元，徐苓，朱汉民，等 . 原发性骨质疏松症干预的疗效监测与评估专家意见 . 中华骨质疏松和骨矿盐疾病杂志，2015，8（1）：1-6.

[5] Cosman F，de Beur S J，LeBoff M S，et al.Clinician's Guide to Prevention and Treatment of Osteoporosis.Osteoporos Int，2014，25（10）：2359-2381.

[6] 中华医学会骨质疏松和骨矿盐疾病分会 . 原发性骨质疏松症诊治指南（2011年）. 中华骨质疏松和骨矿盐疾病杂志，2011，4（1）：2-17.

[7] 崔莹，冯正平 . 抗骨质疏松药物的研究进展 . 中国骨质疏松杂志，2015，21（3）：367-371.

[8] 罗理，董碧蓉 . 英国国家健康与临床优化研究所更新骨质疏松治疗指南解读 . 中华老年医学杂志，2012，31（8）：732-734.

[9] Wells G A，Cranney A，Peterson J，et al.Alendronate for the primary and secondary prevention of osteoporotic fractures in postmenopausal women. Cochrane Database Syst Rev，2008.

第 24 章

阿仑膦酸钠预防骨质疏松骨折的经济学评价

　　骨质疏松症是指一种以骨量低下，骨微结构损坏，导致骨脆性增加，易发生骨折为特征的全身性骨病。老年人代谢功能下降，是骨质疏松症的高发人群，尤其是绝经后的女性，因体内雌激素水平急速下降，骨量严重丢失，导致骨质疏松发病率增加至 73%，并发症高达 10% 以上。统计资料显示，我国目前骨质疏松症患者约为 8400 万人，预计到 2020 年将会增至 2.86 亿，其中骨质疏松骨折的患者高达 10%，而据 2006 年的一项调查显示，我国还有近 3 倍的骨量下降人群。阿仑膦酸钠是目前全球公认的骨质疏松症治疗首选药物，本研究对阿仑膦酸钠与基础用药（钙剂与维生素 D_3）预防骨质疏松骨折经济性进行评价，为我国现阶段骨质疏松及骨量低下患者选择更加经济、有效的药物治疗方案提供参考。

第一节　分析数据来源

一、骨质疏松骨折率的数据来源

　　检索 *MEDLINE*、*PubMed*、*Cochrane library* 3 个英文期刊数据库，以及中国期刊全文数据库（CNKI）、中文科技期刊全文数据库（维普）、万方数字化期刊全文库 3 个中文期刊数据库，检索起始时间均是由数据库建立起，截至时间为 2015 年 8 月 31 日，共检索出相关中英文文献 3340 篇。本研究主要是评价绝经后妇女使用阿仑膦酸钠预防骨质疏松骨折的经济性，希望数据能涵盖所有绝经后的妇女，反映出最贴近实际的用药情况。因此剔除了男性骨质疏松、激素引发的骨质疏松等文献，也剔除了基线时即有骨折发生及骨折发生率报道不全等有局限性的文献，最终选择了 1 篇最具代表性且样本量相对比较大的文献。

研究文献共入组 4432 名年龄 54 ～ 81 岁的绝经后妇女，既报道了椎体骨折、髋部骨折及腕部骨折 3 种特征性骨质疏松骨折的发生情况，也报道了其他部位的骨折数据。其中基础治疗组（钙剂 500mg/d+ 维生素 $D_3$250U/d）2218 人，阿仑膦酸钠组（前 24 个月在基础治疗的基础上加用阿仑膦酸钠，每天 5mg，之后 24 个月增加至 10mg/d）2214 人，试验周期为 48 个月。入选人群骨密度检测，T 值＜－ 2.5SD 的有 36.6%，T 值为 2.0 ～ 2.5SD 的有 32.0%，T 值为 1.5 ～ 2.0SD 的有 31.4%，说明研究人群既有骨质疏松症患者，也有骨量低下人群，数据基本涵盖所有未曾发生过骨质疏松骨折的绝经后妇女。研究过程中各类骨折发生率见表 24-1。

表 24-1　各类骨折及死亡发生概率

骨折类型	阿仑膦酸钠组（2214 人）		基础治疗组（2218 人）	
	骨折人数（人）	发生概率（%）	骨折人数（人）	发生概率（%）
椎体骨折	47	2.12	88	3.97
髋部骨折	19	0.86	24	1.08
腕部骨折	83	3.75	70	3.16
其他骨折	182	8.22	227	10.23
死亡率	35	1.58	37	1.67

二、成本数据来源

疾病治疗费用一般包括直接费用、间接费用和隐性费用。骨质疏松症的直接费用包括药品费用、辅助检查费用、住院费用、诊断费用。

间接费用主要是患者不能发挥社会功能从而导致生产力降低及离职所造成的损失，以及家属为照顾患者而产生的损失。隐性费用则主要是指难以用货币单位确切表达的费用，如骨折给患者带来的行动不便、疼痛、生活质量下降等。因间接费用与隐性费用难以衡量，故本研究主要考虑治疗的直接成本，即药品成本和住院治疗成本。

（1）药品成本选择市场占有率相对较大的药品为代表药，检索海南、江苏、广州、天津、北京五省市中华人民共和国发展和改革委员会网上公示的药品定价，取相同品种同一品规药品价格的中位数作为药品成本。阿仑膦酸钠（福善美，70mg×1 片）价格为 70.80 元 / 盒，维生素 D_3 碳酸钙（500mg 钙 +200U 维生素 D_3 ×30 片）价格为 29.00 元 / 瓶。

（2）住院治疗成本，检索关于骨质疏松不同部位骨折住院治疗费用的研究报道，按不同年份不同部位骨折的住院治疗费用进行汇总，并根据中国统计信息网公布的 2000 年 11 月至 2014 年 11 月医疗保健和个人用品类居民消费价格指数对之进行调整，取各研究调整后人均住院治疗费用的加权平均值，进行不同部位骨折的住院治疗成本测算。不同骨折的住院费用分别为椎体骨折 13 568.74 元，髋部骨折 38 438.18 元，腕部骨折 7649.48 元，其他部位的骨折治疗费用因缺少文献报道，故依照 2014 年天津市医保规定的骨折患者大致的人均住院费用 10 000 元计算。髋部骨折后期住院治疗成本同样缺少文献报道，故假设髋部骨折后期采用非手术治疗，住院治疗成本设为 0 元，后期敏感度分析会将该成本调整至 50 000 元，讨论其对模型稳定性的影响。

第二节　经济学模型的建立与评价

一、经济学模型的建立

由于骨质疏松症属于慢性疾病，因此适宜采用马尔可夫模型作为药物经济学评价模型。模型设置健康、椎体骨折、髋部骨折、腕部骨折、其他骨折、髋部骨折后期及死亡 7 个状态。健康状态下可能会出现椎体骨折、髋部骨折、腕部骨折、其他骨折，甚至死亡；椎体骨折、腕部骨折或其他骨折状态有可能恢复健康，也可能再次发生骨折；而发生髋部骨折一般只能进入到髋部骨折后期或死亡状态；死亡属于终止状态，各状态间转化见图 24-1。利用 TreeAge Pro 2011 软件进行数据模拟，模型周期设定为 1 年，循环 20 年。以各状态的健康效用值作为计算质量调整生命年时所用的生命质量调整权数。

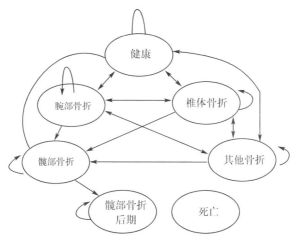

图 24-1　马尔可夫模型各状态间转化

（1）效果赋值纳入研究的人群年龄为 54 ～ 81 岁，以 65 ～ 74 岁居多，故以该年龄段的健康效用值进行设定，分别为健康状态 0.79，椎体骨折 0.71，腕部骨折 0.75，髋部骨折 0.59，髋部骨折后期 0.69，其他骨折假设为 0.70。

（2）各状态间转化概率各类骨折的发生率数据按公式 $P_n=1-(1-P)^n$ 推算而得。文献报道髋部骨折一年内的死亡率为 20% ～ 24%，本研究中将髋部骨折一年内死亡率设定为 22%。

（3）用药方案基础治疗组每日服用 1 片维生素 D_3 碳酸钙，另一组在基础治疗上每周加服 1 片阿仑膦酸钠（70mg）。

（4）模型图：采用 TreeAge Pro2011 软件绘制的马尔可夫模型图模型中各参数代码、名称及赋值等见表 24-2。

表 24-2　模型参数代码、名称及赋值

参数代码	参数名称	赋值	
		阿仑膦酸钠	基础治疗
osteoporosis	骨质疏松症		
well	健康		
vertebral fracture	椎体骨折		
wristfracture	腕部骨折		
hipfracture	髋部骨折		
post hip fracture	髋部骨折后期		
otherfracture	其他骨折		
Dead	死亡		
P1	椎体骨折概率	0.005 3	0.010 1
P2	髋部骨折概率	0.002 2	0.002 7
P3	腕部骨折概率	0.009 5	0.008 0
P4	其他骨折概率	0.021 2	0.026 6
P5	死亡率	0.004 0	0.004 2
P6	髋部骨折死亡率	0.22	
C_drug	药物次费用	11.08	0.97
C_inp_v	椎体骨折住院成本	13 568.74	
C_inp_hip	髋部骨折住院成本	38 438.18	
C_inp_v	腕部骨折住院成本	7649.48	
C_inp_other	其他骨折住院成本	10 000	
C_inp_post	髋部骨折后期住院成本	0	
U_well	健康状态的效用值	0.79	
U_v	椎体骨折效用值	0.71	
U_hip	髋部骨折效用值	0.59	
U_w	腕部骨折效用值	0.75	
U_other	其他骨折的效用值	0.7	
U_post	髋骨折后期效用值	0.69	
days	给药日数	365	
dosage	日给药次数	1	

二、马尔可夫模型分析结果

1. 基线分析　模拟 20 年两种用药方案的总成本和效用值。结果显示：联用阿仑膦酸钠 20 年总效用值为 14.16，所用成本为 80 775.73 元，获得质量调整生命年为 0.704 年，成本效用比为 5703.58；20 年基础治疗总效用值为 14.07，所用成本为 16 493.01 元，获得质量调整生命年为 0.704 年，成本效用比为 1171.99。两个方案的增量成本效用比为 716 721.18，即若多获得 1 个质量调整生命年，联用阿仑膦酸钠组比基础用药组将多花费 716 721.18 元（表 24-3）。经济学评价的成本效用阈值通常以 3 倍人均 GDP 估算，2014 年中国人均 GDP 为 46 531 元，成本效用阈值应为 139 623 元。因此从基线分析结果看，对于本研究入选人群，使用阿仑膦酸钠预防骨质疏松骨折与基础治疗相比不具备经济性。

表 24-3　基线分析结果

	成本	效用	成本效用比	质量调整生命年	质量调整生命年差	增量成本效用比
阿仑膦酸钠	80 775.73	14.16	5 703.58	0.708	0.004	716 721.18
基础治疗	16 493.01	14.07	1 171.99	0.704	—	—

对马尔可夫模型中各不同健康状态的分支数据进行进一步分析。在基础治疗上加用阿仑膦酸钠以预防骨质疏松骨折的人群，20 年内一直处于健康状态，不发生骨折的累计概率为 85.1%，而这类人群却消耗了近 86.2% 的治疗成本，显然不具有经济性。而其他骨折和髋部骨折后期的分支数据显示，使用阿仑膦酸钠均是高成本低收益，也不具有经济性。但是对于发生椎体骨折的人群，阿仑膦酸钠组累计概率明显低于基础治疗组，两组间增量成本效用比为 13 902.17，提示具有经济性；髋部骨折分支数据显示，阿仑膦酸钠组相对治疗成本更低，而效益值却更高，证明使用阿仑膦酸钠预防髋部骨折更经济。对于腕部骨折人群，虽然两组间增量成本效用比为 42 655.5，但是引用文献数

据显示使用阿仑膦酸钠后腕部骨折发生率高于基础治疗组，因此对这类人群的疗效 - 经济学评价还有待进一步的探讨（表 24-4）。

表 24-4　不同健康状态的数据分析

状态	治疗方案	成本	效用	累计概率
健康	阿仑膦酸钠	69 631.21	13.60	0.851
	基础	5 998.72	13.39	0.831
椎体骨折	阿仑膦酸钠	1 678.05	0.07	0.005
	基础	2 512.18	0.13	0.009
髋部骨折	阿仑膦酸钠	1 680.07	0.07	0.002
	基础	1 871.16	0.03	0.002
腕部骨折	阿仑膦酸钠	1 996.97	0.13	0.008
	基础	1 143.86	0.11	0.007
其他骨折	阿仑膦酸钠	5 352.16	0.27	0.019
	基础	4 920.33	0.33	0.023
髋部骨折后期	阿仑膦酸钠	437.27	0.07	0.007
	基础	46.75	0.09	0.009
死亡	阿仑膦酸钠	0.00	0.00	0.108
	基础	0.00	0.00	0.118

2. 敏感性分析

（1）概率敏感性分析：将模型中各概率上下浮动 20%，考察所构建马尔可夫模型的稳定性，模拟龙卷风图，见图 24-2。结果可见，对模型影响最大的是两种用药方案的死亡率，其次是基础治疗组其他骨折与髋部骨折的发生概率及阿仑膦酸钠组髋部骨折的发生概率，腕部骨折概率对模型构建影响最小。

（2）单因素敏感性分析：将除髋部骨折后期治疗成本以外的其他两种用药方案的治疗成本及效用值上下浮动 20%，考察单一因素对模型的影响，同时考察髋部骨折后期的治疗成本从 0 元上调至 50 000 元后对模型构建的影响。从图 24-3 中看出，对结果影响最大的变量是其

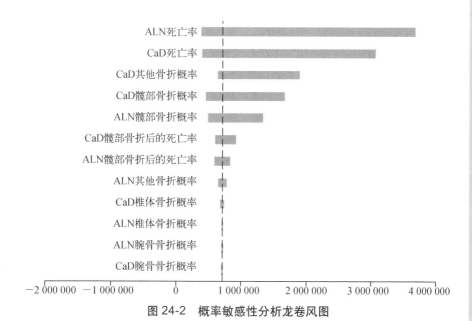

图 24-2 概率敏感性分析龙卷风图

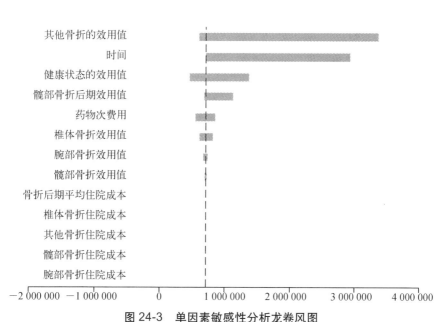

图 24-3 单因素敏感性分析龙卷风图

他骨折的效用值及时间跨度，其次是健康状态的效用值及髋部骨折后期的效用值，髋部骨折效用值及各类骨折住院成本的变化对模型几乎无影响。

第三节　影响因素

一、疗效与经济性评价

一项关于阿仑膦酸钠降低绝经后妇女骨折风险的研究指出，绝经后妇女峰值骨量在 T ≤ － 2.0SD 或曾发生骨质疏松骨折的人群，使用 10mg 阿仑膦酸钠进行二级预防时，可以显著预防椎体骨折、髋部骨折及腕部骨折的发生概率，而对于 T ＞ － 2.0SD 人群进行骨折一级预防治疗时，仅减少椎体骨折发生率，而对其他类型的骨折没有更显著的预防效果。

经济学分析结果显示，阿仑膦酸钠预防骨质疏松骨折不具有经济性。对经济学分析数据进行深度解析，可以获知：研究人群 63% 为骨量低下者（T ＞ － 2.5SD），这类人群的引入大幅度地降低了骨质疏松骨折的发生概率，缩小了基础治疗与阿仑膦酸钠治疗之间的差异，这是导致用药不经济的一个直接原因。此外，从各健康状态的分支数据分析，发生椎体骨折和髋部骨折的患者，模型模拟测算出的成本效用结果显示，使用阿仑膦酸钠治疗具有经济性。说明对于骨质疏松骨折高风险的人群使用阿仑膦酸钠治疗是经济的，而对低风险人群则不具有经济性。

上述结果提示，临床医生在制订治疗方案前，应对患者进行骨质疏松骨折风险的预测评估，以判断患者发生骨质疏松骨折的风险概率，这是避免出现过度医疗的重要手段。

二、人口死亡率的影响

模型中人口死亡率根据文献报道设定为 4‰ 左右，随死亡率降低，支付成本及获得效益值均有所增加，反之两者均会下降，而且人口死亡率的变化对模型的影响很大。根据中国人口死亡率预测，2015 年 55 ～ 59 岁年龄段的死亡率为 5.55‰，60 ～ 64 岁为 9.16‰，65 ～ 69 岁为 15.71‰，70 ～ 74 岁为 26.47‰，75 ～ 79 岁为 45.40‰，80 ～ 84 岁为 73.43‰，而且随着生活水平的提高，各年龄段的死亡率也会逐年下降。但是总体中国人群的死亡率要高于文献所报道的死亡率，因此我国实际的支付成本及所获得的效益值可能还会略低于本研究的结果。

三、药品价格

国内有多家阿仑膦酸钠生产企业，价格差异较大，本研究方案选择的是目前国内市场占有量最大的品种，由默沙东公司原研的阿仑膦酸钠。国内阿仑膦酸钠仿制药价格为 30 ～ 40 元，约为其价格的50%。若使用国内仿制药替代原研药，将阿仑膦酸钠的价格下调50%，其他因素维持不变，20 年累计成本为 47 574.45 元，效用值不变，增量成本效用比下降为 346 543.00 元，仍然不具有经济性。

四、贴现率

贴现率是指将未来支付改变为现值所使用的利率，它是对方案是否具有经济性的进一步说明，模型中通常需要对成本与效用值进行贴现，贴现率通常按3% ～ 5% 计算。本研究因所得结果已经不存在经济性，故未再将贴现因素计算在内。

五、局限性

1. 地区及种族差异　本研究选取的数据来源于由 11 个国家研究中心参与的随机临床对照试验数据，但由于地区与种族间存在较大差异，尚不能客观反映我国骨质疏松患者（黄种人）用药后发生骨折的情况，而且疾病发展状况国内外也会有所不同，存在偏倚。下一步研究中，可以考虑纳入更多亚洲人群的数据进行分析。

2. 骨折概率的影响　本研究中的骨折概率是根据 4 年的文献报道数据推算而来，患者用药 20 年后的实际骨折发生率是否与推算结果存在差异还无从考证，所以这可能也是影响评价结果的因素之一。

3. **成本数据来源**　本研究采用的成本数据来自北京、天津、广东、江苏、海南五大发达省市的价格数据，缺少西部及欠发达省市的数据，因此在一定程度上不能代表全国的实际情况。但是根据单因素敏感性分析结果，治疗成本对模型构建影响最小，对结论不会产生颠覆性的影响。

第四节　结　　论

以我国 2014 年国民经济发展水平，依照药物经济学评价标准，与骨质疏松基础用药相比，阿仑膦酸钠预防骨质疏松骨折的治疗成本远超出 3 倍人均 GDP 的成本效用阈值，说明该治疗方案超出目前国家医疗保障的承受能力。但对于易发生髋部及椎体骨折的高风险人群，使用阿仑膦酸钠联合基础用药是兼顾有效性和经济性的。

临床一般习惯采用定期监测骨密度的方式来评估骨质疏松患者的骨折发生风险，但是近年来有学者提出骨密度随访不能改善骨折风险评估。2008 年 WHO 推荐了骨折风险的评估工具 FRAX，以早期发现骨折高危人群。目前欧美国家和我国均在指南中推荐使用该工具，FRAX 可以根据多项临床危险因子，加入或不加入骨密度来评估 10 年内髋部脆性骨折和其他主要部位（脊柱、前臂、肱骨）脆性骨折的发生概率，指南指出当髋部脆性骨折风险 ≥ 3%，主要部位脆性骨折风险 ≥ 20% 时即需进行治疗。

总之，在选择阿仑膦酸钠预防骨质疏松骨折前，应充分利用 FRAX 对患者进行骨折风险评估，以选择恰当的治疗时机，这是保证药物治疗经济性，有效减轻国家医疗保障负担，避免医疗资源浪费的重要措施。

（冯　鑫　房德敏）

主要参考文献

[1] 许洁，赵东宝，刘文斌 . 老年性骨质疏松症的防治进展 . 中国全科医学，

2010，13（11）：1246-1248.

[2] 胡军，张华，牟青.骨质疏松症的流行病学趋势与防治进展.临床荟萃，2011，26（8）：729-731.

[3] 中华医学会骨质疏松和骨矿盐疾病分会.原发性骨质疏松症诊治指南（2011年）.中华骨质疏松和骨矿盐疾病杂志，2011，4（1）：2-17.

[4] Steven R C，Dennis M B，Desmond E T，et al.Effect of Alendronate on Risk of Fracture in Women With Low Bone Density but Without Vertebral Fractures：Results From the Fracture Intervention Trial FREE.JAMA，1998，280（24）：2077-2082.

[5] 范长生，董朝晖，陶立波.唑来膦酸输注液与阿仑膦酸钠片预防骨质疏松性骨折的成本和收益比较.中国药物经济学，2009，4（5）：11-24.

[6] 王佩芳，王培嘉，唐燕红，等.骨质疏松性骨折的治疗费用2000～2004年统计.中国骨质疏松杂志，2006，12（3）：274-277.

[7] 贺良，钟伟，李宁.骨质疏松性骨折患者住院治疗费用(2000～2006年)统计.实用骨科杂志，2009，15（5）：321-324.

[8] 袁凯，许树柴，程志安，等.骨质疏松椎体压缩性骨折的住院费用分析.中国骨质疏松杂志，2009，15（5）：342-346.

[9] 沈麒麟，谢琪，夏慧芬.原发性骨质疏松骨折的治疗费用2003年统计.中国骨质疏松杂志，2006，12（2）：169-170，193.

[10] 苏晓清，黄乐松，杨洲，等.阿仑膦酸钠的成本-效果分析.中国老年学杂志，2013，33（15）：3625-3628.

[11] Philip D.OsteOsteoporosisorosis frequency，consequences，and risk factor.American Medical Journal（Chinese），1997，15（4）：16.

[12] 马爱霞，李洪超，马骏捷，等.醒脑静注射液和依达拉奉治疗急性缺血性脑卒中的成本效果分析.中国药物评价，2013，30（3）：173-177.

[13] 王新玲，姜东，吕新胜.预防性服用阿仑膦酸钠降低绝经后妇女骨折风险的Meta分析.中华老年医学杂志，2013，32（10）：1128-1132.

[14] 王晓军，任文东.有限数据下Lee-Carter模型在人口死亡率预测中的应用.统计研究，2012，29（6）：87-94.

[15] Berry S D，Samelson E J，Pencina M J，et al.Repeat bone mineral density screening and prediction of hip and major osteoporotic fracture，JAMA，2013，310（12）：1256-1562.

第 25 章

骨质疏松症患者药物依从性及影响因素分析

　　骨质疏松症为我国第四大城市居民常见慢性病，其严重后果是发生骨质疏松骨折。骨折会增高患者伤残率和死亡率，且造成沉重的经济负担。积极预防和治疗骨质疏松可减少患者骨折，改善患者生活质量。由于骨质疏松是一种需要长期治疗的慢性疾病，患者的药物不依从性会大大地降低临床治疗效果。国外学者以药物持有率（medication possession patio，MPR）对患者药物依从性进行量化发现，50%的患者在治疗一段时间后药物依从性变差（MPR < 0.8）。当 MPR < 0.5 时，其骨折发生率与未服药时相当。目前我国尚缺乏对骨质疏松症患者药物依从性的定量分析。本研究以 MPR 量化骨质疏松症患者的药物依从性，并分析影响药物依从性的可能因素。

第一节　材料与方法

一、数据来源

　　本研究的数据来源于天津市 2008 ～ 2011 年城镇职工基本医疗保险参保人 30% 的随机抽样样本。截至 2011 年，天津市城镇职工基本医疗保险约有 510 万参保人，占天津市常住人口总人数的 51.7%。

二、目标药物选取

　　选用双膦酸盐类抗骨质疏松药物作为本研究的目标药物，具体包括阿仑膦酸钠片（每片 70mg）、依替膦酸二钠片（每片 0.2g）、羟乙膦酸钠片（每片 0.2g）和唑来膦酸注射液（每瓶 100ml ∶ 5mg）。

三、研究样本选取

1. 样本入组标准　① 2009 ～ 2010 年，至少有过一次骨质疏松症诊断；②在 2009 ～ 2010 年，至少有过一次目标药物的处方记录，以首次处方目标药物的时间为研究开始时间；③在研究开始时患者年龄不小于 45 岁；④患者在研究开始前 12 个月内没有服用过目标药物；⑤患者在研究开始前 12 个月和研究开始后 12 个月持续参保。

2. 样本排除标准　①排除首次诊断为骨折的患者；②排除在 2008 ～ 2011 年患有 Paget 骨病或恶性肿瘤的患者。

四、研究时间设计

按照上述样本入组标准和排除标准，在 2009 ～ 2010 年符合纳排标准的患者被纳入研究。患者首次应用目标药物的时间为研究开始时间。研究开始前 12 个月为本研究的基线时期，研究开始后 12 个月为本研究的随访期。研究时间设计如图 25-1 所示。

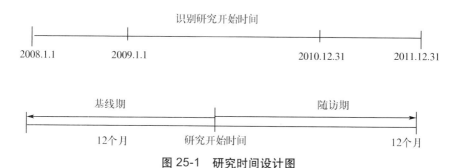

图 25-1　研究时间设计图

五、药物依从性量化指标

参考国际文献的通用研究方法，本研究中患者药物依从性用患者遵医嘱性（compliance）来表示。常用的定量描述患者遵医嘱性的指标是患者 MPR，它是指患者在首次服药后一段时间内持有药品天数占这段时间总天数的比例。以患者年药物持有率为例，计算公式为：MPR＝一年内患者药品持有天数/365d。上述公式中，药品持有天数＝药品处方剂量 × 医嘱 每单位剂量的药效持续天数。

六、统计内容与方法

本研究统计的患者基线特征包括患者社会人口学特征，包括年龄、性别、工作状态（离退休／在职）、基线是否骨折、基线是否有过骨质疏松症诊断、基线是否服用其他抗骨质疏松药物基线、是否因骨质疏松或骨折住院、以及基线是否患有其他疾病等。分别统计患者在研究开始后 3 个月内、6 个月内和 12 个月内的 MPR 均值和标准差，并统计不同 MPR 组患者的人数和百分比。建立多元线性回归模型，在控制患者基线特征的情况下 [年龄、性别、工作状态（离退休／在职）、开始服药前是否骨折、是否有过骨质疏松诊断、是否因骨质疏松或骨折而住院及是否患有其他疾病、是否服用其他药物治疗骨质疏松]，以研究开始后 12 个月内患者的 MPR 为因变量，分析影响患者药物依从性的可能因素。

第二节　结　果

一、患者基线人口学特征

2011 年天津市城镇职工基本医疗保险参保人 30％随机抽样样本中，骨质疏松症确诊患者人数为 69 476 人，其中，只有 20.6%（N=14 431）的患者接受了药物治疗。在接受过药物治疗的骨质疏松症确诊患者中，约有 25.3%（N=3946）的患者接受过双膦酸盐治疗。本研究的样本筛选基于接受过双膦酸盐类治疗的这部分患者。按照前文所述的样本纳排标准，在 2009 ～ 2010 年服用过双膦酸盐类药物的患者共 3363 人，排除开始服药前 12 个月内有过双膦酸盐类药物治疗的患者、开始服药时年龄小于 45 岁的患者、首次诊断时有骨折诊断的患者，以及在 2008 ～ 2010 年患有肿瘤和 Paget 骨病的患者后，剩余样本 2297 人；保留在研究开始前 12 个月和研究开始后 12 个月内均持续参保的患者，最终本研究共纳入样本 2200 例。样本筛选具体流程见图 25-2。患者基线社会人口学特征见表 25-1。

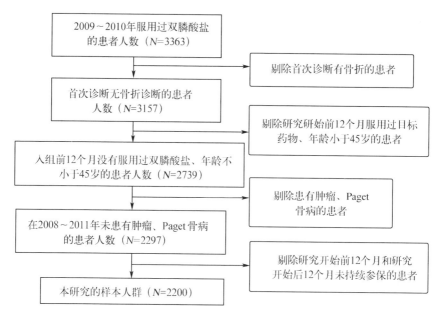

图 25-2 研究样本筛选流程图

表 25-1 患者基线社会人口学特征

基线特征	骨质疏松患者（N=2200）
年龄（平均值 ± 标准差）	64.1±10.5
年龄段分布 [N（%）]	
45 ～ 54 岁	416（18.9%）
55 ～ 64 岁	739（33.6%）
65 ～ 74 岁	654（29.7%）
≥ 75 岁	391（17.8%）
性别 [N（%）]	
男	770（35.0%）
女	1430（65.0%）

基线特征	骨质疏松患者（N=2200）
工作状态 [N（%）]	
在职	348（15.8%）
离退休	1852（84.2%）
基线发生过骨折 [N（%）]	120（5.5%）
基线有过骨质疏松或骨质减少的诊断 [N%]	59（2.7%）
骨质疏松	53（2.4%）
骨质减少	6（0.3%）
基线有过其他合并症诊断 [N（%）]	
心脏病	1356（61.6%）
高血压	1268（57.6%）
关节炎	763（34.7%）
高血脂	604（27.5%）
糖尿病	581（26.4%）
基线接受过骨质疏松的药物治疗 [N（%）]	278（12.6%）
骨化三醇	161（7.3%）
降钙素	145（6.6%）
雌激素 / 结合雌激素	20（0.9%）
基线有过住院记录 [N（%）]	381（17.3%）
因骨质疏松或骨折住院 [N（%）]	53（2.4%）

二、药物依从性

研究开始后 3 个月内、6 个月内和 12 个月内，患者的 MPR 均值逐渐降低，分别为 0.34（±0.29）、0.22（±0.24）、0.15（±0.19）。研究开始后 12 个月内，77.9%（$N = 1714$）的患者 MPR 小于 0.2，只有 6.2%（$N = 136$）的患者的 MPR 值大于 0.5，2.1%（$N = 46$）的患者的 MPR 值大于 0.8（表 25-2）。

表 25-2　研究开始后 3 个月内、6 个月内、12 个月内患者药物依从性

MPR	3 个月内	6 个月内	12 个月内
平均值（± 标准差）	0.34（±0.29）	0.22（±0.24）	0.15（±0.19）
MPR 分组 [N（%）]			
0 ≤ MPR < 0.2	1079（49.1%）	1470（66.8%）	1714（77.9%）
0.2 ≤ MPR < 0.4	475（21.6%）	348（15.8%）	254（11.6%）
0.4 ≤ MPR < 0.6	175（8.0%）	156（7.1%）	130（5.9%）
0.6 ≤ MPR < 0.8	222（10.1%）	116（5.3%）	56（2.6%）
0.8 ≤ MPR < 1	249（11.3%）	110（5.0%）	46（2.1%）

三、药物依从性影响因素分析

本研究通过建立多元线性回归模型，以患者在研究开始后 12 个月内的 MPR 均值为因变量，探索患者基线特征中可能影响 MPR 的因素。回归模型中纳入的分类变量及赋值见表 25-3。多元性回归的结果显示，基线时期服用过降钙素或骨化三醇患者的药物依从性较好，而患有心脏病患者的药物依从性较差，其他因素未观察到对药物依从性的影响。具体结果见表 25-4。

表 25-3　天津市骨质疏松症患者药物依从性影响因素分析多元线性
回归纳入变量及赋值

变量	赋值
性别	1= 女性；0= 男性 1=Female；0=Male
工作状态	1= 离退休；0= 在职 1=Retired；0=Employed
基线发生骨折	1= 是；0= 否 1=Yes；0=No

续表

变量	赋值
基线曾有骨质疏松或骨质减少的诊断	1= 是；0= 否 1=Yes；0=No
心脏病	1= 患病；0= 无 1=Yes；0=No
高血压	1= 患病；0= 无 1=Yes；0=No
关节炎	1= 患病；0= 无 1=Yes；0=No
高血脂	1= 患病；0= 无 S 1=Yes；0=No
糖尿病	1= 患病；0= 无 1=Yes；0=No
骨化三醇	1= 服药；0= 无 1=Yes；0=No
降钙素	1= 服药；0= 无 1=Yes；0=No
雌激素/结合雌激素	1= 服药；0= 无 1=Yes；0=No
基线曾因骨质疏松或骨折住院	1= 是；0= 否 1=Yes；0=No

第三节　讨　论

　　本研究结果显示，天津市骨质疏松症患者的药物依从性非常低，患者在研究开始后 12 个月内的 MPR 均值只有 0.15（±0.19），远远低于加拿大（2003 年，0.66）、比利时（2005 年，0.65）、美国（2008年，0.58）等国家水平。根据国外相关研究，患者的 MPR 在不小于 0.8时，其骨折发生风险和住院概率明显降低，即药物治疗可以有效地降低患者骨折、改善患者生活质量；而当 MPR 小于 0.5 时，患者的骨折风险与未服用药物时相当，即药物治疗得不到应有的临床效果。本研究样本中，93.8%（$N = 2064$）的患者的 MPR 小于 0.5，2.1%（$N = 46$）的患者 MPR 不小于 0.8，说明只有 2.1%的患者从药物治疗中受益；而 93.8%的患者的药物治疗无法有效降低患者的骨折发生率、减少患者的住院概率，这些患者用于骨质疏松治疗的医疗资源消耗和医疗费用并没有得到很好的临床治疗效果，这种现状急需得到相关人员的重视并加以改善。

药物依从性影响因素模型分析结果（表 25-4）显示，基线时期有过骨质疏松药物治疗的患者的药物依从性较好而患有心脏病的患者的药物依从性较差，对这一结果的可能解释是，基线有过药物治疗的患

表 25-4　天津市骨质疏松症患者药物依从性影响因素分析多元线性回归结果

变量	系数	标准误	t	P	95%	CI	R^2
年龄（周岁）	0.001	0.001	1.22	0.223	0.000	0.002	0.033
性别（女性 vs 男性）	-0.013	0.009	-1.44	0.150	-0.031	0.005	
工作状态（退休 vs 在职）	0.003	0.014	0.20	0.838	-0.024	0.030	
基线发生骨折	0.027	0.018	1.47	0.141	-0.009	0.063	
基线曾有骨质疏松或骨质 　减少的诊断	0.004	0.078	0.05	0.958	-0.148	0.156	
基线曾有其他合并症诊断							
心脏病	-0.043	0.010	-4.34	< 0.001	-0.063	-0.024	
高血压	-0.002	0.010	-0.17	0.867	-0.021	0.18	
关节炎	0.006	0.009	0.71	0.475	-0.011	0.23	
高血脂	0.008	0.010	0.83	0.407	-0.011	0.027	
糖尿病	-0.011	0.010	-1.12	0.263	-0.030	0.008	
基线曾接受过抗骨质疏松 　的药物治疗							
骨化三醇	0.054	0.016	3.35	0.001	0.022	0.086	
降钙素	0.067	0.017	3.87	< 0.001	0.033	0.101	
雌激素 / 结合雌激素	0.061	0.043	1.42	0.155	-0.023	0.144	
基线曾因骨质疏松或骨折 　住院	-0.013	0.082	-0.16	0.876	-0.173	0.147	
常数项	0.129	0.029	4.49	< 0.001	0.073	0.186	

者的疾病史较长，疾病比较严重，患者对药物治疗的认知度较高，因此在本研究的随访期内表现出较好的药物依从性；而患有心脏病的患者可能需要服用其他药物控制心脏病病情，患者因心脏病的负担较重，因此在骨质疏松症的治疗中药物依从性较差。由于天津市城镇职工基本医疗保险数据库中没有患者的临床指标数据，我们无法在控制疾病严重程度的情况下对影响药物依从性的可能因素进行更深入的分析。本研究的研究人群仅限于天津市城镇职工基本医疗保险参保人，研究结果在外推至天津市乃至全国骨质疏松症患者的情况时有一定的局限。

（吴　晶）

主要参考文献

[1] Zeng L M.Osteoporosis has become china's urban residentscommon chronic disease.China news net.http：//www.chinanews.com/jk/news/2010/05-09/2271048.shtml.

[2] Editorial for Osteoporosis Prevention White Paper on China of Chinese Health Promotion Foundation.Osteoporosis Prevention White Paper on China of Chinese.Chinese Journal of Health Management，2009，3（3）：148-154.

[3] Martin K E，Campbell H E，Abraca J，et al.Analysis of thecomparative effectiveness of 3 oral bisphosphonates in a largemanaged care organization：adherence，fracture rates，and all-cause cost.Journal of Managed Care Pharmacy，2011，17（8）：596-608.

[4] Fitzpatrick L A，Badamgarav E.A new look at osteoporosisoutcomes：the influence of treatment，compliance，persistence，and adherence.Mayo Clin Proc，2006，81（8）：1009-1012.

[5] Huybrdchts K F，Ishak K J，Caro J J.Assessment of compliancewith osteoporosis treatment and its consequences in a managedcare population.Bone，2006，38：922- 928.

[6] Rabenda V，Mertens R，Fabri V et al.Adherence tobisphosphonates therapy and hip fracture risk in osteoporoticwomen.Osteoporos Int，2008，19（6）：811-818.

第 26 章

2017 年骨质疏松指南更新

第一节 骨质疏松的长期治疗

骨质疏松是一种需要长期治疗的疾病。随着骨质疏松的药物研究和临床治疗经验的不断增加，国际上的骨质疏松指南也经常更新。2010～2017 年的主要国际骨质疏松指南见表 26-1。对于骨质疏松治疗的时间，多数权威国际指南推荐，骨质疏松症需长期治疗 3～5 年。例如，2014 年 NOF《骨质疏松预防与治疗临床医师指南》建议骨质疏松症需要治疗 3～5 年；2013 年英国 NOGG《绝经后妇女和老年男性骨质疏松诊断与管理指南》建议骨质疏松症至少需要治疗 3 年；2010 年美国 AACE《绝经后骨质疏松症治疗和诊断的临床实践指南》建议骨质疏松症一般需治疗 4～5 年，骨折风险很高的骨质疏松症患者需要治疗 10 年。其中 2014 年 NOF 指南对骨质疏松疗程的推荐中写道"由于 5 年以上的疗效数据有限，且 ONJ、非典型骨折的发生与大于 5 年的长期治疗有关，故建议双膦酸盐的治疗时间为 3～5 年为宜。3～5 年的治疗后，对骨折高危险人群，可考虑继续治疗或更换治疗方式。超过 3～5 年的治疗期限后，应全面重新评估患者的各项基本情况，评估收益及风险比"。2013 英国 NOGG 指南对骨质疏松疗程推荐中写道"在现有数据基础上，指南推荐：在阿仑膦酸钠、利塞膦酸或伊班膦酸治疗 5 年后、唑来膦酸治疗 3 年后需进行治疗评估"。2012 法国年骨质疏松指南对疗程的推荐中写道"对照研究已经确立，现有骨质疏松症药物能够在 3～5 年的治疗周期内降低骨折发生率（A 级证据），唯一例外的药物是特立帕肽，该药物的治疗周期为 18 个月。从临床实践来看，在 5 年治疗后（唑来膦酸 3 年），如果满足了以下标准，可以停止治疗：治疗期间未发生骨

表 26-1　2010 ～ 2017 年主要国际骨质疏松指南一览表

国家或地区	指南
美国	2010 年 AACE 绝经后骨质疏松诊治临床实践指南
	2010 年 NAMS 绝经后妇女骨质疏松症管理立场声明
	2012 年 ACOG 骨质疏松症临床指南
	2014 年 NOF 骨质疏松指南
	2014 年 AAOS 老年髋部骨折指南
	2016 年 AACE 绝经后骨质疏松诊治临床实践指南
	2017 年 ACP 治疗男性和女性低骨量及骨质疏松预防骨折临床实践指南
	2017 年 ACR 预防和治疗糖皮质激素继发性骨质疏松指南
加拿大	2014 年 SOGC 绝经后骨质疏松症管理指南
欧洲	2012 年欧洲绝经后骨质疏松指南
	2012 年法国绝经后骨质疏松药物治疗指南
	2013 年英国 NOGG 绝经后妇女和老年男性骨质疏松诊断与管理指南
	2014 年 EMAS 绝经后妇女骨质疏松性椎体骨折管理指南
	2017 年英国 NOGG 预防和治疗骨质疏松临床指南
澳大利亚	2010 年澳大利亚 NHMRC 老年髋部骨折诊治指南
日本	2011 年日本骨质疏松症的预防和治疗指南
中国	2011 年中国原发性骨质疏松诊疗指南
	2013 年中国人群骨质疏松症防治手册
	2013 年香港骨质疏松指南
	2014 年台湾骨质疏松指南
	2015 年中国骨质疏松骨折诊疗指南
	2017 年骨质疏松性骨折诊疗指南
	2017 年原发性骨质疏松症诊疗指南

折、无新的风险因素、无显著 BMD 下降，同时，在存在重度骨质疏松骨折病史的患者中，治疗周期结束时的股骨 T 值评分＞ -2.5SD。在治疗中止后的 1 ～ 2 年应重新评价。不同药物的后续再评价时间各不相同：唑来膦酸和阿仑膦酸钠对 BMD 值残留作用的时间要长于其他药物。但应注意这些推荐无法涵盖所有特定的情况，应根据个体患者的具体情况予以采用"。2013 中国香港骨质疏松指南对疗程的推荐中写道"双膦酸盐的疗程在初始治疗 3 ～ 5 年（口服 5 年、静脉 3 年）后应根据个体的

骨折风险情况制订，在高风险人群中不应停药"。2017 中国原发性骨质疏松症诊疗指南中推荐"目前建议口服双膦酸盐治疗 5 年，静脉双膦酸盐治疗 3 年。应对骨折风险进行评估，如为低风险，可考虑实施药物假期停用双膦酸盐。如骨折风险仍高，可以继续使用双膦酸盐或换用其他抗骨质疏松药物（如特立帕肽或雷洛昔芬）。特立帕肽疗程不应超过两年"。

第二节　骨质疏松治疗的药物选择

指南推荐骨质疏松治疗疗程依据各个抗骨质疏松治疗药物长期疗效及安全性的循证医学数据。阿仑膦酸钠有 10 年的临床研究，利塞膦酸有 7 年的临床研究，雷奈酸锶有 10 年的临床研究，雷洛昔芬有 8 年的临床研究，唑来膦酸有 9 年的临床研究。通过长期的临床试验积累了大量循证医学证据，说明了骨质疏松长期治疗的疗效和安全性。

在一项整合了 76 项随机对照试验及 24 份荟萃分析的系统综述中，比较了现有抗骨质疏松症药物在骨量低下及骨质疏松症男性和女性患者中预防骨折的临床疗效。结果显示，不同药物对于预防不同部位骨折的疗效不同。对于髋部，双膦酸盐（阿仑膦酸、利塞膦酸、唑来膦酸）显著降低髋部骨折风险；而 PTH 不能降低髋部骨折风险。对于非椎体，双膦酸盐（阿仑膦酸、利塞膦酸、唑来膦酸）和 PTH 均可降低非椎体骨折风险。对于椎体，双膦酸盐（阿仑膦酸、利塞膦酸、唑来膦酸）、PTH、SERM 都可以降低椎体骨折风险。由于双膦酸盐确切的疗效和安全性，国际众多指南中亦明确推荐双膦酸盐为一线治疗药物。例如，2010 美国 AACE 指南推荐阿仑膦酸、利塞膦酸、唑来膦酸或狄诺塞麦为一线用药（A 级证据）。此外，《2011 年日本骨质疏松症的预防和治疗指南》《2012 年法国绝经后骨质疏松药物治疗指南》《2013年中国香港骨质疏松指南》《2014 年中国台湾骨质疏松指南》《2014年加拿大 SOGC 绝经后骨质疏松症管理指南》《2014 年英国骨质疏松诊断和管理指南》《2017 年中国原发性骨质疏松症诊疗指南》等均推荐双膦酸盐作为骨质疏松治疗一线用药。对于骨折和骨折术后，静脉使用的唑来膦酸被 2012 年法国绝经后骨质疏松药物治疗指南推荐为髋部骨折后一线用药。美国骨科学会 2014 年 AAOS 老年髋部骨折指南唯一推荐了唑来膦酸作为骨质疏松治疗药物。AAOS 指南提出髋部骨折患者应进行骨质疏松评估和治疗，其理由是一项随机对照研究显示唑来膦酸可显著降低患者死亡率、再发任何骨折风险、再发非椎体骨折风险及再发椎体骨折风险（唑来膦酸治疗组及对照组患者同时给予维生素 D 及钙剂补充治疗）。

第三节　从中国《骨质疏松骨折指南》和《2017原发性骨质疏松症诊疗指南》看骨质疏松治疗要点

2015 年 10 月在《中华骨与关节外科杂志》上发表了由邱贵兴院士牵头制定的《中国骨质疏松骨折诊疗指南》（骨质疏松性骨折诊断及治疗原则）及两份述评：《原发性骨质疏松症的治疗与预防》《经皮椎体成形术治疗的相关建议》。2017 年 1 月，中华医学会骨科学分会骨质疏松学组更新了《骨质疏松性骨折诊疗指南》。2017 年 9 月中华医学会骨质疏松和骨矿盐疾病分会发布了《原发性骨质疏松症诊疗指南》。这些更新的指南较以前的中国指南有很多亮点：明确提出骨质疏松需要长期治疗，依据药物假期指征决定患者治疗时长；提出重视围手术期骨质疏松治疗，双膦酸盐药物不影响骨折愈合；明确骨质疏松用药原则。

一、骨质疏松需要长期治疗，双膦酸盐治疗骨质疏松的疗程应达到 3 ～ 5 年

既往的中国骨质疏松指南里没有提到骨质疏松治疗的疗程问题。2015 年指南提出，非双膦酸盐药物的疗效随停药而消退，而双膦酸盐在停药后其抗骨折疗效仍然会持续数年。推荐双膦酸盐治疗 3 ～ 5 年后重新评估，决定是否暂停治疗。这与众多国际指南保持一致。双膦酸盐治疗期间进行随访，治疗 3 ～ 5 年后进行评估，根据患者是否有

再发骨折，骨折风险评估和骨密度情况决定是否继续治疗或药物假期。高风险患者继续治疗可获得更多获益。双膦酸盐长期治疗检测流程见图26-1。2015指南推荐了明确的药物假期指征：双膦酸盐治疗3～5年后，符合以下全部评估条件的患者可以考虑暂停治疗：无新发骨折、无新增的风险因子、BMD没有显著下降、有严重脆性骨折史的患者还需要股骨颈骨密度T值＞-2.5SD。停止治疗1～2年需再次评估。2017版《骨质疏松性骨折诊疗指南》提出"双膦酸盐类药物疗程一般为3～5年，而后再根据治疗后骨代谢指标改变、再骨折风险程度改变决定'继续用药'或'停药观察（药物假期）'。rhPTH$_{1-34}$使用不超过2年。激素类和生物制剂类药物一旦停用，其疗效即消退，需序贯其他治疗。雌激素和选择性雌激素受体调节剂尚无明确疗程限定，使用时间可根据治疗效果确定"。2017中国《原发性骨质疏松症诊疗指南》中推荐"目前建议口服双膦酸盐治疗5年，静脉双膦酸盐治疗3年。应对骨折风险进行评估，如为低风险，可考虑实施药物假期停用双膦酸盐。如骨折风险仍高，可以继续使用双膦酸盐或换用其他抗骨质疏松药物（如特立帕肽或雷洛昔芬）。特立帕肽疗程不应超过两年。"

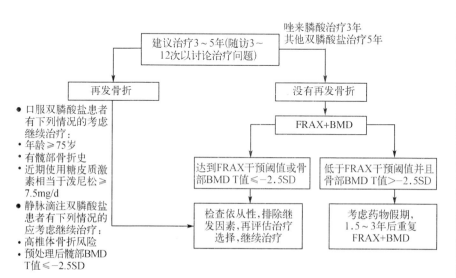

图26-1　双膦酸盐长期治疗检测流程

二、重视围手术期骨质疏松治疗，双膦酸盐药物不影响骨折愈合

2015 指南提出重视围手术期抗骨质疏松治疗。大量的动物实验和临床研究显示，现有的多数抗骨质疏松药物对骨折修复和骨折愈合无不良影响。抗骨吸收抑制药可能会使骨折修复过程中的骨痂变大，此种大骨痂也可能提供了更高的生物力学刚度和强度。规范化的常规剂量的双膦酸盐对骨折愈合无不利影响。2017 版骨松骨折指南也指出"骨质疏松性骨折发生前，未使用抗骨质疏松药物者，应在骨折处理后，患者全身情况稳定时，尽早使用抗骨质疏松药物治疗。骨质疏松性骨折后，规范的双膦酸盐使用对骨折愈合无不利影响"。在一项研究骨折后使用唑来膦酸的动物实验中，使用唑来膦酸后可提高骨痂骨矿物质含量及体积，改善骨骼力学特性。一项 HORIZON-RFT 亚组研究，旨在评估唑来膦酸在骨折后的输注时间是否会影响骨折的愈合。研究共入组 2127 例 50 岁以上的髋部骨折患者，90d 内随机给予唑来膦酸（N=1065）和安慰剂（N=1062）每年一次静脉输注，以骨折发生为事件终点，中位随访 1.9 年。结果显示，唑来膦酸骨折后不同时间静脉输注，均不会影响患者的骨折愈合。2014 年的一篇荟萃分析纳入了 8 项随机临床试验，共 2508 例患者。结果显示：早期使用唑来膦酸对比延迟使用唑来膦酸患者对骨折愈合无显著统计学差异。对于关节假体方面，一项以聚乙烯颗粒诱导的骨溶解小鼠模型的动物实验显示，唑来膦酸显著增加新骨形成面积、显著增加骨厚度，抑制骨溶解，防止假体松动。一项临床试验共入组 43 例行非骨水泥型全髋关节置换术患者，平均年龄 69 岁，术后 10 日接受唑来膦酸 5mg+1500mg 钙+800U 维生素 D（N=24）治疗或单纯 1500mg 钙 +800U 维生素 D（N=19）治疗，术后 1 年使用 DXA 检测近端股骨的骨密度。结果显示唑来膦酸降低假体周围骨丢失。总之，在动物及临床研究中看到：围手术期使用唑来膦酸不影响骨折愈合、增强骨痂强度、降低骨丢失、抑制骨溶解、防止术后假体松动。围手术期尽早使用抗骨质疏松药物获益更多。规范化的常规剂量的双膦酸盐对骨折愈合无不利影响。

三、骨质疏松的用药原则

2015 指南提出：①应结合患者个体情况及该药物临床疗效和安全性的证据水平选择药物。②对多数患者而言，一线或优选药物有双膦酸盐（如口服阿仑膦酸盐、利塞膦酸盐，或静脉给药唑来膦酸等），也可选择选择性雌激素受体调节剂（雷洛昔芬）。③对骨量低下、年龄较轻的绝经后妇女，如绝经症状（血管舒缩症状）不明显，可选用选择性雌激素受体调节剂（雷洛昔芬）；有明显绝经期血管舒缩症状的妇女可选用雌/孕激素，但不推荐对 60 岁以上的绝经后妇女开始启用雌激素治疗。④不能接受一线药物者可酌情选用二线或次选药物：如降钙素、维生素 K_2（四烯甲萘醌）等。⑤降钙素对缓解骨折期骨量流失、骨痛以及改善生活质量有一定优势，提倡短期应用，原则上一个疗程不超过 3 个月。⑥对严重的骨质疏松症或一线药物疗效不好者可选择甲状旁腺激素制剂（特立帕肽）。⑦对于低转换型骨质疏松者，慎选使用骨吸收抑制剂。指南中详尽的抗骨质疏松药物的用药原则见表 26-2。2017 版骨松骨折指南指出"骨质疏松性骨折抗骨质疏松药物干预需要根据骨质疏松严重程度，注重个体化原则，考虑药物的适应证和禁忌证、临床疗效、安全性、经济性和依从性等诸多因素，合理应用"。2017《原发性骨质疏松症诊疗指南》指出"通常首选使用具有较广抗骨折谱的药物（如阿仑膦酸钠、唑来膦酸、利

表 26-2 《2015 中国骨质疏松骨折诊疗指南》抗骨质疏松药物的用药原则

患者情况	治疗原则
一线治疗或优选治疗	双膦酸盐（阿仑膦酸、利塞膦酸、唑来膦酸）或 SERM
骨量低下、年龄较轻	有绝经期症状：雌/孕激素 无明显绝经期症状：SERM
二线或次选药物	伊班膦酸盐、依替膦酸盐、维生素 K_2（四烯甲萘醌）等
骨折期骨丢失、骨痛、生活质量改善	降钙素短期使用
严重骨质疏松或一线药物疗效不好	PTH
低转换骨质疏松	慎选抗骨吸收药物

塞膦酸钠和狄诺塞麦等），对低、中度骨折风险者（如年轻的绝经后妇女、骨密度水平较低但无骨折史)首选口服药物治疗。对口服不能耐受、禁忌、依从性欠佳及高骨折风险者（如多发椎体骨折或髋部骨折的老年患者、骨密度极低的患者）可考虑使用注射制剂（如唑来膦酸、特立帕肽或狄诺塞麦等）。如仅椎体骨折高风险，而髋部和非椎体骨折风险不高的患者，可考虑选用雌激素或选择性雌激素受体调节剂。新发骨折伴疼痛的患者可考虑短期使用降钙素"。

2015 年中国共发表了 3 份骨质疏松相关的指南或共识，分别是 2015 年 3 月由中华医学会骨质疏松和骨矿盐疾病分会发表的《原发性骨质疏松疗效监测与评估专家意见》、2015 年 10 月由邱贵兴院士牵头发表的《中国骨质疏松骨折诊疗指南》、2015 年 10 月由中华医学会骨质疏松和骨矿盐疾病分会联合中华医学会骨科分会骨质疏松学组共同发表的《骨质疏松性骨折患者抗骨质疏松治疗与管理专家共识》。2017 年《骨质疏松性骨折诊疗指南》和《原发性骨质疏松症诊疗指南》又相继发布。这些指南或共识的发表体现了骨质疏松已经由无人问津的疾病转变为医学热点话题。随着对于骨质疏松的研究和临床经验的不断增加，骨质疏松必将获得足够的重视，提高骨质疏松的诊断率和治疗率，积极预防骨质疏松，减少骨质疏松骨折的发生，真正造福于患者。

（陆　津）

主要参考文献

[1] NOF.Clinician's guide to prevention and treatment of osteopo rosis，2014.

[2] Diagnosis and management of osteoporosis in postmenopausal women and older men in the UK：National Osteoporosis Guideline Group（NOGG）update，2013.

[3] Watts N B.Endocr Pract，2010，16（6）：1016-1019.

第 27 章
骨质疏松与肌肉减少症

随着社会老龄化速度的加快，肌肉与骨骼疾病的患病率迅猛增加，而肌肉和骨骼同属运动系统，肌肉作为运动系统的动力来源和能量存储与转化单位，骨骼则作为人体的支撑与保护单位，两者在运动与功能上存在密不可分的关联。越来越多的研究表明，肌肉与骨骼不仅解剖位置毗邻，还拥有共同的旁分泌及内分泌调节系统，相互依存的信号调节通路及共同的治疗靶点和药物，在生理上互相协同，在病理上又互相影响。肌肉减少症不仅与骨质疏松症的关联密切，而且还与增龄相关的多种系统功能衰退有着密不可分的关系，肌肉含量与功能的衰减既是多种系统功能衰退的结果，同时又反过来加重相关各系统的衰退进程，使得肌肉骨骼系统在整个人体的代谢平衡和衰老过程中，越来越多地受到研究者及临床医生的重视（图 27-1）。

肌肉减少症（sarcopenia）是由希腊文中"sarc"和"penia"构成。Rosenberg 首先注意到了年龄相关的肌肉量减少会对健康产生广泛的不良影响，并于 1997 年提议使用肌肉减少症，即"肌少症"这一术语。肌肉减少症的定义有多种解释，同时缺乏统一的诊断和检测的方法标准，肌肉减少症的诊断主要从骨骼肌质量和骨骼肌功能两个方面测定。骨骼肌质量测定常用的方法有双能 X 线吸光测定（DXA）、计算机断层摄像法（CT）、磁共振法（MRI），目前更多的研究组织或公示推荐 DXA 检测肌肉含量作为首要标准。而骨骼肌功能测定主要测定肌肉力量、活动能力等，其检测方法和标准缺乏广泛的共识或推荐依据。

2016 年国际疾病分类（international classification of diseases，ICD）把肌少症正式纳入 ICD-10 疾病编码中。肌少症缺乏特异的临床表现，患者可表现为虚弱、容易跌倒、行走困难、步态缓慢、四肢纤

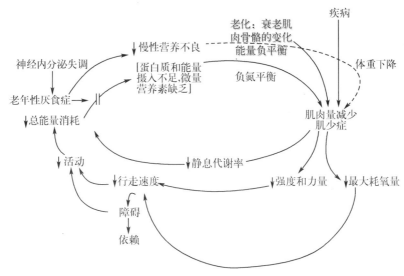

图 27-1　肌肉减少症的恶性循环

细和无力等，肌少症的临床表现主要体现在两个方面：骨骼肌肌力的减退，肌肉质量的下降。但是肌肉减少症一直缺少公认的诊断标准，其诊断有赖于肌力、肌强度、肌量的评估等方面。临床上根据发病原因，将肌肉减少症分为四类（表 27-1）。在临床上，常以肌肉量、肌力和功能活动度作为衡量肌肉减少症分期的标准（表 27-2）。肌肉减少症判定标准应综合肌量和肌肉功能的评估，主要评估指标有肌量减少、肌强度下降、日常活动功能失调等。通过 DXA 的全身扫描，可以完成对人体体质成分的检测分析，主要包括骨密度、肌肉含量及脂肪成分的定量检测。DXA 可以实现全身或区域内脂肪，肌肉和骨的重复性对比分析，而且 DXA 是唯一可以测量区域体成分参数的方法。1998年 Baumgartner 等基于 DXA 肌肉量测量，提出了肌量减少的诊断标准。该标准以身高校正后的四肢肌量作为参照指标：四肢肌量（kg）/身高^2（m^2），如低于青年健康人峰值的 $-2SD$ 可诊断为肌量减少，具体诊断阈值为男性 $< 7.26kg/m^2$、女性 $< 5.45kg/m^2$。欧洲老年人群肌肉减少症工作组建议用 DXA 或生物电阻抗法测定肌量，用手握力测定肌力，用步速或简易体能状况量表（short physical performance battery，SPPB）测定功能，每项评分与健康年轻人比较，结合临床诊断综合了肌量、肌力及肌肉功能的三个方面。对此三项内容进行评价后可将肌肉减少症分为 3 期：肌肉减少症前期（presarcopenia）、肌肉减少症期（sarcopenia）、重度肌肉减少症期（severe sarcopenia）。参考国外的有关标准及我国现有的肌肉减少症研究，建议按照如下步骤筛查与评估：①先行步速测试，若步速 ≤ 0.8m/s，则进一步测评肌量；步速 > 0.8m/s 时，则进一步测评手部握力。②若在静息情况下，优势手握力正常（男性握力 > 25kg，女性握力 > 18kg)，则排除肌肉减少症；若肌力低于正常，则要进一步测评肌量。③若肌量正常，则排除肌肉减少症；若肌量减少，则诊为肌肉减少症。除此之外还有多种不同的肌肉减少症诊断标准存在，目前国内尚缺乏肌肉减少症的流行病学调查资料，无肌肉力量和功能的统一标准数据。

表 27-1　肌肉减少症的临床分类

原发性肌肉减少症

　年龄相关的肌肉减少症　除衰老外，无其他原因

继发性肌肉减少症

　营养相关的肌肉减少症　吸收障碍、胃肠疾病、药物引起的厌食而导致饮食中能量和（或）蛋白质摄入不足

　活动相关的肌肉减少症　卧床、体力活动少、缺少力量练习

　疾病相关的肌肉减少症　晚期器官衰竭（心脏、肺、肝、肾、脑）、炎性疾病、恶性肿瘤或内分泌疾病引起

表 27-2　肌肉减少症的临床分期

分期	肌肉量	肌力	功能活动度
肌肉减少症前期	↓		
肌肉减少症期	↓	↓	或 ↓
重度肌肉减少症期	↓	↓	↓

一、肌肉、骨骼与骨质疏松的关系

骨骼与肌肉的发育、功能及衰老过程是一个有机的整体。骨骼所承受的力学刺激对骨密度有重要影响，肌肉的收缩力量是影响骨量、骨强度的重要因素之一，而肌力与肌肉含量两者共同对骨量和骨强度有着密不可分的影响。骨骼肌丢失可导致骨密度下降，肌肉萎缩、肌力下降和肌肉功能减退可致骨吸收加速、微结构变化和生物力学性能下降。骨骼会通过改变骨量和骨强度来适应肌肉收缩力量的改变，骨密度下降正是肌肉骨骼系统调节失衡的结果。老年人骨骼肌肉系统的衰退进而引起肌力减退、运动及平衡能力下降、骨脆性增大，显著增加骨质疏松风险，是引起跌倒及骨折的主要危险因素之一。而骨强度下降也会明显增加肌肉减少症患病率，两者常伴随出现，相互影响，共同增加老年人群的病残率及病死率。如何从肌肉、骨骼方面研究其与骨质疏松的关系是非常迫切和重要的。

肌肉和骨骼系统同时受到神经及内分泌调控，同时对外部力学刺激又有着协同效应，两者相互调控。同时，肌肉和骨骼都是重要的内分泌器官，肌肉分泌的相关因子参与骨骼的调控，对骨骼的生长、发育有着重要的影响，反之，骨骼分泌的相关因子同样可调节肌量、肌力和肌肉功能。

肌肉对骨骼系统的影响主要来源于肌源性细胞因子、肌肉内分泌、信号通路调节和生物力学刺激等方面。肌肉是调节骨骼潜在细胞、信号的重要来源。肌肉所分泌的内分泌因子如 IL-6、脑源性神经营养因子（BDNF）、胰岛素样生长因子（IGF-1）、成纤维细胞生长因子（FGF-2）等均可能直接影响邻近或远端的骨骼，或者通过作用于其他组织来间接影响骨骼合成与代谢。同时，肌肉收缩产生的机械负荷，对于调节骨骼发育、修复和重塑起着重要作用。同时，骨骼系统具有调节肌肉的作用，骨来源的内分泌因子可支持肌细胞发育生长，成骨细胞和骨细胞的内分泌或旁分泌因子，如骨钙素（OCN）、骨形态发生蛋白（BMP）等，均可作用于肌肉组织，调控肌肉发育、肌量与肌力，如成骨不全的患者表现为肌肉萎缩。

二、肌肉－骨骼单位在抗骨质疏松及肌肉减少症治疗中的作用

肌肉-骨骼单位是构成运动系统的基本功能单位，因此治疗骨质疏松及肌肉减少症均需要采取从肌肉、骨骼两个方面共同干预的策略。增加骨密度，提高骨强度，同时增加肌肉含量并提高肌力。通过寻找肌肉、骨骼共有的生理和病理基础，确定共同的作用靶点，开展针对共同靶点的精准治疗。研究表明，雌激素受体、维生素 D 受体基因、端粒-端粒酶系统等，都是肌肉、骨骼的共同靶点。

雌激素主要通过影响骨应变阈值来调整肌力与骨量之间的关系，雌激素对控制多种组织细胞的增殖和凋亡十分关键，雌激素通过与雌激素受体结合进而激活细胞核内雌激素反应元件（ERE），在通过参与多种细胞内信号通路转导来发挥雌激素效应。

肌肉和骨骼都是维生素 D 的重要靶器官，维生素 D 可以促进细胞分化、抑制细胞增殖，作用于免疫细胞具有免疫调节的作用，是主要的调节钙磷代谢和维持骨骼健康的激素前体，其经典作用是调节钙磷代谢和骨代谢。与此同时活性维生素 D 会直接影响肌细胞的成熟和功能。维生素 D 受体基因可能是其作用于肌肉骨骼系统的靶点，动物和细胞实验研究发现，维生素 D 对骨骼肌的作用是直接通过激活肌细胞内的维生素 D 受体或其他因子和间接通过调节血钙和血磷水平。

端粒拥有特殊的 DNA 序列和结构，是真核生物染色体末端的 DNA-蛋白质复合物，具有防止其降解、末端融合和重组等功能，它能够保护染色体。端粒酶是一种核蛋白反转录酶，它通过在 DNA 的 3 末端附加端粒的重复序列来保持端粒的稳定，以解决末端复制的问题。端粒酶缺乏会导致端粒末端进行性缩短，最终引起线粒体的不稳定或衰老。研究发现，端粒酶可能在骨质疏松的发生发展中，特别在成骨细胞和破骨细胞的凋亡中起着重要的作用，调节成骨细胞、破骨细胞端粒酶有可能是调控骨重建的作用靶点之一。

三、肌肉减少症与骨质疏松症及骨质疏松性骨折之间的关系

一项来自 2015 美国骨矿盐研究学会年会最新的大型队列研究表明，肌肉减少症会增加短期内骨质疏松骨折风险。该研究纳入了 913 名健康参与者，研究者通过 DEXA 评估参与者全身和四肢的肌肉体积情况，根据骨密度情况计算参与者的 FRAX。研究组观察到，肌肉减少症人群很少发生肥胖，尤其是女性，并且他们有潜在的摄入更少的蛋白质和钙的趋势。同时该人群甲状旁腺素也更少。对参与者平均随访 3.4 年的过程中，40 名研究对象发生过脆弱或骨质疏松性骨折，包括髋部、锁骨、腿、手臂或手腕骨折，不包括手指和足趾骨折。而这 40 名研究对象比没有发生此类骨折的人群全身或四肢的肌肉体积均更少，肌肉体积少的人群更容易发生上述骨折。

骨的结构与骨量都与肌肉所产生的机械负荷有着密切的关系，肌肉产生的机械负荷作用于骨骼产生应变，应变再对成骨细胞产生重要的刺激作用，可促使成骨细胞不断地在原位形成新骨，从而增加骨量。这种刺激一旦减弱，后果则是既减少骨形成，又促进骨吸收，最终导致骨量减少、骨质疏松出现。另外，肌量减少、肌肉功能减弱也会使身体的协调性和平衡能力降低，增加跌倒风险，进而增加骨的脆性和骨折风险。2015 美国骨矿盐研究学会年会的最新研究再次提醒我们，需要关注肌肉减少症对于骨质疏松和骨质疏松性骨折中的防治作用。

总之，人体的骨骼和肌肉组织是密切相关的，而衰老过程是骨骼和肌肉功能丧失的一个主要因素。肌肉减少症和骨质疏松症从生物学和功能角度都是紧密相连的，并且都与老年人骨折风险增加有着密切的相关性。肌肉质量和肌肉力量下降，骨密度下降及活动能力受限，是造成肌肉减少症和骨质疏松症患者骨折风险增加的主要因素。骨骼和肌肉之间的密切关系不仅科学家要完全理解并重视，还更应该有更多的整形外科和骨科医生来理解并引起足够的重视，因为这两个系统之间的相互联系，可以深远地影响手术治疗的制订和术后患者的骨折愈合及康复过程，如关节置换术。另外，住院期间应关注肌肉组织的

健康状况，如果条件允许，建议用全身的 DXA 扫描获得更准确的肌肉含量来替代体质指数（BMI）。如果条件有限，也应该计算 BMI 来对受试者或患者进行分类，并计划一个可行的营养策略。现有的共识任务，对于骨质疏松性骨折患者，应监测血液中维生素 D 和钙的水平，以便在必要时提供额外的补充治疗。此外，对患者营养状况的全面评估也有助于骨质疏松症及骨质疏松性骨折患者的治疗规划，同时提供足够的蛋白摄入量以避免肌肉质量进一步消耗。

四、运动对防治骨质疏松及肌肉减少症的作用

运动锻炼方式对骨质疏松及肌肉减少症的防治效果已被文献证实，而不同的运动方式、强度和频率对骨骼肌肉系统的影响也是不同的：①有氧锻炼，包括慢跑、爬楼梯、踏步锻炼和游泳等，有氧运动在室外、室内均可进行，可以改善全身状况包括心肺功能、平衡能力、预防跌倒。强度可自行掌握，循序进行，适合于大多数骨质疏松和肌肉减少症人群。但是对于有氧运动在骨质疏松症防治中的总体结论目前还存在争议，这可能和不同研究中使用的运动方案不同有关。②阻力和力量锻炼，由于骨质疏松人群通常合并退变疾病，如关节炎、腰椎间盘突出、椎体骨折等，因此阻力和力量锻炼并不总是适合该人群，但是已有文献表明，采用这种锻炼方法可以维持或改善骨质疏松人群的骨密度和肌肉力量，高强度低重复次数的锻炼效果要优于低强度高重复次数的锻炼效果。③全身振动训练，是一种安全锻炼身体的方法，需要借助特殊的仪器并且在身体保持静态的情况下锻炼。文献报道全身振动有利于提高老年人腿部肌肉的力量，可以改善身体状况，缓解腰痛，改善腰椎和股骨颈的骨密度。目前，振动训练被认为是治疗骨质疏松的药物和饮食疗法以外的补充方案。④多模式锻炼，同样也是非常适合骨质疏松或者骨量减少人群的有效方法之一。可以降低跌倒的风险，增强肌肉力量，改善平衡能力，降低骨折发生的危险性，改善骨密度。

1. 肌肉、骨骼运动锻炼处方和总体目标的制定　对于骨质疏松症及肌肉减少症患者人群制订合理的运动计划，要结合全身状况、用

药情况、合并的内科疾病及是否存在运动禁忌等进行充分的运动前评估。骨折风险评估要考虑患者的骨密度、既往骨折史，家族骨质疏松病史等；跌倒风险包括过去一年内 2 次以上的跌倒史，步态或者平衡功能障碍；肌肉状况评估包括下肢肌肉力量强度、持久力、反射状况和有氧能力；总体目标包括安全有效、预防跌倒、延缓骨量及肌肉丢失。每周 ≥ 5d，每天 ≥ 30min（共 150min）中等强度锻炼，或者每天 60min，每周 ≥ 3d（共 180min）高强度锻炼；轻度的锻炼适合于高龄人群或者以前以静态生活为主的人群；对于平衡功能障碍或容易跌倒的人群每周 ≥ 2 次的改善平衡和预防跌倒的练习；每周 ≥ 2d 的主要肌群的力量锻炼。

从近年有关运动训练对肌肉衰减症和骨质疏松影响的研究来看，可总结为：①抗阻力训练是老年人对抗肌肉衰减的最有效方法，老年人进行抗阻力训练使用中低强度，每周至少 2 次，每次不少于 30min，快速收缩的练习形式效果较好；②快走和慢跑可使腿部肌肉肥大，推荐老年人使用计步器控制练习量，只有大于 3 MET 才可以防止老年人腿部肌肉量减少；③对骨质疏松老年人，抗阻力练习、有氧运动、柔韧及伸展练习均对改善平衡能力、维持姿势、增加骨密度有效，而抗阻力训练效果更好。

2. 运动在防治骨质疏松及肌肉减少症中的作用及机制　骨骼的改建过程遵循 wolff 定律，机械应力减少，骨骼的刺激减少导致骨量下降，而机械应力的增加促进骨形成。骨骼是一个充满液体的多孔基质，由骨皮质包绕着骨松质，当外部应力施加于骨骼时，骨骼内每一个结构单位内都承受压力，并且能够产生压力的阶梯变化，这样液体就从压力高的地方流向压力低的地方，这样骨细胞就承受剪切应力变化而产生电化学反应，同样液体的流动可以带来能量物质并带走代谢产物，机械应力也可以产生信号传导通路的变化。另外，外力的刺激可以通过微管网状结构的体液转移刺激骨细胞，进而骨细胞通过特殊的信号分子影响成骨细胞和破骨细胞的功能。骨骼中的细胞能够感受到这些应力的作用，并通过传导及自身的加工整合，将力学信号最终转变为骨骼的改建或重建，也就是骨骼本身的结构变化。成骨细胞、骨细胞和骨衬细胞，都是骨骼组织内的力学敏感细胞，骨细胞的代谢受到多种因子的影响，特别是 RANKL 和 OPG 细胞因子的影响，也包括其他的炎性细胞因子、生长因子、骨形态发生蛋白（BMP）、转移生长因子（TGF）、前列腺素、集落刺激因子和白细胞介素等，最典型的细胞反应是前列腺素族（prostaglandin，PG）和一氧化氮（nitro oxide，NO）分泌的变化。同样在运动锻炼中，肌肉组织在局部可产生多种生长因子，例如，IGF 和 IGF 结合蛋白等，可以对骨骼起到促进合成的作用。

一个好的治疗骨质疏松性骨折的临床策略，应该能够根据特定的物理治疗方案为手术后患者提供早期的功能锻炼。通过制订合理的运动处方加强锻炼，以防进一步的肌肉质量损失，并为骨折愈合提供有效的刺激。如短体能测试或手柄测试，可以总体评估患者的身体状况。这些测试应在入院时进行，为更好规划个性化的物理治疗方案提供依据。骨科医师应该超越简单的骨折影像学评估，更多地参考 DXA 骨量与肌肉含量的分析，血液检查（维生素 D 水平，血清钙，骨骼特异性碱性磷酸酶，骨钙素和甲状旁腺激素），以及物理性能测试，来对患者进行全面的评估，并使外科医生能够获得肌肉骨骼系统状态的完整图像。以后的研究应该更侧重于建立一个特殊的评价系统，根据以上所有这些参数，通过一个具体的评估评分，可以直观地预测肌肉骨骼健康状况。

五、肌肉减少症的营养干预与治疗

1. 肌肉减少症与营养　肌肉减少症往往使老年人的活动能力降低，并伴随风险结果的增加，诸如跌仆损伤、骨折、残疾甚至死亡。同时，呼吸肌的衰减，特别是膈肌的衰减，会降低肌肉的收缩能力，损害清理气道的非通气能力（如咳嗽、打喷嚏），这使老年人呼吸系统并发症和感染越来越多。肌肉减少症还能降低肺功能，增加患者 BNP 和心肌钙蛋白的含量，增加心力衰竭的风险，使外科手术后严重并发症增加，同时，对于患有各种慢性疾病、心肺功能不全、肿瘤、糖尿病等的老年人来说，发生肌肉衰减和营养不良的风险也相对较高。

应对肌肉减少症，该采取的措施如下。

2010 年，肌肉减少、恶病质及消耗性疾病学会，对肌肉减少症的预防和处理达成共识：运动结合足量的蛋白质、能量摄入是预防肌肉减少症的关键措施。《肿瘤与营养电子杂志》2015 年发布的《肌肉减少症营养治疗指南》提出，营养干预、抗阻力运动和激素补充，共同构成肌肉减少症的综合治疗。阻力运动有助于减少去脂组织丢失和增强肌肉力量，足量的蛋白质（富含亮氨酸的平衡氨基酸及肌酸）摄入可增强肌力。

2. 肌肉减少症的营养治疗　氨基酸是组成蛋白质的基本单位，可分为必需氨基酸和非必需氨基酸两大类，其中机体不能合成的称为必需氨基酸，它们必须由食物或者补剂摄入。必需氨基酸中的亮氨酸、缬氨酸和异亮氨酸统称为支链氨基酸（BCAA），肌肉中 30% 以上的蛋白质由支链氨基酸组成，它们作为氮的载体，辅助合成肌肉合成所需的其他氨基酸。BCAA 是一个简单氨基酸合成复杂完整肌肉组织的过程，它们既有合成作用，也有抗分解作用，通过调节激素分泌，影响蛋白质合成，这类氨基酸可减缓肌肉疲劳，加速恢复，降低运动时其他氨基酸从肌肉中丢失，并有助于吸收蛋白质。BCAA 中最重要的是亮氨酸，其可作为谷氨酰胺的底物，而谷氨酰胺则能最大限度促进肌肉增长，有利于蛋白质合成，亮氨酸是 β-羟基-β-甲基丁酸（HMB）的前体化合物。基柔（HMB）是亮氨酸代谢过程中的天然产物，有 5% 的亮氨酸代谢成为 HMB，60g 亮氨酸约等于 3g HMB。HMB 对蛋白合成有重要作用，包含两个方面的意义，一是通过激活 mTOR/p70s6k pathway 和增加胰岛素样生长因子 1 的表达来促进蛋白质合成；二是通过抑制泛素蛋白降解通路的表达和活性，以及降低半胱氨酸蛋白酶活性来降低蛋白质分解。

HMB 可以增加老年人的肌肉含量，预防肌肉消耗；减少卧床老人的肌肉分解；除了肌肉减少症，对其他能引起肌肉消耗的疾病也有良好的效果，如对癌症恶病质患者，可提高生活质量，增加其体重；通过 HMB 摄入和抗阻力训练，能够减少腹部脂肪量；对呼吸肌的调节可改善 COPD 患者的自主呼吸能力；由于肌肉可以通过应力系统影响骨密度、硬度，因此 HMB 也间接预防了老年人骨折，促进骨折康复；同时，HMB 可促进胶原蛋白合成，因此，含 HMB 的营养补充品，为需要修复伤口的患者提供了一个安全营养有效的补充手段。

六、小结

综上所述，肌肉和骨骼共同组成运动系统，两者拥有共同的旁分泌及内分泌调节，相似的分子信号调节通路。肌肉通过应力系统改变骨量和骨结构，从而改变骨强度，使之适应不同年龄阶段和生理状态下的机体力学环境。同时，也存在这一些共同影响肌肉和骨骼的基因，两者受共同激素的调节，存在着一些因子信号的传递，它们的功能息息相关，在躯体运动时，骨骼的支撑与杠杆作用和肌肉收缩的牵拉作用，是保证动作顺利完成的必要条件，并且在人体衰老过程中，两者在代谢及功能方面的衰退具有一致性。因此，多模式锻炼可以保持良好的身体状态，延缓增龄导致的老年功能退化问题。可以说，各种运动锻炼方法对于骨质疏松的防治都是有益处的，要结合自身的身体状况，采取最适合的方案。另外营养状态与肌肉减少症有着密切的关系，尤其亮氨酸对人体健康十分重要，HBM 是亮氨酸的中间代谢产物，从食物中获取机体所需的足量 HMB 几乎是不可能的，因此必须额外补充 HMB 才能满足肌肉减少症患者的需求。HMB 被广泛用于健康人士的健身用途，也可用于老年人肌肉减少症的预防和治疗。

（孙晓雷　高　姿）

主要参考文献

[1] Kanis JA. Assessment of fracture risk and its application to screening for postmenopausal osteoporosis：Synopsis of a WHO report[J]. Osteoporosis International，1994，4（6）：368-381.

[2] Shepherd JA，Fan B，Lu Y，et al. Comparison of BMD precision for Prodigy and Delphi spine and femur scans. Osteoporos Int，2006，17:1303-1308.

[3] Zanotti S，Smerdel-Ramoya A，Stadmeyer L，et al. Notch inhibits osteoblast differentiation and causes osteopenia. Endocrinology，2008，149（8）：3890-3899.

附　录

附录 1：2017 中国原发性骨质疏松症诊疗指南 ……………………… 1

附录 2：2012 法国绝经后骨质疏松症药物治疗指南更新 ………… 40

附录 3：2010 美国激素性骨质疏松症：管理策略更新 …………… 51

附录 4：2010 澳大利亚老年护理机构中骨质疏松症的治疗：
　　　　骨折预防的共识 ……………………………………… 58

附录 5：2014 美国骨质疏松基金会（NOF）骨质疏松症预防
　　　　与治疗指南解读 ……………………………………… 74

附录 6：2014 美国骨科学会（AAOS）老年髋部骨折患者的
　　　　管理指南摘要 ……………………………………… 92

附录 7：2017 美国内科医师学会低骨密度或骨质疏松治疗和
　　　　预防骨折的临床实践指南 ……………………………… 122

附录 8：2016 美国内分泌协会绝经后骨质疏松症临床诊断和
　　　　治疗指南 ……………………………………… 137

附录 9：2017 中国骨质疏松性骨折诊疗指南 ……………………… 187

附录 10：攻克骨折难题——打破脆性骨折循环的全球活动 …… 206